JN051043

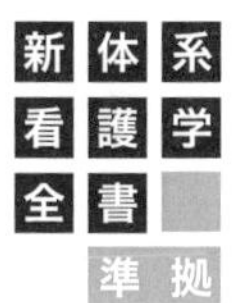

精神看護学
まとめノート

まえがき

新型コロナウイルス感染症の拡大に伴い，私たちの日常生活は一変した。生活の様々な場面における変化は，私たちが新たな環境に適応し，新たな対応様式を獲得するチャンスともなった。新たな生活様式を身につけることは必ずしも容易ではなかったが，現在，多くの人々がウィズコロナの生活に慣れてきたところである。

本書『**精神看護学まとめノート**』の企画は，新たな時代に即した学びを支援したいというメヂカルフレンド社編集部のあつい思いから始まったものである。すなわち，講義や演習，実習の形態が変わっても，学生の皆様の変わらぬ学ぶ意欲を大事にしつつ，制約を伴う環境下での学習を支援することを目的として本書は生まれたのである。そのため，本書は教科書である新体系看護学全書『精神看護学』から重要事項を精選し，その内容をまとめあげたものになっている。教科書に準拠した補助教材として，本書を予習や復習，自己学習やグループ学習に役立てていただけるのならば望外の喜びである。

なお，本書で取り上げた内容は教科書のごく一部でしかない。本書を入り口にして教科書や参考文献で具体的な事象を読み進め，理解を深めてほしい。また，本書に取り上げられなかったとしても，その内容が重要事項ではないということを意味するものではないこともご認識いただけると幸いである。学生の皆様にとって，『**精神看護学まとめノート**』が精神看護の広がりと奥深さ，味わい深さに気づく入り口となることを願っている。

本書を監修するにあたり，教科書を読み返すと，その根底に，「たまたま精神疾患・障害をもつことになった人たち」へのリスペクトと，その人たちに内在する力への信頼が流れているのを改めて感じ取ることができた。執筆された先生方に改めて敬意と感謝の意を表したい。

2022年12月

総監修

監修者一覧

総監修

岩﨑　弥生	千葉大学名誉教授
渡邉　博幸	千葉大学社会精神保健教育研究センター特任教授

編集協力

松岡　純子	甲南女子大学看護リハビリテーション学部教授

監修（執筆順）

精神看護学概論／精神保健

岩﨑　弥生	千葉大学名誉教授
岡田　眞一	前千葉県精神保健福祉センターセンター長
池田　政俊	帝京大学大学院文学研究科心理学専攻主任教授
花澤　寿	千葉大学教育学部教授
矢代佐枝子	明星大学心理学部非常勤講師
山内　直人	医療法人社団爽風会心の風クリニック千葉院長
尾島　俊之	浜松医科大学医学部健康社会医学講座教授
渡邉　博幸	千葉大学社会精神保健教育研究センター特任教授
石川　真紀	千葉県精神保健福祉センター技監・次長
谷渕由布子	医療法人同和会千葉病院医長
東本　愛香	千葉大学社会精神保健教育研究センター特任講師
小石川比良来	亀田総合病院心療内科・精神科主任部長
下里　誠二	信州大学医学部保健学科看護学専攻教授

精神障害をもつ人の看護

渡邉　博幸	千葉大学社会精神保健教育研究センター特任教授
岩﨑　弥生	千葉大学名誉教授
伊藤順一郎	医療法人社団ここらるらメンタルヘルス診療所しっぽふぁーれ院長
石川　雅智	千葉大学医学部附属病院特任准教授
田邊　恭子	千葉大学医学部附属病院精神神経科臨床心理士
安藤　咲穂	千葉県こども病院精神科部長
木村　敦史	千葉大学大学院医学研究院精神医学教室助教
桂川　修一	東邦大学医療センター佐倉病院メンタルヘルスクリニック教授
吉永　尚紀	宮崎大学医学部看護学科教授
清水　栄司	千葉大学子どものこころの発達教育研究センターセンター長
久能　勝	千葉大学子どものこころの発達教育研究センター特任助教
荒川　志保	医療法人社団翠松会松戸東口たけだメンタルクリニック院長
岡村　斉恵	医療法人柏水会初石病院医師

武田　直己	医療法人社団翠松会たけだメンタルクリニック院長
中里　道子	国際医療福祉大学医学部精神医学主任教授
谷渕由布子	医療法人同和会千葉病院医長
小松　尚也	医療法人同和会千葉病院院長
原　広一郎	医療法人静和会浅井病院精神科部長
小松　英樹	亀田総合病院心療内科・精神科部長
佐竹　直子	国立国際医療研究センター国府台病院精神科医長
松木　悟志	医療法人学而会木村病院副院長・心理研究所「しゅはり」所長
遠藤　淑美	鳥取看護大学精神保健看護学教授
梶原　友美	大阪大学大学院医学系研究科看護学専攻招聘教員
村瀬　智子	前日本赤十字豊田看護大学教授
大川　嶺子	沖縄県立看護大学教授
天野　敏江	国際医療福祉大学成田看護学部准教授
鈴木　啓子	名桜大学人間健康学部看護学科教授
松岡　純子	甲南女子大学看護リハビリテーション学部教授
石川かおり	岐阜県立看護大学教授
野崎　章子	千葉大学大学院看護学研究院講師
千葉　理恵	神戸大学大学院保健学研究科看護学領域教授
石井慎一郎	前福岡女学院看護大学看護学部准教授
夏井　演	千葉市美浜保健福祉センター健康課主査
鶴本　有美	社会福祉法人かがやき会理事長
瀬尾　智美	千葉大学医学部附属病院看護部師長 精神看護専門看護師リエゾン精神看護
宮本　眞巳	東京医科歯科大学名誉教授

目次

精神看護学概論／精神保健

精神障害をもつ人の看護

デザイン：松田行正＋梶原結実
編集協力：コンデックス（株）
イラスト：（有）彩考

本書の使い方

書き込み問題

- 〔❶　　　　〕は穴埋め問題です。
- 〔❶ 左・右 〕と，括弧内に文字があるものは選択問題です。どちらか正しいと思うものに○をつけてください。
- 図表内の問題や演習課題の解答は右側の解答欄に解答を書き込んでください。
- 解答は「別冊解答」をご覧ください。

精神看護学概論／精神保健

序章 「精神看護学」で学ぶこと

MEMO

I 精神保健で扱われる現象

・〔❶ 〕法（精神保健及び精神障害者福祉に関する法律）の目的は，精神障害者の福祉の増進および国民の精神保健の向上を図ることである。

・精神保健で扱われる現象は，大きく「精神障害の予防・治療，社会参加に関するもの」と「精神的健康の保持・増進に関するもの」に分けることができる。

Ⓐ 精神障害と精神保健

精神看護学❶
精神看護学概論／精神保健 p.2-5

1 精神疾患の患者数の増加

・近年，日本における精神疾患を有する患者数の増加の背景には，職場における〔❶ 〕病の増加や高齢化に伴う〔❷ 〕の増加がある。

・精神疾患との関連性が高いとされる自殺死亡者数は1998（平成10）年から2011（平成23）年まで〔❸ 〕人台で推移してきた。

➡依然として，日本の自殺死亡率は国際的に〔❹ **高い・低い** 〕。

2 精神障害と障害調整生存年数（DALY）

・1990年代初期に障害調整生存年数（DALY）という〔❺ 〕の新たな測定方法が導入された。

➡精神疾患が世界の❺のなかで大きな割合を占めていることが明らかになった。

・DALYは各種疾患による生命の損失（疾患による早期死亡で失われる年数）と〔❻ 〕による損失（❻を有する年数）を合わせたものである。

➡精神神経疾患は，先進国においても途上国においても，〔❼ 〕寿命の損失の主な原因となっていることが明らかにされた[1]。

・WHOは，2014年に統合失調症や気分障害，うつ病などの精神疾患をもつ人の死亡に関して，以下の報告をしている[2]。

・死亡率は一般人口の〔❽ **1/2～2/3・2～2.5倍** 〕である。
・平均余命は10～25年短くなっている。
・主な死因は心疾患，脳血管疾患，糖尿病，呼吸器疾患，〔❾ 〕である。
・これら死に関連するリスク要因は喫煙，身体不活動，肥満，抗精神病薬の副作用，といった予防〔❿ **可能・不可能** 〕な要因である。

MEMO

B 日本の精神保健医療政策と方向性

精神看護学❶
精神看護学概論／精神保健 p.5

・厚生労働省は，2011（平成 23）年，医療計画に記載すべき疾患としてがん，脳卒中，心筋梗塞，糖尿病の「4 疾病」に〔❶　　　　　　〕を加え「5 疾病」とした。

・各都道府県は「5 疾病 5 事業及び在宅医療」について，事業ごとに医療計画を立てることになっている。

➡**5 事業とは**：救急医療，〔❷　　　　〕時における医療，へき地の医療，〔❸　　　　〕期医療，小児医療を指す。

➡第 7 次医療計画（2018 ～ 2023 年度）では，以下のような精神疾患の医療体制構築の方向性があげられている[3]。

・精神障害にも対応した〔❹　　　　　　　〕ケアシステムの構築
・多様な精神疾患等（統合失調症，うつ病・躁うつ病，認知症，児童・思春期精神疾患，依存症など）に対応できる医療〔❺　　　　　〕体制の構築

II　精神的健康の保持・増進としての精神保健

A 精神の健康とは

精神看護学❶
精神看護学概論／精神保健 p.6-7

1　健康の定義

・WHO 憲章前文によれば，健康とは「完全なる身体的，精神的，社会的〔❶　　　　〕の状態であり，単に病気や虚弱でないということにとどまらない」と定義されている。

2　精神的健康（メンタルヘルス）の定義

・精神的健康（メンタルヘルス）の定義について合意されたものはなく，自尊感情，利他性，自我統合，〔❷　　　　　　　　〕（逆境に対処する能力），〔❸　　　　〕感覚（SOC）など，様々な概念との関連から検討されている。

・厚生労働省による定義では，精神的健康とは「自分の感情に気づいて表現できること（〔❹　　　　〕的健康），状況に応じて適切に考え，現実的な問題解決ができること（〔❺　　　　〕的健康），他人や社会と建設的でよい関係を築けること（〔❻　　　　〕的健康）」[4] である。

3　心身一如と精神的健康

・Body mind unity theory（心身一如（しんしんいちにょ）理論）を提唱したヨゼフ・W・エッガーによると，身体と精神は分かちがたい「〔❼　　　　〕されたプロセス」であり，思考や感情，衝動，行為といった「精神的現象は，同時に〔❽　　　　〕的出来事」でもある[5]。

➡精神的健康は ❽ 的健康と密に関連している。

B 精神の健康を支える要因

精神看護学❶
精神看護学概論／精神保健 p.7-9

精神的健康に関連する要因としては，本人がもつ資質に加えて，身体的健康状態，社会的・経済的状況，住環境，職場や学校の環境，コミュニティの環境，対人関係などがある。

・栄養バランスや適度な運動，適切な睡眠，人との交流など，ごく日常的な生活習慣は〔❶　**心身両面の健康の基盤となる・精神的健康に与える影響はわずかである**　〕。

・問題解決のスキル，コミュニケーションを含めた対人関係上のスキル，対処スキル，ストレスマネジメントなどは，精神的健康を支える身近な要因である。

・リチャード・S・ラザルスとスーザン・フォルクマンは，ストレスを引き起こす出来事への〔❷　　　　〕的評価と対処を含めてストレス研究に携わってきた。

・出来事を「脅威」ととらえるのか，あるいは「チャンス」ととらえるのか，出来事に対する❷的評価はストレス反応に影響する。

・一般的には，出来事を「〔❸　**脅威・チャンス**　〕」ととらえ「〔❹　**問題・情動**　〕中心の対処」をとるほうがストレス反応は少なくなる。

C ストレスマネジメント

精神看護学❶
精神看護学概論／精神保健 p.9-12

・ストレスマネジメントとは，①ストレスを把握し，ストレス反応を処理したり適切な対処方法をとることで，〔❶　**ストレスを完全になくす・ストレスとうまく付き合っていく**　〕ことや，②ストレスへの抵抗力を高め，ストレスによる緊張を緩和することを含む。

・ストレスマネジメントには，呼吸法や〔❷　　　　　　　　〕（緊張を緩める方法）をはじめ，〔❸　　　　　　　　〕（時間を有効に使うための時間管理法），対処スキル訓練（ストレスへの対処スキルや，不安・怒りなどの感情のコントロールのための対処スキルを高めるための実践），栄養管理，運動管理などが含まれる。

III 地域精神保健（コミュニティ・メンタルヘルス）

A 入院医療中心から地域生活中心へ

精神看護学❶
精神看護学概論／精神保健 p.12-13

1 地域ケアを中心とした体制へのシフトの始まり

・日本の精神医療は，入院を中心に成り立っていた時代が長く，病院は治療の場でもあり生活の場でもあった。

・1987（昭和62）年の〔❶　　　　　　〕法の成立を契機に，入院医療中心の体制から地域ケアを中心とした体制へのシフトが始まった。

・1995（平成7）年の精神保健福祉法（精神保健及び精神障害者福祉に関する法律）の

MEMO

成立においては，自立と〔❷　　　　　　〕の促進が盛り込まれた。

・2004（平成 16）年に厚生労働省精神保健福祉対策本部より提示された「〔❸　　　　　　　　〕」において“入院医療中心から〔❹　　　　〕中心へ”という方策が明瞭に打ち出された。

2　地域ケアへの転換の2つの要因

・地域を基盤とした精神保健福祉への転換が強化されている背景には，大きく2つの要因が影響していると思われる。

・1つは，精神病床数の削減や〔❺　　　　〕的入院の解消がなかなか進展しないまま，かなりの年月が経ってしまったことである。

演習課題

● 日本の精神病床数と，精神病床の平均在院日数を調べてみましょう。

・もう1つの要因として，障害の有無にかかわらず，すべての人々が地域の一員として社会に参画していく権利があるといった考えが浸透したこともある。

MEMO

病床数：

日数：

B 障害者の権利の保障

精神看護学❶
精神看護学概論／精神保健 p.13-14

・2014（平成 26）年 1 月，日本が〔❶　　　　　　〕条約を批准した。

➡条約批准に先立ち，〔❷　　　　　　〕法の改正（2011［平成 23］年），障害者総合支援法の成立（2012［平成 24］年），〔❸　　　　　　　　〕法の改正（2013［平成 25］年）など，国内の法制度を改革した。

➡ ❶ 条約とは，障害者の人権および基本的自由の完全かつ平等な享有（きょうゆう）を保障し，障害者の尊厳の尊重を促進することを目的としている。

C 地域精神保健における第一次予防，第二次予防，第三次予防

精神看護学❶
精神看護学概論／精神保健 p.14-15

・予防精神医学の立場から地域精神保健（コミュニティ・メンタルヘルス）の重要性を提唱した先駆者は〔❶　　　　　　〕である。

・❶ は，地域精神保健医療の活動について，第一次予防，第二次予防，第三次予防の観点から整理し，危機介入の考えも取り入れた[6]。

・**第一次予防**：疾病の予防と精神的健康の〔❷　　　　　　〕にかかわるもので，環境改善，相談業務や危機介入をとおしての精神障害の発生の予防を含む。

➡例として，精神障害に関する正しい知識の普及・啓発活動，学校や職場におけるメンタルヘルス対策などがある。

・**第二次予防**：精神的健康の不調者の早期発見と早期治療をとおして，精神疾患の進行や重症化を防ぐことを目的としている。

➡例として，〔❸　**スクリーニング・リハビリテーション**　〕，精神科トリアージ，〔❹　**危機介入・職業訓練**　〕などがある。

・**第三次予防**:精神疾患に伴う機能障害を最小限にして，機能障害による制約があったとしても充実した生活を送れるようにすることを目的としている。

➡例として，〔❺　**健康教育・再発予防教育**　〕，復職支援などがある。

D リカバリーを機軸とした精神医療

精神看護学❶
精神看護学概論／精神保健 p.15-18

1 リカバリーの定義

・リカバリー（recovery）とは，「自分との〔❶　　　　〕，家族との❶，尊厳の回復，壊（こわ）れたつながりの回復や新しいつながりの構築，抑圧的な社会構造や社会過程への抵抗と〔❷　　　　〕の回復，コミュニティとのつながりの回復」といった，極めて幅の広い全人的な回復をいう。

2 リカバリーの概念の発達

・リカバリーは，社会やシステムの問題を軽視し，精神疾患をもつ個人の治療や機能改善に終始してきたことへの〔❸　　　　〕から生まれた概念である。

・当事者にとってリカバリーとは，人としての〔❹　　　　〕と誇りを取り戻し，〔❺　**病気から完全に回復し・病気をもちながらも**　〕社会の一員として意義ある生活を送ることを意味している。

3 リカバリーを基盤とした看護モデル

・リカバリーを基盤とした看護モデルに〔❻　　　　　　　　〕がある。

➡その人中心のリカバリーに焦点を当てた最初の看護モデルである。

➡モデルの中心的な狙いは，それぞれの人が自分自身の発見の旅を創り出し，自分自身の〔❼　　　　〕と人生を取り戻すことである。

Ⅳ 「精神看護」の分野

A 精神看護とは

精神看護学❶
精神看護学概論／精神保健 p.18-19

・狭義には精神疾患・障害をもつ人に対する看護を「〔❶　**精神・精神科**　〕看護」，精神疾患・障害をもたない人への精神面のケアや学校保健・産業保健におけるメンタルヘルスに関する看護を「〔❷　**精神・精神科**　〕看護」とよぶ。

・広義には「精神科看護」と「精神看護」を併せ精神保健全般にわたる看護を「精神看護」と総称している。

・精神看護の臨床経験をもつ理論家である〔❸　　　　　〕は，看護の目的を「パーソナリティの発達と成熟を促す」ことだとしている。

・〔❹　　　　　　　〕は，看護の目的を「病の体験や苦悩（サファリング）に立ち向かうことを支援し，また必要に応じてそれらの体験に意味を見いだすことを支援する」ことだとしている。

MEMO

MEMO

B 精神看護の役割の広がり

精神看護学❶
精神看護学概論／精神保健 p.20-21

・日本精神科看護協会は精神科看護を「精神的健康について援助を必要としている人々に対し，個人の尊厳と権利擁護を基本理念として，専門的知識と技術を用い，〔❶ 〕の回復をとおして，その人らしい生活ができるよう支援すること」と定義している。

・精神障害者のケアが病院から地域に移行するのに伴い，看護の場は，外来やクリニック（診療所），多様な精神保健福祉施設，復職支援施設，高齢者施設，学校，職場，家庭などに広がっている。

・近年，子供の貧困問題，いじめの深刻化，長時間労働，単身世帯の〔❷ **急増・急減** 〕，自然災害などにより，家庭，職場，学校，地域におけるストレスが増している。

➡ストレスの多い現代社会では，精神的健康の保持・増進や危機介入において精神看護が果たすべき役割も大きい。

・一方，精神科病院の臨床においても，精神看護が担う役割は広がっている。

➡ 1995（平成 7）年，日本精神科看護協会は，精神科医療の高度化に対応できる専門性の高い〔❸ 〕（CEPN）の養成と認定の制度を創設した。

C 精神看護の専門性

精神看護学❶
精神看護学概論／精神保健 p.21-25

1 高度実践看護師

・日本看護協会は，1995（平成 7）年，がん看護と精神看護の領域において，〔❶ 〕（CNS）の認定を開始した。

➡ ❶ は，複雑で解決困難な看護問題をもつ個人，家族および集団に対して〔❷ **基本的な・水準の高い** 〕看護ケアを効率よく提供するため，特定の専門看護分野の知識・技術を深めた看護師である。

・アメリカでは，❶，ナースプラクティショナー（NP），麻酔看護師（CRNA），助産師（CNM）は，共に高度実践看護師（APRN）とよばれている。

・日本では，2015（平成 27）年 10 月に「〔❸ 〕に係る看護師の研修制度」が施行され，〔❹ **医師の指示のもとに・認定を受けた看護師の判断で** 〕手順書により一定の診療補助を行う看護師の養成が始まった。

・❸ は 21 に区分され，その一つに「精神及び神経症状に係る薬剤関連」（抗けいれん剤，抗精神病薬，抗不安薬の臨時投与）がある。

2 司法精神看護

・日本の司法精神看護は，〔❺ 〕法に基づき，心神〔❻ 〕や心神〔❼ 〕の状態で重大な他害行為を行った精神障害者に対して適切な治療と行為再発防止のための教育などを提供し，彼らが地域に戻り安定した生活が送れるよう支援する役割を担っている。

・❺法の目的は，法の対象者の継続的な医療や観察・指導をとおして，他害行為の原因となった病状の改善および同様の行為の再発防止を図ることである。

➡対象者は〔❽　　　　　　　　　〕機関におおむね18か月入院し，薬物療法をはじめ，各種治療プログラムに参加する。

MEMO

文献

1) Murray, C. J. L., et al.：The global burden of disease in 1990；summary results, sensitivity analysis and future directions. Bull World Health Organ, 73 (3)：495–509, 1994.

2) WHO：Information sheet；Premature death among people with severe mental disorders. http://www.who.int/mental_health/management/info_sheet.pdf（最終アクセス日：2022/10/30）

3) 厚生労働省：疾病・事業及び在宅医療に係る医療体制構築に係る指針，2017，p.48–67．https://www.mhlw.go.jp/file/06-Seisakujouhou-10800000-Iseikyoku/0000159904.pdf（最終アクセス日：2022/10/30）

4) 健康日本21企画検討会，健康日本21計画策定検討会：21世紀における国民健康づくり運動（健康日本21）について報告書，厚生省，2000，p.17．http://www.mhlw.go.jp/www1/topics/kenko21_11/pdf/all.pdf（最終アクセス日：2022/10/30）

5) Egger, J.W.：Biopsychosocial medicine and health；the body mind unity theory and its dynamic definition of health. Psychologische Medizin, 24 (1)：24–29, 2013.

6) Caplan, G.：Principles of preventive psychiatry. Basic Books，1964.

参考文献

Kolappa,K.，et al.：No physical health without mental health；lessons unlearned?. Bull World Health Organ，91 (1)：3–3A，2013.／日本看護協会：専門看護師・認定看護師・認定看護管理者．https://nintei.nurse.or.jp/nursing/qualification/cn（最終アクセス日：2022/10/30）／桝本妙子：「健康」概念に関する一考察．立命館産業社会論集，36 (1)：123–139, 2000.／Huber, M. et al.：How should we define health?. BMJ, 343：d4163, 2011.／デュボス，R. 著，長野敬，中村美子訳：人間への選択；生物学的考察．紀伊国屋書店，1975，p.96.／WHO：Investing in mental health, 2003, p.7.／WHO：Investing in mental health；evidence for action, 2013, p.7.／WHO Regional Office for Europe: Addressing comorbidity between mental disorders and major noncommunicable diseases. WHO, 2017. http://www.euro.who.int/__data/assets/pdf_file/0009/342297/Comorbidity-report_E-web.pdf（最終アクセス日：2022/10/30）／Miorelli, A.，Abe A.M.：Psychiatric aspects of chronic disease. Medicine, 44 (12)：729–732，2016.／ラザルス，R. S.，フォルクマン，S.著，本明寛，他：ストレスの心理学；認知的評価と対処の研究．実務教育出版，1991.（原著：Lazarus, R. S.，Folkman, S.：Stress，appraisal，and coping．Springer，1984.）／熊野宏明：ストレスに負けない生活；心・体・脳のセルフケア．筑摩書房，2007.／厚生労働省：令和元（2019）医療施設（動態）調査・病院報告の概況，2020．https://www.mhlw.go.jp/toukei/saikin/hw/iryosd/19（最終アクセス日：2022/10/30）／OECD：OECD Reviews of Health Care Quality：Japan2015. https://www.oecd.org/publications/oecd-reviews-of-health-care-quality-japan-2015-9789264225817-en.htm（最終アクセス日：2022/10/30）／日本弁護士連合会：障害者権利条約の完全実施を求める宣言，2014.／National Mental Health Consumers' Self-Help Clearinghouse：History of the mental health self-help and advocacy movement，1999.／Anthony, W.：Recovery from mental illness；The guiding vision of the mental health service system in the 1990s，Psychosocial Rehabil J，16 (4)：11–23，1993.／Barker, P.，Buchan-Barker, P.：The tidal model；a guide for mental health professionals．Brunner-Routledge，2005.／Barker, P.，Buchan-Barker, P.：Myth of mental health nursing and challenge of recovery．Int J Ment Health Nurs，20 (5)：337–344，2011.／厚生労働省：特定行為研修を修了した看護師数（特定行為区分別），2021. https://www.mhlw.go.jp/content/10800000/000786385.pdf（最終アクセス日：2022/10/30）／日本精神科看護協会：特定行為研修制度および精神科認定看護師制度に関する検討プロジェクトの中間報告，2019．http://www.jpna.jp/education/pdf/tokutei-koui_nintei_pj_chukan-hokoku.pdf（最終アクセス日：2022/10/30）／Kent-Wilkinson, A.：Forensic nursing educational development；an integrated review of the literature．J Psychiatr Ment Health Nurs，18 (3)：236–246，2011.／Brown, K. M.：From Nurse Ratched to modern forensic mental health nursing．J Psychiatr Law，40：93–104，2012.

第1章 「精神(心)」のとらえ方

Ⅰ 脳の構造と認知機能

A 脳・神経系の構造

精神看護学❶
精神看護学概論／精神保健 p.28-32

1. 神経組織

・神経組織は，多くの細胞から構成されているが，主たる細胞は，〔❶ 〕(神経細胞)(図1-1)である。

・❶の主な機能は，外部から情報を受け取り，電気信号に変換し，相手の細胞へと伝達することである。

・❶の細胞体からは，出力線維である1本の〔❷ 〕と入力線維である複数の〔❸ 〕が伸びている。

・❷の終末が❸と接する部分を〔❹ 〕という。

・❹では，終末から化学物質(神経伝達物質)が放出され，相手のレセプターに作用して情報を伝達する。

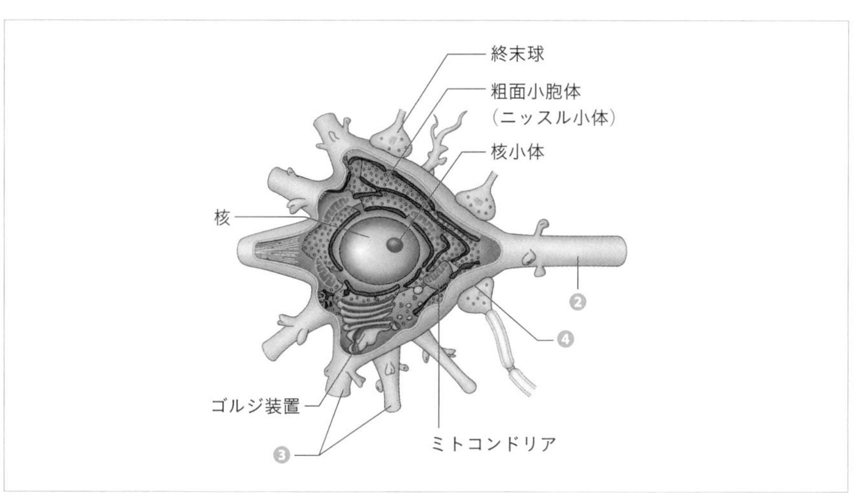

図1-1 神経細胞

2. 中枢神経

・神経系は，中枢神経系と末梢神経系に分かれる。

・中枢神経系は，脳と〔❺ 〕で構成されている。

・脳は，上方から終脳(大脳)，間脳，〔❻ 〕，後脳，〔❼ 〕に5分される(図1-2)。

MEMO

〈脳の区分〉

大脳	大脳皮質，嗅球，海馬，扁桃体，線条体(尾状核，被殻)などからなる。 大脳皮質下には，大脳基底核があり，運動の細かいコントロール，学習，動機づけに関連がある。
間脳	視床，〔⑧　　　　　〕などからなる。 視床には多くの神経核があり，大脳皮質に向かうすべての感覚入力がここを経由する。 ⑧は，自律神経とホルモン分泌の中枢である。⑧の下の小さな器官を〔⑨　　　　　〕といい，ここからも種々のホルモンが分泌される。
⑥	視覚の入力，聴覚の中継，運動の調整などの役割をもつ。
後脳	〔⑩　　　〕および小脳からなる。 ⑩は感覚入力や運動出力に関与し，小脳は運動学習をつかさどる。
⑦	体性感覚・聴覚・味覚の入力，内臓の知覚と運動調節，顔や舌の運動にかかわる。

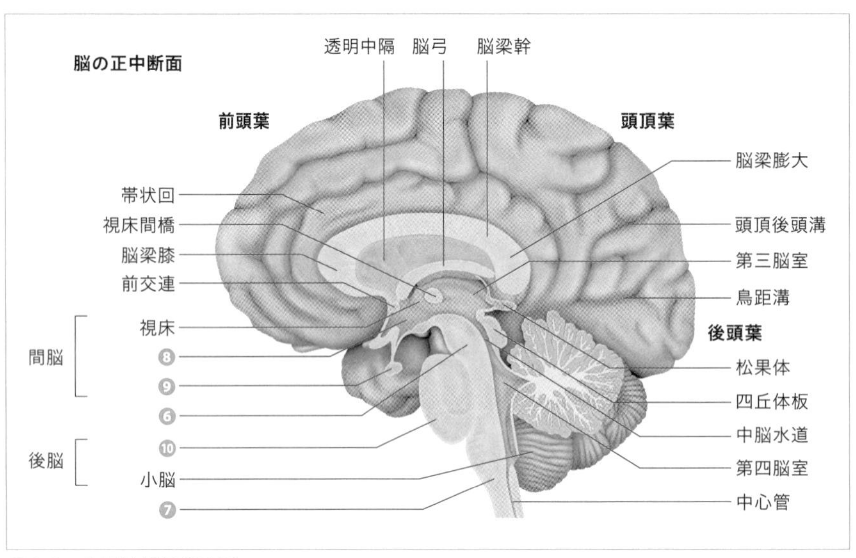

図 1-2　中枢神経系側面図

・⑥，⑩，⑦を脳幹とよび，脳幹の内部に網様体という構造がある。

➡中枢神経系に入力してきた様々な感覚情報が，網様体をとおって，脳の上位へと運ばれ，意識を覚醒させる。

➡このシステムは〔⑪　　　　　　　　　　〕系とよばれる。

1　大脳皮質

・大脳の外側から見える部分を大脳皮質という。

・大脳は，左右２つに分かれており，左側を左大脳半球，右側を右大脳半球といい，両半球は〔⑫　　　　〕という神経線維の太い束で結合されている。

・大脳の表面には溝があり（脳溝），溝と溝の間は盛り上がっており，〔⑬　　　　〕という。

・大脳の断面をみると，表面に近い部分は少し濃い色になっており，その内側は白くなっている。

➡色の濃いところは顕微鏡下では多くの神経細胞が層状に並んでおり〔⑭　　　　〕，白い部分は有髄神経線維が並んでおり〔⑮　　　　〕とよばれる。

・外側の表面の中央に上下方向の大きな脳溝があり，〔⑯　　　　　〕（ローランド

MEMO

⑧

⑨

⑩

溝）という（図1-3，4）。

MEMO

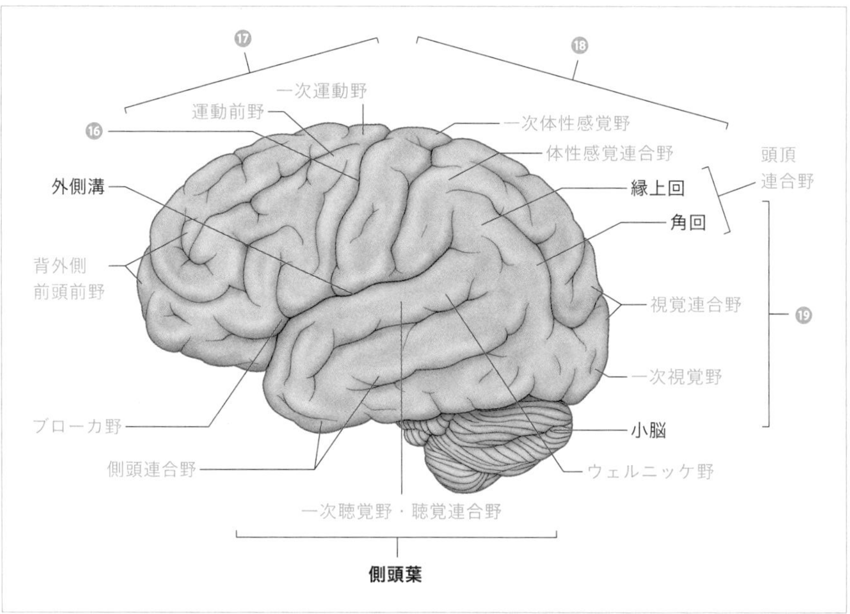

図1-3　大脳半球外側面

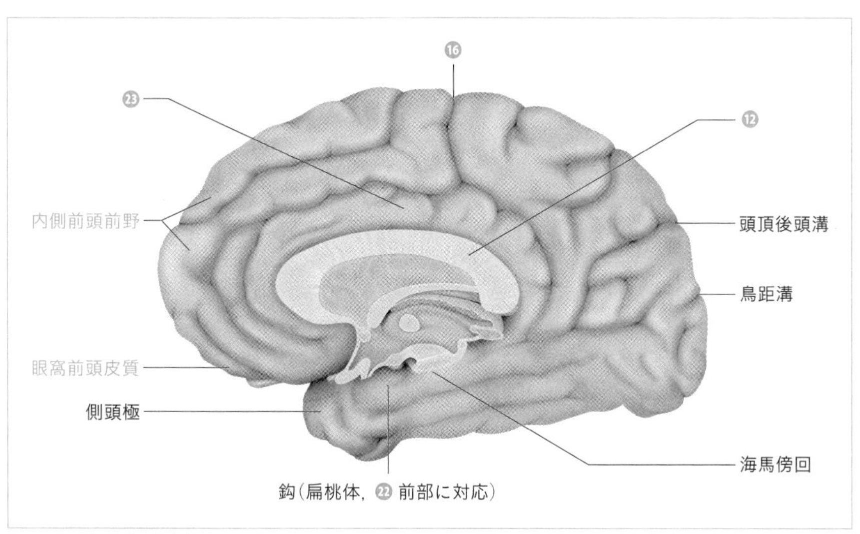

図1-4　大脳半球内側面

・⑯の前は〔⑰　　　　　　〕とよばれ，運動，行為，行動の実現に関連がある。

・⑯の後ろには〔⑱　　　　　　〕と〔⑲　　　　　　〕がある。

➡⑱は体性感覚や，時間，空間，身体の認知に関連がある。

➡⑲は視覚認知に関連がある。

・前後方向に大きな脳溝があり，外側溝（シルビウス溝）という。

➡この脳溝より下は側頭葉という。

➡側頭葉は聴覚や形態の認知に関連がある。

・脳の機能に対応した大脳皮質内の区分を〔⑳　　　　〕という。

➡大脳皮質の細胞の並び方などの違いから大脳皮質を52野に区分した区分図を〔㉑　　　　　　　〕とよぶ。

2　大脳辺縁系

・側頭葉の内側に〔㉒　　　〕，扁桃体がある。

・⑫のまわりを取り巻いている皮質を〔㉓　　　　〕という。

・㉒，扁桃体（へんとうたい），㉓，海馬傍回（かいばぼうかい）などは互いに連絡しており，大脳辺縁系とよばれ，情動・感情や〔㉔　記憶・視覚　〕と関連がある。

3. 神経ネットワーク

・大脳皮質には150億個とも200億個ともいわれる〔㉕　　　　　〕（神経細胞）があり，1個の㉕には2万～8万個の〔㉖　　　　　〕があるといわれる。

・㉕の集合が局所神経回路を形成し，さらに皮質－皮質間，皮質－皮質下間，皮質－辺縁系間，左右の大脳半球間，前方脳－後方脳間などで結合があり，〔㉗　　　　　　　〕を形成する。

B 認知機能と神経基盤

精神看護学❶
精神看護学概論／精神保健 p.32-40

・外界からの情報を認識し，その情報の入力から出力までの過程の処理にかかわる機能を〔❶　　　　〕機能という。

・❶機能は注意，記憶，言語，遂行機能などの機能系に分類される。

➡各機能系は，それぞれ大脳皮質を中心とする〔❷　　　　　　　　〕に支えられている。

1. 意識と注意

・意識は，高次脳機能にとって基本的な要素である。

・自分や周囲のことが「わかっている」，自分のおかれた時間，空間（場所），周囲の人物を認識していることを〔❸　　　　　〕があるという。

・意識には2つの要素，〔❹　　　　〕と注意がある。

➡❹は目覚めていることである。

➡注意は外界の様々な刺激（情報）から，必要とされる特定の刺激を選択し，それに〔❺　　　　〕する能力である。

MEMO

MEMO

2. 記憶

・記憶とは，新しい情報や経験を蓄積し，後でその情報や経験を意識や行為のなかに再生できる機能である。

1 記憶の分類

①持続時間による分類

・新しい情報を数秒〜数分のあいだ意識上にとどめておく記憶を〔❻　　　　〕とよぶ。

・❻と別に，〔❼　　　　　　　　　〕（作業記憶）とよばれる記憶がある。

➡短時間，注意を向けて意識している間，あることを記憶にとどめておく機能で，❻を行うと同時に，頭のなかで〔❽　　　　　〕的な作業も行う。

・蓄える記憶で，その記憶期間は数日から生涯にわたる記憶のことを〔❾　　　　〕とよぶ。

②スクワイアの分類

・アメリカの心理学者のラリー・R・スクワイアは記憶をその内容や性質によって分類した（図 1-5）。

・陳述記憶は言葉やイメージなどとして意識に浮かび，それを何らかの形で表現できる記憶である。

・個人的な出来事や経験を記憶したり思い出したりする場合の記憶で，日々の生活の出来事の記憶を〔❿　　　　　　　〕記憶という。

・語彙（ごい），概念，記号，色，声，相貌（そうぼう），景色などが含まれる辞書の項目的な事実の記憶を〔⓫　　　　　〕記憶（知的記憶）という。

・熟練した行為や技術などで，意識に浮かばなくとも，行為（運動）を介して再生できる記憶を〔⓬　　　　　〕記憶という。

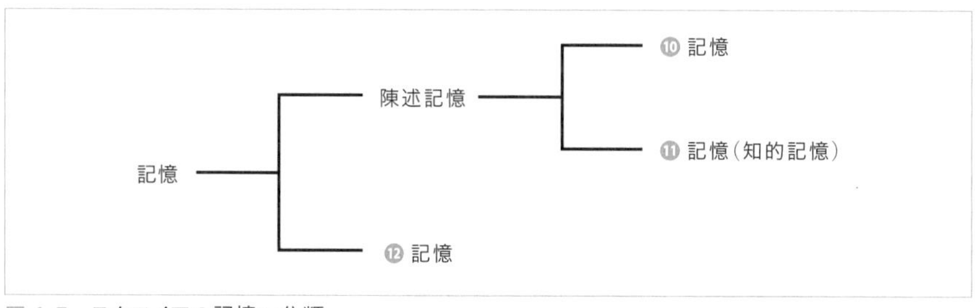

図 1-5　スクワイアの記憶の分類

③その他の記憶の分類

・記憶する過程を分けることも考えられており，記銘，〔⓭　　　　　〕，再生（想起）に分ける。

・記憶を利用する際に，想起できる記憶は〔⓮　　　　　〕記憶であるが，意識に上らないで機能している〔⓯　　　　　〕記憶もある。

・時系列上の現在を境として，過去事象に関する〔⓰　　　　　〕記憶（回顧記憶）と，未来の予定に関する〔⓱　　　　　〕記憶（予定の記憶）に分けることもできる。

2　記憶に関連する脳部位

- 記憶機能，特に ⑩ 記憶に関連する重要な脳部位は〔⑱　　　　　　〕である。
  ➡ ⑱ のなかでも〔⑲　　　　〕には，多くの外部情報が入力され，記銘や再生に重要な役割を果たしている。
- 記憶の障害を〔⑳　　　　〕といい，アルツハイマー型認知症では，病初期から目立つ。

3 言語

- ヒトは言語記号（音声記号と文字記号）を用いて，情報をやりとりする。
- 言語機能には，大脳に左右差があり，多くの人で〔㉑　左・右　〕半球が優位である。
- 音声言語の受容は，音が聴覚を介して，両側側頭葉の一次聴覚野（41，42 野）に入り，言語性の〔㉒　　　　〕と非言語性の音響に判別される（図 1-6）。
- ㉒ は左上側頭回後方の〔㉓　　　　　　〕野（22 野後方）に入り，音韻の同定が行われ，名前が決定する。
- 左前頭葉の〔㉔　　　　　　〕野（44，45 野）は音韻形を喚起し，㉒ に変換する過程に関与している。
- ㉓ 野，㉔ 野，その中間に位置する縁上回，中心回下方は〔㉕　　　　〕言語領域（PS）とよばれ，この領域は ㉒ 言語の受容から，言語の ㉒ 出力に重要な役割を果たす。
- ㉕ 言語領域の外側の広い領域を〔㉖　　　　　　　　〕言語領域（PPS）といい，言語の意味の生成・処理に関与する。
- 脳損傷の結果，言語の記号構造が崩壊し，言葉を話したり，理解したりする能力が欠ける状態を〔㉗　　　　〕という。

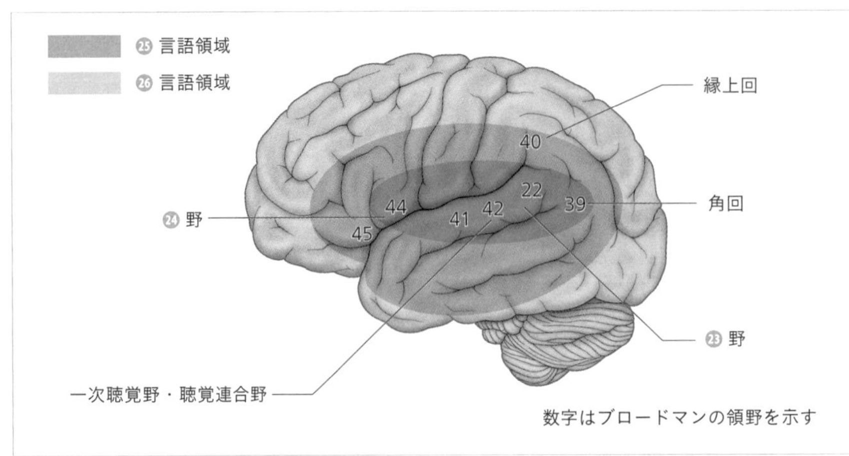

図 1-6　口頭言語の生成

MEMO

MEMO

4. 認知

・認知とは，聴覚や体性感覚，視覚，嗅覚（きゅうかく），味覚といった〔㉘　　　　〕を使って，物を意味づける作業で，その物が「何であるかわかる」機能である。

・視覚認知には，①物の形態や色の認知と，②空間内での物の位置や動き，物と物の空間関係，物と自己との関係の2種類があり，②を〔㉙　　　　〕認知という。

・要素的な感覚機能に問題がないのに，その感覚を用いて対象を認知できない状態を〔㉚　　　　〕という。

5. 行為

・行為は道具の操作能力や身体部位の操作能力である。

・主として頭頂葉が障害され，運動機能に問題がないにもかかわらず，目的にかなった行為（運動）ができなくなる状態を〔㉛　　　　〕という。

6. 遂行機能（実行機能）

・遂行機能は目的をもった一連の活動を効果的に成し遂げるために必要な機能である。

➡目的を設定し，計画を立案し，必要に応じて修正しながら，効率的に行動する。

・遂行機能には，前頭前野を中心とする〔㉜　　　　〕が活動する。

7. 感情

・感情も認知機能としてとらえることができる。

・短期的で比較的激しい反応で自律神経による身体の変化（顔面紅潮，動悸など）を伴うことが多いものを〔㉝　　　　〕，それより弱いが表情や身振りなど身体表出を伴うことが多いものを〔㉞　　　　〕，長期的で弱く続く基底的なものを〔㉟　　　　〕とする。

・身体を介して受け入れる感覚情報が，感情（脳の認知機能）をつくり出しており，感情と身体は不可分の関係にある。

8. 社会的認知

・社会的認知は人が社会で行動するために必要な認知機能であり，大脳辺縁系，前頭葉，側頭葉など広範な領域が関与している。

・社会で適切に行動するには，対人関係をうまく調整することが大切になる。

➡相手の気持ち，感情，意図などを推し量ることが求められる。

・他者の心的状態，信念，意図や感情を類推する能力を「〔㊱　　　　〕」という。

・共感や「㊱」には，〔㊲　　　　〕の関与が推定されている。

C 大脳皮質の機能区分

精神看護学❶
精神看護学概論／精神保健 p.40-43

1. 大脳皮質の機能区分

・領野は大きく一次皮質，単一様態連合野，異種様態連合野，傍辺縁領域の４つに分けることができる。

・〔❶　外部・内部　〕環境からの情報は感覚入力として脳に入り，一次感覚野→単一様態連合野→異種様態連合野（後方連合野）と流れ，より高次の処理がなされ，前頭前野に入力される。

・〔❷　外部・内部　〕環境の情報は，間脳，大脳辺縁系から傍辺縁領域で処理され，前頭前野に入る。

・大脳を外側面からみると，中心溝の前が前方脳，後ろが後方脳と分けられる。

➡〔❸　前・後　〕方脳は感覚脳（入力系）で，外部環境の情報が，感覚入力される。

➡情報は，単一様態連合野で処理された後，後方連合野に集積，統合され，運動脳としての〔❹　前・後　〕方脳に働きかけ，運動が実現する。

2. 前頭前野（前頭連合野）

・前頭前野はヒトで最も発達しており，ヒトらしい最も高いレベルの高次脳機能に関与する。

・前頭前野の主な機能は次の通りである。

①〔❺　　　〕機能系の活動の制御・調整・監視

・多くの情報のなかから，目的に関連するより複雑な情報をつくり，情報を〔❻　統合・分析　〕する。

・また，情報を意味ある連続性に維持して，〔❼　　　〕の時間的順序を維持する。

・複数の❼を，状況に応じて適切に選択し，計画を実行に移す（遂行機能）。

② 欲動・動機づけ・意志（意欲）の形成と制御

・行動を発現するための，欲動・動機づけ・意志（意欲）の形成と制御には，〔❽　内・外　〕側前頭前野が関与する。

③ 内外の情報から〔❾　　　〕判断（生存にとっての有利・不利，目的にとっての損得などの勘案）し行動に結びつける。

④ 自己〔❿　　　〕・自己認知

・これらは，自己を❿するだけでなく，社会的環境のなかで自己の位置を認知する能力である。

・自己の〔⓫　　　〕性（過去 - 現在 - 未来）も保持している。

MEMO

MEMO

II 精神(心)の構造と働き

・脳機能で説明できない心の働きの最たるものは，「自分は自分である」という観念であり，これは〔❶　　　　　〕ともよばれる。

・脳に明らかな病変がなくても起こることのある心の病と，その治療法を探求した代表的な人物が〔❷　　　　　〕である。

・❷は，〔❸　　　　　〕という方法を創始し，実践していくなかで，人の心の構造と働きについて，様々な考えを打ち立てた。

A 精神力動理論とその派生理論

精神看護学❶
精神看護学概論／精神保健 p.46-49

1. 無意識の発見

・〔❶　　　　　〕は，ヒステリー患者への治療を模索するなかで，人の心のなかに，無意識の領域があると考えることが，とても有用であることに気づいた。

➡さらに，ヒステリー症状の背景に，無意識に抑圧された〔❷　　　　　〕の存在を確信した。

2. 夢，失錯(策)行為

・人が無意識的なものに大きく影響されていることを受け入れなければ説明しにくい現象の代表的なものが，夢，失錯（策）行為，催眠現象である。

・夢は無意識的な〔❸　　　　　〕や〔❹　　　　　〕の歪(ゆが)められた充足の試みである。

・言い損ないややり損ない，度忘れなどの失錯（策）行為は，本来の意図とそれを〔❺　**促進・妨害**　〕しようとする第２の意図とが心の奥で干渉し合って生じてくると考えられる。

・催眠中にある行動を指示すると同時に，指示を受けたことを覚醒後に忘れるように指示し覚醒させると，覚醒後しばらくして指示された行動をとる。

➡これを〔❻　　　　　〕という。

3. 自由連想法

・フロイトは“無意識の意識化こそが様々な心の病の治療につながる”と考えたが，次第に意識化できないケースが少なからずあることに気づいた。

➡無意識への抑圧は，〔❼　**何らかの役に立っている・苦痛な症状を起こしている**　〕と考えるようになった。

・自由連想法は，患者に頭に浮かんだことを，できるだけ自由に話してもらい，ひたすら〔❽　**傾聴・議論**　〕する。

➡患者が〔❾　**自分・他人**　〕の心のありようについての理解を深め，それまで考えずにごまかしてきた問題を，情緒を伴って考えられるように援助する方法である。

・フロイトは，深層心理学を打ち立てた後に，超自我，自我，〔❿　　　　　〕という構造論をベースとした自我心理学を考え出した。

➡これらは，切り口の違いであり，相互排他的な理論ではない。

B 深層心理学：欲動論

精神看護学❶
精神看護学概論／精神保健 p.50-52

・深層心理学は，最も古典的であり精神分析的な人間の心の理解の枠組みである。

・人の心には，意識的な領域だけではなく，〔❶　　　　　〕(ふだんは意識に上っていないが，少し努力すれば思い出せる領域や，そうしたシステム）や〔❷　　　　　〕の領域（システム）がある。

➡特に❷の領域が大きく，それは性的なエネルギーの影響を強く受けている。

➡こうしたとらえ方を〔❸　　　　　〕論という。

・人間のほぼすべての文化的な達成などの活動の源は性的なエネルギーである（欲動論)。

➡この性的なエネルギーの処理のしかたがその人の〔❹　　　　　　　　　〕であるとも言える。

・フロイトは，人が競争や評価の背景にある三角関係を心理的に体験し始めるのは5歳頃だと考え，ギリシャ神話にならって〔❺　　　　　　　〕コンプレックスと名づけた。

・抑圧された性的なエネルギーは，小学校年代（〔❻　　　　〕期）では，学習による知識やスキルの習得に振り向けられるが，思春期（〔❼　　　　〕期）になると，身体の成長とともに再び収拾がつきにくくなる。

➡ 5歳頃までの体験を踏まえて，再び三角関係と向き合っていかざるを得なくなっていく（〔❽　　　　〕説)。

・このような理論はフロイトによる心の発達理論（心理性的発達論あるいは精神性的発達論）といわれる（図1-7)。

・性にまつわる三角関係の領域でうまくいかなくなったときに，人は三角関係を体験し始める❺期よりも〔❾　前・後　〕の段階の心性に逃げ込む（退行する)。

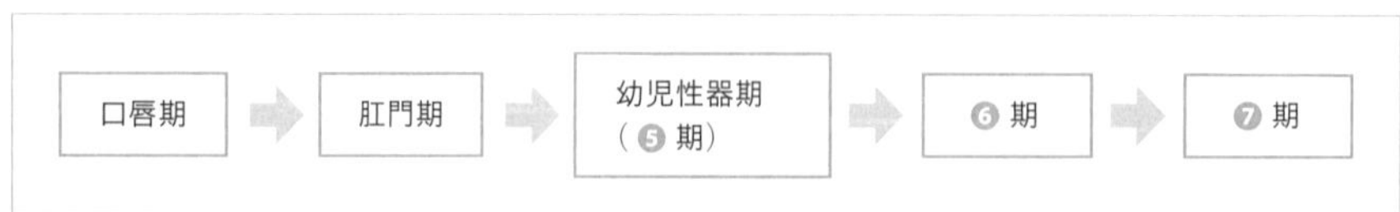

図1-7　心理性的発達論

C 自我心理学：自我の防衛機制

精神看護学❶
精神看護学概論／精神保健 p.53-56

・感じやすい不安や逃避(とうひ)傾向の違いがどこからくるのかを考えるために，フロイトは構造論（第2局所論）という考え方を打ち出した。

MEMO

・構造論に基づく理論が自我心理学である。

➡人の心は，〔❶　　　〕，自我，〔❷　　　〕の3つの機関からなる，という考え方である。

・フロイトは，もともと人間には❶しかなく，そこでは欲動が無秩序にうごめいているが，そこに外界から刺激がくると，それを処理するために❶から自我ができてくると考えた。

・さらに，〔❸　　　〕コンプレックスを乗り越えていく過程で，内在化される無意識的な道徳や良心，自我理想を❷と名づけて，自我とは別の機関とした。

・自我が欲動や現実や❷からの圧力をうまく調整することで，人は自分というものを保っている。

➡この自我による調整のことを〔❹　　　〕とよび，このバランスのとり方が，その人のパーソナリティである。

・❹は，抑圧を中心とした比較的成熟度の高いものと，自分から切り離して人のせいにする未熟なものに大別される。

<成熟度の高い❹（例）>

防衛機制	内容	例
〔❺　　　〕	不快や不安，葛藤など，自分にとって都合の悪い欲求などが意識に上がらないよう，蓋をして無意識の領域に抑え込む	嫌な思い出を忘れる
〔❻　　　〕	困難な状況や危険に直面すると，傷つくことを避けるために，目の前の現実から逃げる	通院日に受診せず，家でゲームをする
〔❼　　　〕	より低次の発達段階に逆戻りする	妹が生まれた兄が，赤ちゃん返りをする
反動形成	自分の中にある認めがたい欲求や感情を隠すために，自分の素直な感情を表面に出さず，正反対の態度をとる	嫌いな人に対して，必要以上にていねいに接する
隔離	受け入れがたい感情や衝動と，思考や行為，意識内容，観念などを切り離す	動揺などしていないかのように，淡々と話す
〔❽　　　〕	生死にかかわることや深い悲しみを経験したとき，自分から切り離してやり過ごす	自分が経験した出来事を，他人事のように話す
知性化	自分の状況などについて知的に頭で考え，説明しようとする	患者が自分の病気について学ぶことで不安を解消しようとする
投影（投射）	自分が認めたくないような感情や欲求を，あたかも他者のもの，あるいは他者から向けられたものであるとみなす	自分が後ろめたいと感じていることを，相手が自分を責めていると思う
打ち消し やり直し	不安や罪悪感を生じる行動をとったあとで，反対の心理的効果を生じる行動をやり直すことで，最初に抱いた不安や罪悪感を打ち消そうとする	悪口を言った相手に対して，褒めたり優しく振舞ったりする
〔❾　　　〕	自分の欠点や劣等感をほかの優越感で覆い隠すことで，心の安定を保とうとする	運動は苦手だが，勉強でよい成績をとる
置き換え	欲求や不安の対象を，ほかの対象に向ける	怒りの感情を直接相手にぶつけず，物にあたる
〔❿　　　〕	そのまま表現すると不都合な感情や欲求を，社会に認められる健全な形で発揮する	破壊的衝動をスポーツや文化的な活動に向ける

MEMO

❺
❻
❼
❽
❾
❿

〔⑪　　　　〕	欲求をありのままに認めず，自分の行為を正当化し，理由づけをする	食事制限を守れない患者が「食べ過ぎたのは友人が夕食に誘ったからだ」と考える

＜未熟な❹（例）＞

防衛機制	内容	例
〔⑫　　　　〕	自分や対象（他者，物事，状況）には良い面と悪い面の両方があるととらえられずに，極端な認識（二分法的思考，白か黒か）をする	良い面だけを見て「あの人は素晴らしい人」と称賛したかと思えば，悪い面が見えると「あの人は悪い人」と，評価が一変してしまうようなとらえ方をする
原始的理想化	自己と対象が分裂している状態で，分裂させた一方を過度に誇大視して理想化する	相手をすべて良いとみなす
脱価値化	理想化していた対象が思いどおりでない場合，対象を価値のないものと過小評価して切り捨てる	相手をすべて悪いとみなす
躁的防衛	不安や罪悪感などの不快な感情を意識しないようにする。3つの感情「優越感（征服感）」「支配感」「軽蔑感」に特徴づけられる	自分は万能であり，相手を支配できると思い込む
投影同一化	自分の嫌な部分を見ようとせずに，その嫌な部分を他人のせいにする（他人のせいにすることで，自分の嫌な部分と直面することを避ける。その他人も巻き込まれて自分のせいではないかと感じる）	自分が後ろめたいと感じているとき，前から来た警察官に疑われていると思う（警察官も挙動不審だと思う）
〔⑬　　　　〕	不安や苦痛な体験・出来事から目をそらし，認めようとしない	がんと告知されたが「誤診だ」と否定する

・どういう不安を強く感じて，どう防衛するかのパターンは，個人個人異なる。

➡これこそが，その人の個性，〔⑭　　　　　　　　〕である。

D 自己心理学：関係精神分析

精神看護学❶
精神看護学概論／精神保健 p.56-58

・自己心理学は，自己愛パーソナリティ患者への治療の工夫から，ハインツ・コフートが生み出した理論である。

1. コフートの自己心理学

・新生児の自己は，生まれ落ちた人間的環境との相関においてのみ，とらえられる。

・新生児が心理的に存在するためには，〔❶　　　　〕的対応を示す母親という人間的環境が必要である。

➡このときの母親をコフートは〔❷　　　　　〕とよんだ。

➡❷とは赤ん坊の自己の一部として経験される対象であり，赤ん坊の自己の延長とも言える。

・この母親から❷機能の提供を受けて，赤ん坊は健全な「自己感」を発達させることができる。

➡これが，実質的な自己であり，自己の起源である。

・その後の自己感の発達は，〔❸　　　　〕（向上心）と〔❹　　　　〕の二軸を

MEMO

⑪

⑫

⑬

MEMO

中心に展開する。

➡それが，中核自己である。

・中核自己は，次の3つからなる。

① 誇大的自己：❸の中核となる。
② 理想化された親イメージ：変容性内在化をとおして人生の❹（目標）の中核となる。
③ ❸や❹の実現に必要な能力・才能・技能といった〔❺　　　〕機能：❸と❹の2つの極（双極自己）が❺機能に永続的な安定性と行動力を与える。

・中核自己が，❷との間で変容性内在化（必然的に起こる自己対象機能の失敗，つまり共感不全という至適な欲求不満を乗り越えたり，取り入れたりすること）を繰り返すことによって，緊張緩和機能や自己評価調節機能を確立し，深刻な断片化を起こす危険がないところまで到達した自己を，〔❻　　　〕した自己とよぶ。

・❻した自己を確立する時期に，共感的対応を示す❷に恵まれないと，誇大的自己を誇らしげに映し出してくれる❷を飽くことなく希求することになる。

Ⓔ 対象関係論

精神看護学❶
精神看護学概論／精神保健 p.59-68

・対象関係論は，〔❶　　　　〕の超自我の発生の考え方に内包されていた考え方を広げていったもので，〔❷　共時・通時　〕的，〔❸　空間・直線　〕的なモデルである。

・人との関係性というものがどのように心に〔❹　　　〕化されて，自分と他者との関係に影響を与え続けるのか，といった切り口から人の心を理解しようとする考え方である。

▶対象関係論による治療　人間の心のなかでは，いつも〔❺　　　〕がなされている。

➡心理療法を通じて，その❺の相手にセラピストがなることで患者は情緒的に考えることや思いめぐらすことを体験できる。

1．クラインとその後継者たち

・クラインは，本能が心に入ってくるときに，ある物語，空想（ファンタジー）として入ってくると考えた。人は本能を無意識的な〔❻　　　〕としてしか体験できないと考えた。

・クラインは❻の処理のしかたに，大きく分けて2つの様式があることに気づいた。

① 妄想分裂ポジション

・破滅解体不安から逃れようとあがいている乳児の心のありようである。

・乳児は，空想上で良い自己部分と悪い苦痛な自己部分を〔❼　統合・分割　〕

するという心の操作（メカニズム）を積極的に使う。

・悪い自己は悪い〔❽　**内・外**　〕的対象群のなかに投影するが，これが❽的対象群からの攻撃として体験され，迫害不安と感じられる。

〈妄想分裂ポジション→相互コミュニケーションの例〉

赤ん坊が，空腹による苦痛を排出しようと泣きわめいているとき，赤ん坊は自分の中のわからない苦痛を自己から分離して，外（悪いおっぱい）へ投げだそう（投影しよう）と試みている。
➡母親によって苦痛が受け止められ，理解され，ミルクを与えられ，くつろぐことができれば，赤ん坊の苦痛にもちこたえる能力は，少しずつ向上する。
➡これが投影同一化によって母親に〔❾　　　　　　　　〕される（包みこまれる）ことで相互コミュニケーションになっていく。

②抑うつポジション

・自分や母親には〔❿　**良い面と悪い面の両方がある・悪い面しか存在しない**　〕という認識や，あるものがなくなって別のものが現れるのではなく，多様性をもったあるものが様々に変化しながら連続して存在するという〔⓫　**空間的複雑性・時間的連続性**　〕の感覚が生まれることになる。

➡この内的世界の状況を抑うつポジションという。

・赤ん坊は母親が，自分だけのものではないこと，つまり，母親は赤ん坊から離れてトイレに行くこともあるし，自分以外に父親もみている，という現実に，心の痛みを伴って気づく。

・心の痛みをもちこたえることによって，現実吟味力，全体対象性，アンビバレンスの保持が可能となる。

➡クラインが提唱したこの概念を〔⓬　　　　　　　　〕コンプレックスという。

③妄想分裂ポジションと抑うつポジション

・〔⓭　**迫害・抑うつ**　〕的構えの「妄想分裂ポジション」と〔⓮　**迫害・抑うつ**　〕的構えの「抑うつポジション」は，まずは発達段階として展開するが，その後，一生を通じて行ったり来たりしながら続くことになる。

・だれもが，人生という〔⓯　　　　〕体験の連続のなかで，被害的ー他罰的心性と現実受容的ー他者肯定的心性を行きつ戻りつ揺れ動きながら人生を歩んでいく。

・比較的健康度の高い人たちは，〔⓰　**妄想分裂・抑うつ**　〕ポジションにいることのほうが多い。

2.独立学派，中間学派

・日本の臨床の場で利用されることの多い，ウィニコットの理論は，母子関係を中心とした人の心の早期発達に関するものである。

・ウィニコットは，出産直後の健康な母親を，「原初の母性的没頭（ぼっとう）」とよんだ。

MEMO

MEMO

➡この時期の母親は，自分と赤ん坊との心理的な〔⑰　　　〕をなくすことができている。

➡このような母親のありようを「〔⑱　　　〕としての母親」とよぶ。

・赤ん坊は，⑱としての母親に守られることで万能感（原初の創造性）を「錯覚」する（「おなかが減ったらそこにおっぱいが出現する」）。

・一方，母親は，赤ん坊のニードへの対応に少しだけ〔⑲　　　〕する。

➡「ほどよい母親」になることによって，赤ん坊は完全に思いどおりにならない外界を経験しつつ，そうした外界は自分が創造したとも経験するようになる。

➡この緩やかな脱錯覚が起こるのが「〔⑳　　　〕」の段階である。

・母親によるわずかな⑲の繰り返しのなかで，赤ん坊は生き残るための方策を編み出す。

➡この適応のために外界と迎合した自分を「〔㉑　　　〕の自己」という。

・この際の母親の役割は，乳児を抱える環境から緩やかに脱錯覚させることである。

➡こうしたなかで乳児は，だれかがいても「〔㉒　　　〕でいられる能力」を発達させる。

➡乳児は，自分の万能感を超える「〔㉓　　　〕としての母親」に出会うことができるようになる。

・万能感が傷ついた抑うつをもちこたえているうちに現実と本当に出会えて受け入れられるようになる。

・この抑うつポジションの状態になると乳児は，〔㉔　　　〕と罪悪感を感じる能力をもてるようになる。

F 理論の意義と限界，発展

精神看護学❶
精神看護学概論／精神保健 p.68-70

・自己心理学や対象関係論における赤ん坊に対する〔❶　　　〕は，援助者のアナロジー（類推）としてとらえられる。

➡患者とのかかわり方や，与え得る影響について推測や分析をするときに役立つ。

➡自我心理学のエディプスコンプレックスの考えを加えれば，親密な援助関係で起こりがちな〔❷ **転移・逆転移** 〕感情を内省することに役立つかもしれない。

・人が健康や生命を失いつつあるとき，どのような心理的な援助が可能か，自分たちの行っている援助が，どのような意味をもち得るかといったことを考えるときに，喪失を乗り越える心の仕事，いわゆる〔❸　　　〕の仕事の考えが有用である。

・適応の改善を一義的に考える認知行動療法に比べ，精神分析は実証性に〔❹ **富む・乏しい** 〕。

・精神分析による人間理解は，人として有限の人生を真摯にかつ豊かに生きていくうえで，また様々な場面で他の人と深くかかわっていくうえで，役立つものである。

参考文献

・アントニオ・R・ダマシオ著，田中三彦訳：デカルトの誤り：情動，理性，人間の脳，筑摩書房，2010.
・脳科学辞典編集委員会：脳科学辞典，日本神経科学学会．https://bsd.neuroinf.jp
・福田正人編：精神疾患と脳画像，中山書店，2008.
・藤山直樹：集中講義・精神分析〈下〉，岩崎学術出版社，2010.
・ヘイルマン，K. M.，バレンスティン，E. 編，杉下守弘監訳：臨床神経心理学，朝倉書店，1995，p.279-314（前頭葉）.
・ベンソン，D. F. 著，橋本篤孝監訳：思考の神経心理学，金芳堂，1996.
・山鳥重，河村満：神経心理学の挑戦，医学書院，2000.
・山鳥重：記憶の神経心理学，医学書院，2002.
・山鳥重：言語生成の大脳機構，音声言語医学，37（2）：262-266，1996.
・内海健：精神科臨床とは何か：日々新たなる経験のために，星和書店，2005.
・スーザン・アイザックス著，一木仁美訳：空想の性質と機能〈松木邦裕編・監訳：対象関係論の基礎；クライニアン・クラシックス〉，新曜社，2003.

第 2 章 精神(心)の発達に関する主要な考え方

MEMO

Ⅰ エリクソンの漸成的発達理論

精神看護学❶
精神看護学概論/精神保健 p.72-78

1. エリクソンとは

・エリク・H・エリクソンは,フロイトの考えを踏襲しつつ,個人の発達における,他者や社会とのかかわりのもつ重要性に注目した発達理論を展開した。

2. エリクソンの発達理論の特徴

・エリクソンの発達理論の特徴は次の通りである。

① 人間を,常に社会に影響を受けながら,自身が社会に参加していく存在としてとらえ,その発達過程を詳細に論じた。
② 人間が生まれてから死ぬまでの,〔❶ 〕(全生涯にわたる過程)として発達をとらえた。
③ 人間の心の発達は,「〔❷ 〕原理」に基づいて進行すると唱えた。

3. エリクソンの漸成的発達理論

・漸成的発達理論においては,人間の一生を8つの時期に分ける。
・それぞれの時期に対応した「発達段階」において,固有な「発達課題」と,それを達成するにあたり直面せざるを得ない「心理的危機」があるとされている。

① 乳児期(出生後~およそ1歳)

・この時期の発達課題は〔❸ 〕の健全な確立である。
➡❸がはぐくまれる過程に欠かすことができないのは,母と子の健全な関係である。
・母子関係において子どもの期待が満たされないときに,子どもに生まれるのが「〔❹ 〕」である。

② 幼児前期(およそ1~3歳)

・中枢神経系や筋肉の発達に伴い,排泄コントロールなどの能力を獲得していく。
➡母子分離が進み,個体化が進むとともに自己主張も強くなっていく。
・適切に自分の欲求や衝動をコントロールしながら,外の世界に働きかけていける力が健康な〔❺ 〕性である。
・外からのしつけが,あまりに厳し過ぎたり,早過ぎたりすると,子どもの自己評価は傷つき,自分がうまくやれていない,外からの要求に応えられていないという「〔❻ 〕」の感覚や,自分はだめなのではないかというような自分自身への「〔⑦　　　　〕」の感覚にとらわれることになる。

③幼児後期（およそ3～6歳）

・子どもは自由に自分の身体を操れるようになり，行動の量が増し，同年齢の仲間とも付き合うことができるようになる。

・この時期の発達課題は〔⑧　　　　〕性である。

・一方で，言語理解能力が伸び，両親や周囲の大人からのしつけや禁止の内容を，自分の衝動や行動を監視し，統制するものとして〔⑨　**抵抗をみせる・内面に取り込む**　〕ようになる。

➡〔⑩　　　　〕の形成とよばれる現象で，良心や道徳性の基礎となる。

・子どもは，失敗や逸脱を見つけられたときに恥ずかしがるだけでなく，〔⑪　　　　〕をもつようになる。

➡だれも監視していないような単なる考えや行為についてさえ，⑩をもつようになる。

④児童期（およそ6～12歳）

・この時期の発達課題は〔⑫　　　　〕性である。

・ものを作る，物事をうまくやり遂げる，知識を習得し課題を完成させる，といったことにより喜びやプライドを感じ，人に認められることを学んでいく。

・集団のなかでほかの子どもや大人と一緒に協力，分業して課題に取り組むことを含み，〔⑬　　　　〕性の発達という点でも大きな意味をもつ。

・この段階での心理的危機は〔⑭　　　　〕である。

⑤青年期（およそ12～20歳）

・この時期の発達課題は〔⑮　　　　〕の確立である。

・⑮とは，過去，現在，そして未来へと続く時間のなかで，一貫して変わらず存在している自分という認識である。

・この段階での心理的危機は〔⑯　　　　〕である。

➡同一性形成から逃げてしまうと，いつになっても自分が定まらず，大人として社会に参加できない状態に陥ることになる。

⑥成人前期（およそ20～40歳）

・この時期の発達課題は，成人の関係のなかで，真の意味での〔⑰　　　　〕性を獲得することである。

・⑰性の獲得に失敗すると，他者を拒絶したり攻撃的になったりと社会のなかで自分自身を〔⑱　　　　〕させていくことになる。

⑦成人後期（およそ40～65歳）

・自分の次の世代への関心を強くもち，積極的に関与していこうとする。

➡このような願望を基盤とする発達課題を〔⑲　　　　〕性とよぶ。

・⑲性が発達しない人は，自分自身にだけ関心が集中し，むなしさを抱えた〔⑳　　　　〕，自己満足の世界に留まることになる。

MEMO

MEMO

⑧ **老年期**（およそ65歳以降）

・自我の〔㉑　　　　〕性が最後の発達課題である。

➡自我の㉑性の獲得とは，自分自身のライフサイクルを，肯定的な部分も，否定的な部分も合わせて受け入れることである。

・自我の㉑性の欠如や喪失は，〔㉒　　　　〕あるいは無意識的な死の恐怖という形で現れる。

II　ボウルビィの愛着理論

精神看護学❶
精神看護学概論／精神保健 p.79-83

1. ボウルビィとは

・ジョン・ボウルビィは，イギリス生まれの精神科医であり，精神分析家である。

・子どもの情緒的発達過程における「〔❶　　　　〕」の重要性を明らかにした。

2. ボウルビィの愛着理論

1　マターナル・デプリベーションへの注目

・犯罪歴のある子どもたちの感情および関係性における混乱を，他者との情緒的絆の欠如として理解し，その起源が幼少期の養育者との健全な絆を得られなかったことにあるとした。

➡この状況をマターナル・デプリベーションまたは〔❷　　　　〕的養育の喪失という。

2　愛着理論の提唱

・ボウルビィは，精神分析学に，動物行動学の知見や，進化生物学などの考え方も取り入れ，革新的な愛着理論を提唱した。

・心理学者ハリー・ハーロウが発表した〔❸　　　　　　〕の実験も，ボウルビィの考えを支持するものであった。

3　ボウルビィの愛着理論

① **愛着と愛着行動**

・赤ちゃんの親への愛は，人とのかかわりをもとうとする〔❹　**学習・本能**　〕から発達してくる。

➡「子どもが主たる養育者との間に結ぶ情緒的な絆（きずな）」を愛着（または〔❺　　　　〕）とよんだ。

・愛着行動とは，愛着の形成過程で子どもが養育者に接近し，〔❻　**その関係を維持・新しい関係を創出**　〕するために行う種々の行動をいう。

② **愛着の形成過程**

・人間の赤ちゃんは，母親（主たる養育者）に向かって様々な信号（泣く，ほほ笑む，見つめるなど）を発する。母親は，それらの信号に自然に反応し，赤ちゃんに近づき，世話をする。

➡この親子関係の相互作用は，互いに〔❼　正・負　〕のフィードバックを介して強まっていく。

・成長し，ある程度親から離れることができるようになった際に，その子どもの愛着対象は子どもの探索行動やそのほかの社会的行動を促進する〔❽　　〕として機能する。

③愛着発達の4段階

愛着の経時的な形成過程を，ボウルビィは４段階に分けて考察している。

段階	およその年齢	特徴
第１段階	誕生～12週	特定の対象への愛着はまだない
第２段階	生後12週～6か月	母親（母性的な養育者）とそれ以外の人を区別し，愛着を抱き始める 特定の人物の不在を明らかに〔❾　悲しむ・悲しむということはない　〕
第３段階	生後6か月～2，3歳	愛着が強まり，母親（母性的な養育者）との接近，接触を積極的に求める
第４段階	生後３歳～	愛着関係が心の中に内在化し，母親と〔❿　ある程度の時間離れることができる・少しでも離れることを拒む　〕

④愛着行動と探索行動

・探索行動は養育者から離れ，子どもが周囲の世界を，好奇心をもって探る行為である。

・ボウルビィは，何かあったときに生き延びるために有益な環境の特徴を体得することを可能にするという意味で，探索行動は大切なものだと述べている。

4　愛着形成とその後の人生

・乳幼児期の愛着形成の成否が，その後の人生にどのような影響を与えていくのかを明解に説明するのが，ボウルビィが提唱した「〔⓫　　〕」という考え方である。

➡⓫とは，保護者との初期の相互作用をとおして形成された愛着が，子どもの心の中に内在化されたものである。

・母性的人物との間に親密で継続的な相互作用を得られない場合，愛着の発達は混乱し，〔⓬　　〕が内在化されることになる。

➡様々な情緒的問題や反社会的な傾向などへと結びつくと考えられる。

3. 愛着理論の今日的意義

・近年，身体的虐待や〔⓭　　〕（育児放棄）など不適切な育児が社会問題となっており，そのような環境で育った子どもの心理的特徴やその後の発達を理解するうえで，愛着理論は欠かせないものである。

MEMO

❾

❿

MEMO

Ⅲ　その他の乳幼児期の発達理論（マーラーとスターン）

A マーラーの分離個体化理論

精神看護学❶
精神看護学概論／精神保健 p.83-85

1. マーラーとは

・マーガレット・S・マーラーはハンガリーの精神科医であり精神分析家である。
・乳幼児の正常発達における母子分離の過程を明らかにし，分離個体化理論を提唱した。

2. マーラーの分離個体化理論

マーラーは乳幼児の心理的発達を３期に分けた。

1 〔❶　　　　〕期（誕生～1か月）

・母親の胎内で完全に守られていた胎児期の名残を残した時期であり，まだ自他の区別は存在しない。
・この時期は，外部刺激に対する反応も乏しい。

2 〔❷　　　　〕期（2～6か月）

・この時期，乳児は自分の欲求を満たしてくれる存在をぼんやりと認識し始める。
➡それが自分とは別の個体であるという認識は〔❸　ある・ない　〕。
・母親は，欲求を充足したり，緊張を緩めたりといった乳児がまだ自分だけではできない機能を果たしている。

3 **分離個体期**（5～36か月）

(1)分化期(5～9か月)
・乳児は，次第に母親を自分とは別の存在として認識し始める。
・やがて母親とほかの人を区別して「〔❹　　　　〕」をするようになる。

(2)練習期(9～15か月)
・母親から身体的に離れていけるようになるとともに始まる時期である。
・子どもは，母親をエネルギー補給の「〔❺　　　　〕」として世界の探索に乗り出していく。

(3)再接近期(15～22か月)
・子どもは母親を一個の独立した人格をもつ人間として認識するようになる。
・〔❻　　　　〕（一時的に母親から離れることへの不安）を強く感じる。

(4)個体化・対象恒常性の獲得(22～36か月)
・自分を他人とは違う独立した個人としてはっきりと認識できるようになる。
・自分の心の中に，一定のゆらぎをもちつつも安定して自分を見守ってくれる「ほどよい母親」イメージが内在化される。
➡このような安定したイメージが心の中に獲得されることを「〔❼　　　　〕」の獲得という。

B スターンの自己感の発達論

精神看護学❶
精神看護学概論／精神保健 p.86-88

1. スターンとは

・アメリカ出身のダニエル・スターンは従来の精神分析学に基づく発達論と，科学的に観察される事実に基づく発達心理学を統合し，独自の発達論を展開した。

2. スターンの自己感の発達論

・スターンは，生まれた直後から，乳児がどのように世界を体験するのか，その主観的世界を明らかにすることを試みた。

➡その際，「自己感」をその主観的な体験の基礎となるものと位置づけ，その発達を論じた。

1 〔❶　　　　〕自己感（誕生～2か月以降）

・スターンによれば，乳児は出生直後から，多くの刺激を外界から取り入れ，それによって自己を組織化していくという。

・その過程において，乳児が体験している自己の感覚を ❶ 自己感という。

2 〔❷　　　　〕自己感（2～6か月以降）

・❷ 自己感において重要な役割を果たすのは，「身体」の感覚である。

➡自分自身が，他者とは区別される境界をもち，独自の意志，情動，連続性の感覚を有するまとまりのある身体的な単位であるという感覚である。

3 〔❸　　　　〕自己感（7～9か月以降）

・乳児は，自分自身，そして他者にも心があることに気づき始める。

・乳児は他者の心を推し量り，自分と他者とで心の波長が合っているかどうかを感じとることもできるようになっていく。

➡このような，心をもった者どうしのかかわりあいを〔❹　　　　〕かかわりあいという。

・❸ 自己感で母子にみられる特徴的な情緒的相互交流のパターンを「〔❺　　　　〕」という。

➡ ❺ が適切になされることによって，母子間には感情の共鳴が起こり，互いの心が〔❻ 言語的・非言語的 〕なレベルで通じ合うという大切な経験が生じることになる。

4 〔❼　　　　〕自己感（15～18か月以降）

・言語の習得により，知識を貯蔵したり，思考し，それを言語で表現したりできるようになり，他者も同様の能力をもつことを認識し，言語をとおした交流ができるようになる。

MEMO

MEMO

Ⅳ マズローの欲求5段階説

精神看護学❶
精神看護学概論／精神保健 p.88-92

1. マズローとは

・20世紀半ばまでの心理学は，動物の行動を単純に人間に当てはめようとする〔❶ 〕主義と，主として神経症患者など不健康な状態の人間の心理の研究から人間全体を理解しようとする〔❷ 〕学という大きな2つの勢力が主流であった。

・アメリカの心理学者であるアブラハム・H・マズローは，両者のもつ欠点を克服し，普通の人間がより良い，より幸福な人生を送ることに寄与するような「〔❸ 〕心理学」の構築を目指した。

2. マズローの理論

1 マズローの問題意識と理論の概要

・マズローは，現代の様々な問題の原因として，人間どうしが互いを正しく理解できないことを重視していた。

➡人間の〔❹ 〕を理解することを学問的課題とした。

・マズローは，健康な人は，〔❺ **承認・自己実現** 〕の欲求によって動機づけられていると考えた。

➡そこに至るまでの過程として欲求の階層構造があり，下位の欲求階層から上位の階層へ昇っていくことを，心理的健康の実現の過程としてとらえた。

2 欲求5段階説と自己実現

マズローによれば，すべての人間に，次のような5つの欲求の階層があるという。

①〔❻ 〕**欲求**：栄養および水分摂取，睡眠といった，生命維持に直接かかわる欲求である。

② **安全と安心の欲求**：文字どおり安全や安定，不安や混乱からの解放，秩序などを求める欲求である。

➡現代の一般の成人においては，おおむね満たされていることが多い。

③〔❼ 〕**と**〔❽ 〕**の欲求**：自分が所属する集団のなかで，確かな位置を占めることへの欲求であり，他者との愛情による結びつきを求める欲求である。

➡この欲求をもちつつ，満たされない人は，孤独感，疎外感，孤立感などにさいなまれることになる。

④ **承認の欲求**：マズローによると，人間には2種類の承認の欲求がある。

・1つは，自分に対する自分からの承認，すなわち〔❾ 〕である。

・もう1つは他者からの承認である。

➡これらの欲求が満たされないと，劣等感や弱さ，無力感などの感情が生じる。

⑤ **自己実現の欲求**：その人がもっている能力や可能性を最大限発揮し，具体的に実現して自分がなり得るものにならなければならないという欲求である。

➡マズローのいう自己実現を果たした人間は，あくまで〔⑩　個人・社会　〕的，〔⑪　利己・利他　〕的存在である。

MEMO

3　基本的欲求充足の前提条件と注意事項

①基本的欲求充足の前提条件

・個人の欲求充足，動機づけには，〔⑫　　　　　〕が大きく影響する。

・特に基本的欲求の充足のための前提条件として，マズローは次のものをあげている。

言論の自由／他人に危害を加えない限りしたいことをする自由／自己表現の自由／情報を調べ収集する自由／自分を守る自由／正義・公正・正直・集団の秩序を守る自由など

②基本的欲求に関する注意事項

・これまで述べてきたような階層構造は〔⑬　**順序が固定されたものである・必ずしもこの順番で出現するわけではない**　〕。

・次の欲求が現れる条件として，下位の欲求が100％満たされる〔⑭　**必要がある・必要はない**　〕。

V　ピアジェの認知発達理論

精神看護学❶
精神看護学概論／精神保健 p.92-97

1. ピアジェとは

・スイスの心理学者であるジャン・ピアジェは子どもの詳細な観察と，多くの独創的な実験などにより，人間の子どもにおける「認知」と「思考」の発達過程について体系的にまとめた。

2. ピアジェの認知発達理論の概要

・ピアジェは，人間の子どもの認知・思考の発達は，4つの段階に区分され，それらは必ず順序に沿って生じるとする理論を提唱した。

3. ピアジェによる認知・思考発達の4段階

1　〔❶　　　　　　〕期（誕生～およそ2歳）

・ピアジェは，乳児期にまだ言語によるコミュニケーション能力をまったくもたない乳児が，自らの〔❷　　　　〕能力を用いて環境に働きかけ，〔❸　　　　〕をとおして環境から情報を取り入れ，環境についての認識を構成していく発達段階を❶期とよんだ。

・❶期の終わりに差しかかる頃には，子どもは「対象の〔❹　　　　〕性」がわかるようになるとされる。

MEMO

➡見ていたものが目の前から隠されても，そのものは存在しつづけているということがわかるようになる。

2 〔❺　　　　　　　〕期（およそ2～6，7歳）

・子どもが，系統的・論理的思考を獲得する前段階の時期である。ある程度言語を習得し，思考もできるようになってくるが，その思考はまだ十分には論理的ではなく，一貫性にも欠けている。

・思考の能力の前提となるのが「〔❻　　　　　　〕」のシステムである。

➡❻とは，乳児期に，実際に身体を動かし，環境に働きかけ，知覚し，その繰り返しのなかで学んだことを，表象（イメージ）として心の内に取り込み，心の中で再現することである。

➡これが論理的思考のもとになる。

・この時期の子どもの特徴を，ピアジェは「〔❼　　　　　　〕性」に注目して説明している。

➡❼性とは，自分自身の立場だけから世界を見ることである。

3 具体的操作期（およそ6，7～12歳）

・現実の，具体的な物や現象について正しく心の中に反映されるようになり，❻が正確に行えるようになる。そしてこれを基にして論理的に思考ができるようになる。

➡ただし，架空の事象，仮定上の問題については，まだ扱うことができない。

4 〔❽　　　　　　　〕期（およそ12歳以降）

・頭の中で概念や知識，表象（イメージ）などを自由に操作し，予測や推理，実験といった創造的活動ができるようになる人間の認知・思考発達の最終段階が❽期である。

4. 同化・調節・体制化

・ピアジェは，新生児期から大人になるまで認知発達のどの時期においても変わらないしくみがあり，それが認知・思考発達の基礎として常に働いていることを提唱した。

・子どもが初めて知る情報を，すでにもっている認識の枠組みに合わせる形で取り入れることを「〔❾　　　　〕」という。

➡認識の枠組みのことをピアジェは「〔❿　　　　　〕」とよんだ。

・ある時点でもっている❿では認識できない情報に遭遇したとき，その❿を変化させることを「〔⓫　　　　〕」という。

・当初は独立して形成された複数の❿が互いに結びつき，機能的に1つのまとまりをつくることを「〔⓬　　　　　〕」という。

➡⓬により複雑な知識が形成され，複雑な行動を生み出すことができるようになる。

参考文献

・Bowlby, J. 著, 作田勉監訳：ボウルビィ母子関係入門, 星和書店, 1981.
・Butterworth, J., Harris, M. 著, 村井潤一監訳：発達心理学の基本を学ぶ；人間発達の生物学的・文化的基盤, ミネルヴァ書房, 1997.
・Goble, F. 著, 小口忠彦監訳：マズローの心理学；第三勢力, 産業能率大学出版部, 1972.
・Stern, D. N. 著, 神庭靖子, 神庭重信訳：乳児の対人世界；理論編, 岩崎学術出版社, 1989.
・小此木啓吾, 渡辺久子編：乳幼児精神医学への招待, ミネルヴァ書房, 1989.
・久保隆司：ソマティック心理学, 春秋社, 2011.
・鑪幹八郎：アイデンティティの心理学, 講談社, 1990.
・浜田寿美男：ピアジェの発達論から見た発達障害, そだちの科学, (24)：32-37, 2015.
・本城秀次：乳幼児精神医学入門, みすず書房, 2011.
・森口佑介：おさなごころを科学する；進化する幼児観, 新曜社, 2014.
・山下洋, 吉田敬子：ボウルビーの発達論からみた発達障害, そだちの科学, (24)：52-57, 2015.
・Erikson, E. H. 著, 小此木啓吾訳：自我同一性；アイデンティティとライフ・サイクル, 新装版, 誠信書房, 1973.
・Maslow, A. H. 著, 小口忠彦訳：人間性の心理学；モチベーションとパーソナリティ, 改訂新版, 産業能率大学出版部, 1987.

第3章 家族と精神（心）の健康

MEMO

A 家族とは

精神看護学❶
精神看護学概論／精神保健 p.100-103

・家族とは，一般的に「〔❶　　　〕を中核とし，親子，きょうだいなどの少数の近親者を主要な構成員とする集団」[1]と定義される。
・家族を構成するメンバーは「〔❷　　　〕関係」にある[2]。

1．家族の機能

・家族は，子ども（次世代）を養育・教育し，〔❸　　　〕を確保し，家族メンバーの心身の健康に寄与し，それらを可能にするための経済活動や社会参加を行うものである。
・家族の機能が十分に果たされない場合には，家族が崩壊してしまう危険性がある。

2．家族の縮小化

・近年，家族を構成するメンバーの数は減少の一途をたどっており，「1組の夫婦と未婚の子どもたちで構成される家族」である〔❹　　　〕が増加している。
➡❹は，家族の中に〔❺　　　〕が2人しかいないことがリスクとなる。
・“祖父母－親－子”という三世代家族や，叔父（おじ）・叔母（おば）などを含んだ家族を〔❻　　　〕家族という。
・家族が縮小傾向にあるもう1つの理由は，少子化である。
・子ども1人当たりの教育費が〔❼　**増大・減少**　〕していることと，近年の〔❽　**早・晩**　〕婚化，その結果としての〔❾　**早・晩**　〕産化の影響により進行している。
・親の関心が少数の子どもに集中することで親子間の結びつきが強くなり過ぎてしまい，そのことが青年期の子どもの〔❿　　　〕や成人した子どもとの親子関係においてマイナスに働く危険性がある。

3．家族の多様化

・家族のあり方は，社会の変化の影響を受け，多様化している。
➡単親家庭や，子どもをもたない共働き夫婦による〔⓫　　　〕，同性夫婦の家族などの家族形態が出現している。
・家族形態が流動化・多様化しようとも，❷関係の重要性は不変である[3]。
・日本でも新しい家族のスタイルが受け入れられつつある。
➡たとえば婚姻の届け出（入籍）をしない〔⓬　　　〕婚の男女から生まれた

子は〔⑬　嫡出子・非嫡出子　〕となるが，2013年の民法改正により，嫡出子と非嫡出子の相続分は同等になり，相続における不利益は解消されることとなった。

MEMO

B 夫婦関係

精神看護学❶
精神看護学概論／精神保健p.103-108

1. 結婚すること

・法的手続きをとる〔❶　　　　〕婚であれ，とらない〔❷　　　　〕婚であれ，生涯のパートナーを得ることは，人生における幸福感や満足感を左右する重要な要素である。

2. 結婚の歴史

・近代以前は家どうしの結びつきや，家を繁栄させる手段であったりした。
・現在では，「〔❸　　　　〕ある結婚」こそ最も良い結婚という認識が一般的である。
➡夫婦を結びつけるものが「❸」という情緒的なものだけとなり，その「❸」が確認できなくなった場合に，関係が簡単に崩壊してしまうという脆弱性をもたらした。

3. 結婚の心理学的意味

・互いのアイデンティティを大切にしながら世界を共有し，〔❹　　　　　　〕関係を成立させることが，「結婚」の成立および継続には求められる。
➡これは，〔❺　　　　〕と〔❻　　　　〕というまったく正反対の性質のものを，バランスをとって両立させるということである。
・エリクソンは，このことを「〔❼　　　　　〕」という発達課題として表現し，それを可能とする力は，〔❽　　　〕であると述べている。

4. 夫婦関係の満足度

・夫婦関係の満足度は，結婚後間もない時期には夫婦双方ともに〔❾　高・低　〕いが，歳月とともに〔❿　上昇・低下　〕し，子どもが自立する直前の中年期で最も〔⓫　高・低　〕くなった後，〔⓬　上昇・低下　〕に転じ，夫婦が老年期に入ると再び〔⓭　高・低　〕値を示すという〔⓮　U字・逆U字　〕型を描く。
・変化の原因については，子どもの誕生による影響が考えられる。
➡夫婦2人だけの二者関係から，非常に複雑な三者関係へと変化する。
・育児という新たな要素が加わり，夫婦間での「役割の〔⓯　　　　　〕」が必要となる。
➡夫婦のどちらか一方に負担が集中したり，新たに課された役割に不満を抱いた

MEMO

りすると，相手や家庭への満足度が低下する。

➡「意図しない妊娠」を経て親になった夫婦では，夫はうつ傾向が〔⑯ **高まり・弱まり** 〕，妻は幸福感が〔⑰ **上昇・低下** 〕している。

5．中高年夫婦の性的関係

▶中年夫婦の場合　中年夫婦は，子どもの自立・離家（りか）といった家族内人間関係の変化だけでなく，自分たちの性的関係においても大きな変化と混乱を経験する。

▶高齢夫婦の場合　高齢夫婦は，〔⑱ **情緒・性** 〕的な親密感よりも〔⑲ **情緒・性** 〕的な親密感のほうを大切にする傾向があった。

・性は人生における重要テーマであり，それは高齢者にとっても共通である。

C 親子関係

精神看護学❶
精神看護学概論／精神保健p.108-117

・家庭において「主たる養育者」になりやすい母親と子どもの関係は重視されることが多い。

➡しかし，かつて強調された母親の役割は父親やほかの大人によっても十分に果たし得るものであることがわかってきた[4)]。

・最近では「父親の育児参加」が強調されるようになる一方，出産後も仕事を続ける「〔❶　　　　〕」が増加しつつある。

・近年では，多くの企業が社員に「〔❷　　　　〕」（仕事と生活の調和）を考えさせる機会を導入している。

➡労働者が「状況の〔❸ **肯定・否定** 〕的な再評価」といったストレス対処法をもっていることが有効である。

➡個人の努力のみならず，職場環境の改善が高いレベルで成される必要がある。

1．親になること

・生物学的には親に成り得ても，親としての心理発達がなければ，子どもを育てるのにふさわしい態度や行動をとることができない。

・適切な親行動を遂行するためには，〔❹　　　　〕性の発達が重要とされる[5)]。

➡❹性とは「相手の健全な発達を促進するために用いられる〔❺　　　　〕性と技能」であり，自分より小さいものや弱いものを慈（いつく）しみ育てる能力のことである。

・親行動には，エリクソンの発達課題の一つである「〔❻　　　　〕性」が最も現れやすいとされる。

➡❻性は，自分の生み出したものを育て，「〔❼　　　　〕」をもたせ，彼らが現在や将来において幸福となることに惜しみなく自らの力を投入していくものである。

2.愛着関係の成立

・親子の相互作用によりつくられるものの一つに，「親子間の愛着関係」がある。

・乳児の泣き，ほほ笑み，後追いなどといった〔❽　　　　　　〕行動に親が一貫して敏感に応答し続けることにより，親子の間には強い情緒的な結びつき，すなわち愛着が形成される。

➡安定した愛着が形成されることにより，乳児が親への〔❾　　　　　　〕を確立し，「自分には価値がある」「自分は必要とされる存在である」という希望をもって過ごせるようになる。

・養育者との間に安定した愛着が形成されることにより，子どもは，養育者の保護的・共感的・援助的イメージが内在化したものである「〔❿　　　　　　〕」を得る。

➡これは，「人間とは基本的に良いものである」という人間全般への〔⓫　　　　　　〕につながるものである。

・愛着の安定性は，児童期における向社会的行動・仲間集団への適応や青年期における学校・社会適応[6]，成人期における適切な親行動[7]にまでかかわっていることが明らかにされている。

3.親の養育態度

・親が，どのような態度で子どもにしつけや教育を施しているかについては，アメリカの心理学者ダイアナ・B・バウムリンドが，次の３種類に分類したものが有名である[8]。

・**権威ある親**：しつけについての方略をもっており，親の温かい態度のもと，子どもの自律性や個性を尊重しながら行われる。
➡子どもは自分を〔⓬　**肯定・否定**　〕的にとらえる。
➡他者とのかかわりとのバランスは健全である。

・**権威主義的な親**：しつけについての方略をもっているが，厳しいスタイルをとり，子どもが親の言うことに服従することを求める。
➡子どもは問題行動が〔⓭　**多い・少ない**　〕。
➡自尊心や自律性が〔⓮　**低い・高い**　〕傾向にある。

・**許容的な親**：親が子どもに対して非常に寛容な態度をとり，子どもの行動の大半を受容する。子どものしつけについてのしっかりした方略をもとうとしない。
➡子どもの自尊心は〔⓯　**高まる・低下する**　〕。
➡衝動コントロールや社会的責任の発達が損なわれる[9]。

・現代日本における親のしつけスタイルについて，発達心理学者の内田伸子は次の３つに分類している。

MEMO

MEMO

① **共有型**：子どもの人格を尊重し，楽しい経験を子どもと共有しようとするしつけ方。
② **強制型**：子どもが言うことをきかなければ罰を与えることは当然であり，時には力ずくで言うことをきかせるしつけ方。
③ **自己犠牲型**：自分を犠牲にして子育てをしており，負担感を強く感じているタイプ。

・「共有型」と「強制型」を比べると，〔⑯　**共有型・強制型**　〕のほうが子どもの幼児期の語彙能力が高いことが報告されている。

4. 親の養育態度にかかわる要因

・親の養育態度にかかわる要因として，① 親自身のパーソナリティ，② 子ども観や子育て観，③ 親自身がどのように育てられたか，④ 家族内のほかの人間関係などがあげられる。
・人間の乳児は，何らかの特徴や傾向をもって生まれてくる。
➡刺激への反応のしかたや気分の違いなど，生後まもなくからみられる行動上の個人差を〔⑰　　　　〕とよぶ。
・子どもの〔⑱　　　　〕順位も親の養育態度に影響を与える要因である。

5. 親子関係の質

・親子関係の質を決める要因は〔⑲　**基本的には親のみ・親と子ども両方**　〕にある。
➡家庭内のほかの人間関係やサポートの有無などもかかわっている。

6. 青年期の親子関係

・思春期から始まる青年期において，子どもは親を客観視したり批判的にながめるようになり，自らの価値観を確立して，心理的離乳を果たす。
➡一般的に「自立」や「親離れ」として知られる現象であり，「〔⑳　　　　〕の出産」ともいわれる。
➡この時期に子どもは親から精神的に切り離され，〔㉑　　　　〕を確立する。
・青年期の変化による非常に不安定な精神状態が「〔㉒　　　　〕」とよばれる現象をもたらし，これに消耗する家族も多い。
➡この葛藤によって親子は互いについてのイメージをつくりかえ，「親離れ，子離れ」が可能となる。

7. 子どもの自立と離家

・成人した子どもが自分の家族（婚家）を形成したり，キャリアを築いたりして社会人として適応的に生きていくことは，親にとって非常に喜ばしいこととととらえられる。

➡一方で「もう自分が必要とされなくなった」ことを寂しく感じる親も多く，「〔㉓　　　　　〕症候群」とよばれる抑うつ状態が現れることがある。

・社会に出た子どもたちは，「社会人としてやっていくことの厳しさ」に直面する。

➡「人生の先輩としての親」に尊敬を感じ，青年期に一度否定した親への〔㉔　　　　　〕が行われる。

8．親子関係の終焉

・子どもが成人に達しても，親は，子どもに様々な情緒的，経済的な資源を投入し続けていく。

・親が老年期に入ると，サポート面においては「親子の〔㉕　　　　　〕現象」がみられるが，サポートを提供する際には，親の「個人としての尊厳」を傷つけないように注意しなければならない。

D 家族ライフサイクル

精神看護学❶
精神看護学概論／精神保健 p.117-118

・個人の心理発達におけるライフサイクルと同様，家族にもライフサイクルがある。

・一般的な家族ライフサイクルは，若い大人の時期→〔❶　　　　　〕期→出産・育児期（乳幼児，児童のいる家庭）→青年期の子どものいる時期→子どもの〔❷　　　　　〕の時期→老年期の夫婦である[10]。

・家族ライフサイクルは，その順番や内容などは確固としておらず，個人の生き方が多様化している現在においては，いっそう顕著である。

➡結婚の前に出産を経験する夫婦の増加や，晩産化によって，乳児の育児と老親の介護を同時に行わねばならない〔❸　　　　　〕とよばれる状況が出現しつつある。

E 家族システム

精神看護学❶
精神看護学概論／精神保健 p.118-119

・親子関係と夫婦関係は影響し合っており，家族のメンバーそれぞれもまた密接に関係して影響を及ぼし合っている。

➡そのため，家族を１つの構造としてとらえる家族システムという考え方がなされるようになった。

・家族システムは，「閉じたシステム」である一方，その家族がおかれている環境や社会とのやりとりを行う「〔❶　　　　　〕システム」でもある[11]。

・家族のことを考えていく際には，家族メンバーのあり方だけでなく，家族を取りまく社会的文脈にも焦点を当て，その両方の影響を注意深く把握しなければならない。

MEMO

文献

1) 子安増生，二宮克美編著：キーワードコレクション発達心理学，改訂版，新曜社，2004，p.74.
2) Schaie, K. W.，Willis, S. L. 著，岡林秀樹訳：成人発達とエイジング，第5版，ブレーン出版，2006，p.175-178.
3) 前掲書2).
4) 柏木惠子：家族心理学；社会変動・発達・ジェンダーの視点，東京大学出版会，2003，p.199-203.
5) 三宅和夫編著：乳幼児の人格形成と家族関係，放送大学教育振興会，1993，p.50-51.
6) Lawson，M., et al.：Maternal attachment is differentially associated with mother – child reminiscing among maltreating and nonmaltreating families，Journal of Experimental Child Psychology，169：1-18，2018.
7) 前掲書4), p.159.
8) Baumrind, D.：Effects of authoritative parental control on child behavior，Child Development，37 (4)：887-907，1966.
9) E. M. カミングス，他著，菅原ますみ監訳：発達精神病理学；子どもの精神病理の発達と家族関係，ミネルヴァ書房，2006，p.201-202.
10) 平木典子：カウンセリングの話，新版，朝日新聞社，2004，p.141.
11) 前掲書4)，p.29.

参考文献

- 齋藤耕二，本田時雄編著：ライフコースの心理学，金子書房，2001.
- 澤田瑞也編：人間関係の生涯発達〈人間関係の発達心理学1〉，培風館，1995.
- 藤崎宏子編：親と子；交錯するライフコース，ミネルヴァ書房，2000.
- 山田昌弘：「家族」難民；生涯未婚率25％社会の衝撃，朝日新聞出版，2014，p.15-21.
- Su, J. H.：Pregnancy intentions and parents'psychological well-being，Journal of Marriage and Family，74 (5)：1182-1196，2012.
- 藤崎宏子，他編著：ミドル期の危機と発達；人生の最終章までのウェルビーイング〈お茶の水女子大学21世紀COEプログラム：誕生から死までの人間発達科学，第5巻〉，金子書房，2008，p.109，p.123.
- Lodge, A. C.，Umberson, D.：All shook up；Sexuality of mid- to later married couples，Journal of Marriage and Family，74 (3)：428-443，2012.
- Versey, H.S.：Managing Work and Family；Do Control Strategies Help?-，Developmental Psychology，51 (11)：1672-1681，2015.
- W. ミッシェル，他著，黒沢香，原島雅之監訳：パーソナリティ心理学；全体としての人間の理解，培風館，2010，p.289-292.
- Laible, D., et al.：Maternal Sensitivity and Effortful Control in Early Childhood as Predictors of Adolescents' Adjustment；The Mediating Roles of Peer Group Affiliation and Social Behaviors，Developmental Psychology，52 (6)：922-932，2016.
- 内田伸子：子育て力の回復を政策目標に子どもの主体性を大切に関わる；子どもの学力格差は幼児期から始まるか？〈子安増生，仲真紀子編著：こころが育つ環境をつくる；発達心理学からの提言〉，新曜社，2014，p.23-46.
- Thomas, A., et al.：The origin of personality，Scientific American，1970，p.102-109.
- Lam, C. B.，et al.：Parent-child shared time from middle childhood to late adolescence；developmental course and adjustment correlates，Child Development，83 (6)：2089-2103，2012.

第4章 暮らしの場と精神(心)の健康

MEMO

Ⅰ 学校と精神(心)の健康

精神看護学❶
精神看護学概論/精神保健p.122-128

1. 精神保健にとって学校のもつ負の側面

1 制度としての学校

・産業革命以降，巨大化した社会を統括するために，しっかりした「社会規範」(社会的ルール)が必要となった。

➡このような知識とルールを子どもに教え，近代社会に貢献できる人材を育てるために必要となったのが現代につながる学校制度である。

2 学校適応と子どもの心理的発達

・心理発達の側面から考えると，小学校に安定して通い始めるためには，保護者から離れる不安である〔❶　　　　　〕の克服や，自分の欲求や衝動を適切にコントロールする能力が必要である。

・小学校の高学年から中学生になる頃，思春期に入る。

➡第2次〔❷　　　　〕の出現と，それに伴う衝動性および自意識の高まりなどにより，心理的に不安定になりやすくなる。

➡このような状況で自己評価を維持し，未来への希望をもちながら，徐々に〔❸　　　　　〕(確かな自分)をつくっていくことが課題となる。

3 ストレス環境としての学校

・学校に通うことは，決して「自然な」ことではない。

➡学校に通うこと自体が1つのストレス状況ととらえることもできる。

2. 子どもの生活の変化

1 からだを動かす機会，実体験の減少

・からだを動かして外遊びできる広場などの消失により，ゲームセンターや自宅でテレビゲームに興じるという子どもの余暇の過ごし方が一般的となっている。

➡その結果，子どもの〔❹　　　　〕能力低下や血圧調整不全のような〔❺　　　　〕機能の発達の不良がみられたり，対人関係や生活の知恵を学ぶ経験が乏しくなった。

➡また，自分と同じような考え方や生活水準の均質な人間関係に埋没し，自身とは異質なものへの〔❻　**受容と理解を促進・不寛容や無理解を助長**　〕するようになった。

2 過密なスケジュールと孤独感の増加

・過密な勉強のスケジュールや，部活動での過度なトレーニングなどにより心身に

MEMO

不調をきたし，子どもの精神科受療も増加している。

・日本では〔⑦　　　　〕感を感じている子どもが，ほかの国々に比べて多いという結果が示されている[1]。

3　困難なストレス対処

・ストレス状況への基本的な反応パターンは，「〔⑧　　　　〕ー〔⑨　　　　〕反応」とよばれる。

➡ストレス状況から物理的に距離をとるか，立ち向かって敵を打ち負かすかのいずれかである。

・人間の場合，「他者に〔⑩　　　　〕を求める」ことも有力なストレス対処となる。

・問題となるのは，学校が，基本的に子どもに⑧も⑨も認めないことである。

・また，子どもの言語能力は大人に比べ未熟であり，自分の窮状やつらい気持ちを伝えることは容易ではないため，「他者に⑩を求める」という対処も使いにくい。

4　子どもの反応パターンと症状・問題行動

・学校生活のなかで，強いストレスにさらされ，適応しきれない子どもが示す反応パターンは以下の3つに大別される。

①〔⑪　　　　〕化

・ストレス状況への反応として，頭痛や腹痛，悪心（おしん）や嘔吐（おうと），下痢，食欲不振，倦怠（けんたい）感，発熱などの一般的な⑪の症状が現れる。

②〔⑫　　　　〕化

・ストレス状況から距離を取ろうとするパターンと攻撃性や衝動性が⑫として現れるパターンに大別される。

・近年深刻な問題でありつづけている「〔⑬　　　　〕」も，加害者側の攻撃衝動を背景に起こる⑫化型の病理ととらえる視点が重要である。

③心の〔⑭　　　　〕化（心の状態に表れる反応）

・ストレス状況下では，子どもの心にも様々な陰性感情が生起する。

➡不安，緊張，イライラ，憂うつ，恐怖，嫌悪感，怒りなど。

・「逃げる」に関連した感情は「〔⑮　　　　〕」や「〔⑯　　　　〕」，「闘う」に関連した感情は「〔⑰　　　　〕」の表出である。

5　そのほかの代表的なストレス関連の病態

・そのほかの代表的なストレス関連の病態としては次のようなものがある。

ストレス関連の病態	特徴・症状
〔⑱　　　　〕	・学童期に，しばしばみられる ・顔の一部をしかめたり，瞬きをしたり，口をとがらせたり，肩をすくめたりといった筋肉のすばやい動きが反復してみられる
〔⑲　　　　〕障害	・中枢神経，末梢神経，筋肉や関節に異常がないにもかかわらず，歩けなくなる，立てなくなる，声が出なくなるといった運動系の身体機能の障害や，視覚・聴覚など感覚機能の障害が出てくる
〔⑳　　　　〕症候群	・思春期の女子に多い ・ストレス状況に反応して呼吸がだんだん速くなり，コントロールできなくなる

⑱

⑲

⑳

〔㉑　　　　〕行為	・思春期の女子に多い ・うまく処理できない陰性感情を，自らを傷つけることで発散しようとする

MEMO

㉑

3. 学校内で精神保健を司る職種

・〔㉒　　　　　　〕は健康診断や学校衛生管理を担当するとともに，保健室において児童生徒の心身両面のサポートを行う。

➡近年，子どもたちの精神面のケアの必要性が強調されるようになり，〔㉓　　　　　　〕活動（健康相談活動）が重要性を増している。

➡不登校やほかの精神的問題の回復過程における「〔㉔　　　　　　〕」の有効性も近年注目されている。

・〔㉕　　　　　　　　　〕は児童生徒への心理カウンセリング，保護者および教職員への助言・援助などの心理コンサルテーションが職務内容とされている。

II　職場・仕事と精神(心)の健康

精神看護学❶
精神看護学概論／精神保健 p.128-141

1. 雇用における社会問題と貧困

1　雇用システムの変化

・賃金制度の改変，〔❶　　　　　〕雇用労働者の増加など，日本の雇用システムは大きく変容している。

2　失業者と生活困窮者の増加

・2008（平成 20）年に起こった〔❷　　　　　　　　　　〕による世界的な景気後退の影響により，日本の雇用情勢は急速に悪化し，失業者が増加した。

・生活保護受給世帯数の増加に対して〔❸　　　　　　　　　　〕法が 2013（平成 25）年に制定され，自立相談や就労準備支援などを行う措置を講じるとされている。

・家族構造の変化，雇用問題は，子どもの貧困をもたらす要因でもある。

2. 職域におけるメンタルヘルスケア

1　職場のメンタルヘルスが注目される背景

・心の健康を守り高めるためには，地域に加え，職場でのメンタルヘルスケア（精神的健康へのケア）が欠かせない。

・メンタルヘルスの最大の問題は〔❹　　　　〕である。

➡日本の❹者数は，1998（平成 10）年に年間〔❺　　　〕万人を超え，その状態が 14 年間続いた。

・心身の不調で欠勤することを〔❻　　　　　　　　　〕という。

MEMO

➡出勤していても十分に働けない〔❼ 〕の問題もある。

2 ポジティブ・メンタルヘルス

・職場のメンタルヘルスケアは，不調の早期発見・対処から始まり，不調の未然防止，さらにはより健康で生き生きと働くことを目指すポジティブ・メンタルヘルスへと広がっている。

・労働者が健康で意欲的に仕事に取り組めるよう，経営方針や管理方式や組織風土を変え，ヘルシーカンパニーを目指そうとする「〔❽ 〕」の考えが出てきている。

3. 過重な労働やハラスメントによる健康被害の防止

・労働が原因で健康被害が生じた場合を労働災害すなわち労災とよぶ。

➡業務による過剰な心理的負荷によって生じた精神障害は労災と〔❾ **認められない・認められる場合がある** 〕。

・現在，精神障害による労災の請求理由としては，過重労働とパワーハラスメントを中心とする職場の人間関係が多い。

・極度の長時間労働など過重な労働によって，主に脳卒中，心筋梗塞などの心疾患で死亡した場合を，過重な労働による死亡すなわち〔❿ 〕とよぶ。

・過重な労働がもとで疲労が蓄積し，うつ病などの精神障害を発症し，その結果，自殺に至る場合を過労自殺とよぶ。

・2018（平成30）年，〔⓫ 〕法が可決され，時間外労働（休日労働は含まず）の上限は原則として，月〔⓬ 〕時間，年〔⓭ 〕時間となり，臨時的な特別の事情がなければ，これを超えることはできなくなった。

➡これを超える場合には，労使の合意（36協定）が必要で，時間外労働は年720時間以内，時間外労働と休日労働の合計は月〔⓮ 〕時間未満，かつ2～6か月平均で月〔⓯ 〕時間以内，さらに月⓬時間を超えることができるのは年6か月までに制限された。

・優越的な関係に基づいて，業務の適正な範囲を超えて，身体的もしくは精神的な苦痛を与えること，または就業環境を害することを〔⓰ 〕という。

➡ 2020（令和2）年6月に改正労働施策総合推進法が施行され，企業に「職場における⓰に関する方針」を明確化し具体的な対策を行うことなどが義務付けられた。

・労働者の意に反する性的な言動に対する労働者の対応により労働条件について不利益を受けたり，性的な言動により就業環境が害されることを〔⓱ 〕という。

➡〔⓲ 〕法によって，防止措置を講じることが義務付けられている。

・上司・同僚からの職場における妊娠・出産・育児休業・介護休業などに関するハ

ラスメントを〔⑲　　　　　　　　　　　　　〕という。

➡⑱法と〔⑳　　　　　　　　〕法に定義され，防止措置を講じることが義務付けられている。

MEMO

4. 職場における心の健康づくり

1　労働者の心の健康の保持増進のための指針

・職場での心の健康づくり活動の進め方に関して定められた「労働者の心の健康の保持増進のための指針」は，〔㉑　　　　　　　　〕指針とよばれている。

・指針では，以下の４つのケアを継続的，計画的，効果的に推進する必要があるとしている。

① 働く本人がストレスに気づき対処する〔㉒　　　　　〕ケア
② 管理監督者などが職場環境などの改善や個別の指導・相談を行う〔㉓　　　　　〕のケア
③ 産業医，衛生管理者，保健師などが行う事業場内〔㉔　　　　　　　　　　〕などによるケア
④ 組織外の専門家や相談機関を活用する〔㉕　　　　　　　　〕によるケア

2　心の健康問題により休業した労働者の職場復帰支援の手引き

・うつ病や適応障害などで休職した労働者は，復職しても，短期間で再発して再度休職してしまうことが多かった。

・厚生労働省の「心の健康問題により休業した労働者の職場復帰支援の手引き」によれば，復帰に当たっては，〔㉖　　　　　〕的に労働時間や業務の負荷を上げていく㉖的復帰が有効と考えられている。

5. ストレスチェック制度と職場環境改善

1　ストレスチェック制度

・労働者の心の状態に関する健康診断として，労働安全衛生法の改正に基づき2015（平成27）年12月からストレスチェック制度が施行された。

・この制度では，年に１回以上，質問紙を用いたストレスチェックを行う。

・この制度は，〔㉗　**一次・二次**　〕予防を主な目的として行うものである。

・個々人の結果は，労働者の同意なく事業者側に〔㉘　**開示される・開示されることはない**　〕。

・この制度に関することで解雇など，労働者にとって不利益な扱いをすることは禁じられている。

2　職場環境改善

・職場環境とは，物理的環境に加え，現在では，より広く，労働者の働きやすさを含めて考えられている。

➡働きやすさには，対人関係の問題なども大きく関係している。

MEMO

6. メンタルヘルスにかかわる事例

・近年，従来のうつ病とは正反対の性質をもった「新型うつ病」が注目されている。
➡従来のうつ病では〔㉙　自責感・他罰感　〕が強いのに対し，新型うつ病では〔㉚　自責感・他罰感　〕が強いなどの特徴がある。
・症状は軽いが，復職には恐怖心を抱き，出勤できず休職が長期化する一方で，自分の好きなことはできるといった特徴をもつ。

7. 職場の健康管理における看護職の役割

1　職場の健康管理体制

・常時雇用する労働者が 1000 人以上の事業場では，労働安全衛生法により専属の〔㉛　　　　〕の選任が義務づけられている。
・50 人以上の事業場では嘱託の産業医の選任が義務づけられているが，中規模の事業所では，保健師や看護師が中心となって労働者の健康管理を行っていることが多い。

2　看護職の役割

・職場の健康管理における看護職の役割としては次のようなものがある。

> ・労働者や上司からのメンタルヘルスに関する〔㉜　　　　〕に応じる。
> ・健康診断の際に労働者の面接を行い，労働者の健康問題のチェックを行う。
> ・〔㉝　　　　　　〕会で労働者の健康づくりの中心的役割を担い，健康づくり計画に参加し，健康に関する情報の提供を行う。

Ⅲ　地域における生活と精神(心)の健康

精神看護学❶
精神看護学概論／精神保健p.141-147

1. 地域における心の健康づくり

1　健康日本 21（第二次）と心の健康

・心の問題についても，以下の 3 つの予防活動がある。

> ・第一次予防：〔❶　健康づくりなど・早期発見早期治療　〕
> ・第二次予防：〔❷　健康づくりなど・早期発見早期治療　〕
> ・第三次予防：重い病気になっても元どおりに回復したり，幸せな人生を過ごしたりできるようにする

・2012（平成 24）年に発表された「健康日本 21（第二次）」においては，次に述べるような，心の健康づくりに関連する内容も多く含まれている。

①心の健康

・心の健康を保つためには，〔❸　　　　〕，〔❹　　　　〕，休養の 3 つが基礎となる。
・健やかな心を支える社会環境づくりも重要である。

MEMO

②休養

・休養には，安静や睡眠によって休むことと，明日に向かって〔❺　　　　〕を養うことの２つの機能が含まれている。

③飲酒，喫煙

・飲酒や喫煙は依存性があるため，習慣化して容易にやめられない場合は，専門的な支援が必要となる。

・禁煙については，禁煙補助薬を使った禁煙外来での支援などが広く行われている。

・飲酒については，減酒支援，問題飲酒に関するスクリーニング質問票や飲酒日記などを使った短時間のカウンセリングである〔❻　　　　〕が行われるようになってきている。

2　地域における自殺対策

・自殺の原因・動機は複数のものが重なっていることが多いが，健康問題，経済・生活問題が特に多い。

・2006（平成18）年に〔❼　　　　〕法が公布され，その後，〔❽　　　　〕大綱が閣議決定され自殺対策が進められている。

➡❼法に基づき，すべての都道府県および市町村が〔❾　　　　〕を策定するようになった。

2. 地域における行政機関

1　地域における精神保健福祉に関する行政機関

・地域において精神保健福祉を担当している機関としては，市町村以外に以下のものなどがある。

・〔❿　　　　〕：精神保健福祉相談員などの職員を配置しており，精神保健福祉に関する専門的な対応ができる第一線機関である。
・〔⓫　　　　〕：都道府県や政令指定都市が設置し，より専門的なことや，複雑・困難な事例などについて担当している。

2　市町村における心の健康に関する活動

・市町村は，精神保健福祉に関しては，主として精神障害者の福祉に関しての相談指導や，正しい知識の普及などを担当している。

・認知症に関しては，厚生労働省から「〔⓬　　　　〕」（認知症施策推進総合戦略）が出されており，それに沿った施策が推進されている。

・母子保健活動としては，育児不安，児の心身の発達の問題（発達障害），産後〔⓭　　　　〕などについての予防や支援が行われている。

3　心の健康に関連する地区組織活動

・地域では，様々な地区組織によるボランティアや，NPOが活動している。

・〔⓮　　　　〕は，厚生労働大臣から委嘱されて，住民の相談，行政へのつなぎ役，高齢者や障害者世帯の見守りや安否確認などの活動を行っている。

MEMO

・〔⑮　　　　　　〕は親子の相談・支援などを行っている。

・近年は，研修会などに参加して，悩んでいる人に気づき，見守り，必要に応じて支援につなげ，自殺予防の一端を担う〔⑯　　　　　　　　〕の役割を果たす人や，認知症の人を支援するボランティアである〔⑰　　　　　　　　〕として活動する人も増えている。

・精神障害者の家族会，当事者（患者）の自助グループ，自死遺族の会など，同じ境遇にある人どうしで交流して活動するグループもある。

・アルコール問題についての自助グループとして，断酒会や〔⑱　　　　　　　　〕(AA) などがある。

3. 人間関係の変化と心の健康

1　地域社会の変化と心の健康

①人間関係の希薄化

・地域，家族や，職場における人間関係の希薄化により，精神的やすらぎなどの減少，一人暮らしの人が死亡している事例である〔⑲　　　　　〕や，⑲に加えて介護者が死亡することで被介護者も死亡する事例などを含む〔⑳　　　　　〕の発生などの影響が生じている。

②都市化と過疎化

・産業構造が農林漁業中心から商工業中心となり，交通機関が発達するなかで，人口が都市に集中する都市化が進んでいる。

・農村における過疎化も進んでいる。

・地域における共同活動が維持できなくなる〔㉑　　　　　〕も増えている。

・地域の中心部へのサービス機能の集中や移住の推進など〔㉒　　　　　〕づくりを進めている地域もある。

③少子化と高齢化

・1 人の女性が生涯に生む子どもの数を表す〔㉓　　　　　　　　〕は 2005（平成 17）年に 1.26 の最低値となった。近年の出生数は右肩下がりで減少している。

・平均寿命の延伸や，戦後の〔㉔　　　　　　　〕で生まれた世代が 65 歳以上になってきたことにより，高齢化も急速に進んでいる。

➡疾病をもつ人・要介護・認知症の人の割合が高いため，医療・介護をはじめとした高齢者支援のニーズが増大している。

2　医療費増加と高齢者医療の問題

・日本の国民医療費は年々増え続けている。

・この問題に対して，2008（平成 20）年には「高齢者の医療の確保に関する法律」に基づき，〔㉕　　　　　　　〕制度が発足した。

➡この制度では，〔㉖　　　〕歳以上になると，健康保険から〔㉗ **都道府県・市町村** 〕ごとの後期高齢者医療広域連合に移行し，保険料は高齢者による負担のほか，若年者の保険料からも支援金として拠出される。

MEMO

3 ソーシャルキャピタル

・人間関係の希薄化は，世界的な問題となっている。

・アメリカの政治学者であるロバート・D・パットナムは，その再生のためには，信頼，規範（助け合いの気持ち），ネットワークといった〔㉘ 〕（ソーシャルキャピタル）が重要であることを強調した。

➡これは「絆」や「地域力」と言い換えることもできる。

・ソーシャルキャピタルには，種々の分類があるが，次の2つに分けることが多い。

〔㉙ 〕**型**：濃厚な近所づきあいなど，自分と近い人や似ている人との間のつながりである

〔㉚ 〕**型**：ボランティア活動など，自分と遠い人や異なる人との間のつながりである

㉙

㉚

文献

1） UNICEF：Child poverty in perspective：an overview of child well-being in rich countries．Innocenti Report Card 7．UNICEF Innocenti Research Centre，2007.

参考文献

・伊藤美登里：現代人と時間；もう〈みんな一緒〉ではいられない，学文社，2008.
・東京大学大学院医学研究科精神保健分野：健康いきいき職場づくりフォーラム「1．新職業性ストレス簡易調査票について」，https://mental.m.u-tokyo.ac.jp/jstress/（最終アクセス日：2022/10/30）
・東京大学大学院医学研究科精神保健分野：健康いきいき職場づくりフォーラム「いきいき職場づくりのための参加型職場環境改善の手引き」p.11-13, 15-17．http://mental.m.u-tokyo.ac.jp/jstress/参加型職場環境改善の手引き（2018改訂版）.pdf（最終アクセス日：2022/10/30）
・産業医科大学産業生態科学研究所精神保健学研究室：職場改善の支援ツール．http://plaza.umin.ac.jp/~omhp-g/improvement.html（最終アクセス日：2022/10/30）
・花澤寿：精神科医療とスクールカウンセリングのかかわりについて，臨床心理学，増刊第3号：146-149，2011.
・溝上慎一：現代青年期の心理学；適応から自己形成の時代へ，有斐閣，2010.
・警察庁：令和2年中における自殺の状況，2021．https://www.npa.go.jp/safetylife/seianki/jisatsu/R03/R02_jisatuno_joukyou.pdf（最終アクセス日：2022/10/30）
・内閣府：平成19年版国民生活白書；つながりが築く豊かな国民生活，内閣府，2007.
・Putnam, R. D. 著，柴内康文訳：孤独なボウリング；米国コミュニティの崩壊と再生，柏書房，2006.

第5章 危機状況と精神（心）の健康

Ⅰ 危機とは何か?

精神看護学❶
精神看護学概論／精神保健p.150-152

MEMO

1. 危機理論・危機モデル

1 危機とは

・危機理論の先駆者ジェラルド・カプランによれば，“危機”とは「習慣的に用いている問題解決方法では対処しきれないほどの困難な状態」と定義される。

・危機は，危機の成因によって，人のライフサイクルにおける成長発達に伴う〔❶ 〕的危機と，偶発的に発生する〔❷ 〕的危機に分けられる。

・また，その生じ方によって，突然急激な衝撃を受けて起こる〔❸ 〕性危機と，緩やかな小さい衝撃が続けて起こる〔❹ 〕性危機の2つに分けられる。

2 危機とストレス

・カプランは，〔❺ ストレス・危機 〕を時間的制限があり，比較的強い強度をもっているものとし，〔❻ ストレス・危機 〕を時間的制限のない，どちらかといえば慢性的なものとみなした。

3 医療における危機の要因

・医療の場では，危機を引き起こす要因として，①形態・相貌の損傷を伴う場合，②機能の障害を伴う場合，③愛する人・場所などの〔❼ 〕があげられる。

2. 危機のプロセス・危機理論

1 フィンクの危機理論

・シュテファン・フィンクは，突然の環境変化や突発的な衝撃にさらされ，通常の対処機構では軽減できない危機に際して，以下のような4段階のプロセスを経て，疾病受容に至る過程を理論化している。

〈フィンクの危機理論〉

段階	内容
1.〔❽ 〕の段階	自己の存在が脅かされたときに生じる心理的❽で，恐慌状態や無力状態に陥り，注意も拡散するか1つに固執してしまい，周囲の状況把握，現実把握ができなくなる
2.〔❾ 〕の段階	危険や脅威を感じる危機が圧倒的過ぎる場合，否認，抑圧などの防衛機制が働き，周囲への無関心，多幸的な状態が生じる
3.〔❿ 〕の段階	危機的な出来事の現実に直面し，悲しみや苦悩，不安や抑うつが生じる
4.〔⓫ 〕の段階	病や外傷を得た後の新しい状況や自己の身体機能・イメージ，新しい人生目標を身につけ，⓫を図る時期

❽
❾
❿
⓫

2　キュブラー＝ロスの死の受容5段階プロセス

・エリザベス・キュブラー＝ロスは，多くの臨死患者の心理的プロセス・死の受容過程を時間軸に沿った5段階の心理的変化としてとらえた。

〈死の受容5段階プロセス〉

段階	内容
1.〔⑫　　　〕	死についての告知を受けた直後の衝撃に対して，心理的な破綻を回避するために，「そんなはずはない」などと事実を否定したり，自己に都合のよい情報のみを取捨選択して軽い状態と解釈したりする
2.〔⑬　　　〕	現実のことと受け入れざるを得ない状況になると，「なぜ，自分だけが」と激しい⑬を表す
3.〔⑭　　　〕	周囲の人や神に対して，条件付き約束を申し出る
4.〔⑮　　　〕	⑬や⑭によっても，自分の運命を変えることはできないと知る
5.〔⑯　　　〕	不可避の危機状況を受け入れ，静かに収束していく

3　災害時の心理的危機

・災害とは「被災地域の対処能力をはるかに超えた，生理的・心理社会的あるいはコミュニティの重大な破壊」と考えられている。

〈災害時の心理的変化〉

段階	内容
1.〔⑰　　　〕期	発災後，数時間～数日間は，衝撃に対して防衛機制が働き，情報のインプット・アウトプットが適切にできない
2.〔⑱　　　〕期	発災後，数日～数か月間，新たな環境に適応しつつあるように見え，復旧に向かって積極的で愛他的な行動がみられる
3.〔⑲　　　〕期	災害の長期化やライフライン復旧の遅れ，生活困難などの人災的な側面が報道されることによって形成される，責任追及の世論などにより，疲弊と落胆を示す

・特に個人のふだんの対処機能をはるかに超えた大きな災害による一時的な心理的変調は，「〔⑳　正常・異常　〕な体験のなかの〔㉑　正常・異常　〕な反応」であるという点を踏まえて対応することが求められる。

II　ストレスとコーピング

⊗**精神看護学❶**
精神看護学概論／精神保健p.153-163

1．ストレスとは

・アメリカの生理学者ウォルター・B・キャノンは，「生体に内外の環境変化が加わったときに，生体の機能が変化して生理的均衡を保つしくみ」を〔❶　　　　〕と述べた。

・カナダの生理学者ハンス・セリエは，外部環境からの刺激によって生体にゆがみが生じたときに起こる非特異的反応をストレスといい表し，ストレスを生じさせる刺激を〔❷　　　　〕と定義した。

・アメリカの心理学者トマス・H・ホームズとリチャード・H・レイは，「〔❸　　　　〕」（SRRS）という，❷の量的評価の方法を開発した。

➡人間にとって強いストレス刺激となる出来事は，その内容の善(よ)し悪(あ)しというよ

MEMO

⑫
⑬
⑭
⑮
⑯
⑰
⑱
⑲

MEMO

りも，どれくらい劇的な生活環境の変化をもたらすかという点が重要であることが示されている。

・❷にさらされると，生体は様々なレベルでストレス反応を引き起こす。

・ストレス反応は，主に〔❹　　〕系，〔❺　　〕系，〔❻　　〕系の3つの機能変化として現れる。

・❷にさらされたときに，生体が適応しようとして示す種々の生理的反応は，刺激によらず共通のものがある。

➡セリエは，この反応を〔❼　　〕とよび次の3期があるとした。

〔❽　　〕反応期	・ストレスに耐え得る生体の内部環境を迅速に整えようとする時期をいう ・❽反応期は，さらに〔❾　　〕相と〔❿　　〕相に二分される ・❾相は，ストレス刺激が生体に加えられ，血圧低下，体温低下，血糖値低下など抵抗力が低下する時期である ・❿相は，動物が危険にさらされたり，獲物を捕獲するときなど，生存のための基本的な行動である「〔⓫　　〕－〔⓬　　〕反応」の態勢を整える時期といえる
〔⓭　　〕期	・生体の⓭力が高まり，比較的長期間維持される時期である ・❹系，❺系，❻系が副腎皮質ホルモンを介して相互に変化して，❷に対応する
〔⓮　　〕期	・❷に対しての適応のエネルギーが消耗した状態で，体温および血圧の〔⓯ 上昇・低下 〕をきたす

❽
❾
❿
⓫
⓬
⓭
⓮
⓯

・臓器の障害や身体症状の発症の過程に，心理社会的❷が密接に関与している病態を〔⓰　　〕という。

➡⓰は特定の臓器の器質的・機能的異常が認められている点から，〔⓱ **身体科・精神科** 〕で扱う病態である。

2．心理学的ストレスモデルとストレスコーピング

・リチャード・S・ラザルスとスーザン・フォルクマンは，心理的ストレスは「ストレッサー」と「当事者の〔⓲　　〕評価および〔⓳　　〕行動（コーピング）」との相互作用からなる一連のプロセスであるととらえた。

➡出来事そのものよりも，それを受けた人が，その出来事をどのように〔⓴　　〕するかで，ストレス反応の質や量が決まってくる。

・ラザルスとフォルクマンは，このような考え方から，心理学的ストレスモデル（〔㉑　　〕モデル）を提唱した。

➡⓲評価には，次の2つがある。

〔㉒　　〕評価	ストレッサーが，自分自身にどのような影響を及ぼすかという査定である。評価の結果，次の3つに大別される ・〔㉓　　〕：ストレッサーとのかかわりが，個人にとって何の意味ももたないとの評価 ・無害－肯定的：ストレッサーとのかかわりの結果，〔㉔　　〕であると解釈され，良好な状態を維持し強化するものと評価 ・ストレスフル：刺激状況によって自分の価値・目標・信念などが脅かされているとみなした場合の評価。さらに「有害－損失」，「脅威」，「挑戦」に三分される
〔㉕　　〕評価	ストレッサーがストレスフルと評価された場合に，その困難状況に対処できるかどうかを判断する段階である

㉒
㉓
㉔
㉕

・コーピングは，ストレスフルな状況に対する〔㉖ 意識・無意識 〕的努力である。

・ラザルスとフォルクマンは，コーピングの焦点をどこに当てるかという，「コーピングの目標」の視点から，大きく２つに分けた。

> ・〔㉗ 〕**型コーピング**：直接にストレスフルな状況に働きかけて変化を促そうとするものである。
> ・〔㉘ 〕**型コーピング**：ストレスフルな状況そのものの変化ではなく，本人のとらえ方を変えて情緒的安定を図るという〔㉙ 〕である。

・「健康生成モデル」は医療社会学者アーロン・アントノフスキーによって提唱された。

➡アントノフスキーは「なぜ〔㉚ **健康でいられるのか・病気になるのか** 〕」を追求した。

➡その結果，次の２つが健康生成の中心構成要素であることを示した。

〔㉛ 〕資源（GRRs）	種々のストレッサーに対応するための多様な資源のことである
〔㉜ 〕感覚（SOC）	どんな状況下でも㉛資源を駆使してストレッサーに対応できるという㉜した感覚であり，以下の3つからなる ・〔㉝ 〕感：自分の内外で生じる環境刺激は，予測と説明が可能なものであるという確信 ・〔㉞ 〕感：その刺激がもたらす要求に対応するための資源はいつでも得られるという確信 ・〔㉟ 〕感：自分のおかれている状況，行動にやりがいや意義を感じられる感覚

・「極度の不利な状況に直面しても，正常な平衡状態を維持することができる能力」を指して〔㊱ 〕という。

➡抵抗力・復元力・回復力などとも言い表す。

・チャールズ・A・ラップらによって1980年代に実践され，90年代にかけて大きく発展した精神障害者支援のためのソーシャルワーク，ケースマネジメントの理論・実践体系を〔㊲ 〕という。

➡生活モデルをもとに，個人や生活環境に潜在している「〔㊳ 〕」に着目して，それを引き出し，活用していくことを主眼としたものである。

・カナダの心理学者アルバート・バンデューラが提唱した「ある状況下で，必要な一連の行動をうまく遂行できる可能性についての信念」を〔㊴ 〕感という。

➡㊴感は，以下の４つの要素でできている。

〔㊵ 〕体験	自分自身が何かに㊵した，達成した体験をもつこと
〔㊶ 〕経験	他者の達成を見て，自分でもできそうだと思うこと
〔㊷ 〕的説得	言葉により，達成可能なことを説得されること
生理的情緒的高揚	苦手だと感じていた場面を〔㊸ 回避して・回避せずに 〕やり過ごすことにより，㊴感が強められること

MEMO

㉛
㉜
㉝
㉞
㉟

㊵
㊶
㊷
㊸

MEMO

III 適応と不適応

精神看護学❶
精神看護学概論／精神保健p.163-165

1. 適応・不適応

・環境（物理的環境，対人関係，家族，社会環境など）に対して，適切な反応や行動ができている状態を〔❶ **適応・不適応** 〕，不適切で無効な反応や行動に陥っている状態を〔❷ **適応・不適応** 〕という。

・心理社会的ストレスが発症に大きく影響する精神疾患に〔❸ 〕という概念がある。

2. 適度なストレス刺激は生産性を上げる

・ストレス刺激は，必ずしも心身の健康に悪い面だけではない。

➡適度なストレス刺激は，むしろ生産性を向上させるという〔❹ 〕の法則という理論がある。

・最適な生産性をもたらすストレス刺激を〔❺ 〕，効率を低下させるような過剰なストレス刺激を〔❻ 〕とよぶ。

IV 精神（心）の健康のためのセルフマネジメント

精神看護学❶
精神看護学概論／精神保健p.165-170

・看護師をはじめとして医療職は，高度な技術や情報を扱い，個人の裁量権が少なく，限られた時間で多くの業務をこなすことが要求されることに加え，たくさんの職種が連携する必要があり，職種間の教育・研修方法，職業文化の違いからくる信念対立も多い。

➡このような特性から，〔❶ 〕労働の典型とされる。

1. ストレス環境としての医療現場

・初めて医療現場に出た新人医療者にとって，学生時代の実習では実感のわかなかった様々なストレス状況にさらされるのは不可避である。

➡看護学生時代の理想と現実の看護現場との著しい乖離（かいり）を〔❷ 〕という。

・活発に仕事をしてきた人が何らかのきっかけで活力を失ってしまい，無気力状態あるいは抑うつ状態に陥ることを〔❸ 〕という。

2. ストレスマネジメント

・ストレスマネジメントとは，自分自身で心身の緊張などのストレス反応に気づき，それを解消していくことを指し，以下の2段階に分かれる。

MEMO

①セルフ〔❹　　　　　　　　〕
➡ストレス反応が生じていることに気づくことである。
➡労働者本人が，簡単に自己のストレスの程度を把握できる方法が「〔❺　　　　　　　　〕」であり，この検査の結果，「高ストレス」と判定された場合，本人の申し出により医師の面接指導を受けることができる。
②ストレス反応を解消するための具体的な〔❻　　　　　〕をする。
➡〔❼　　　　　　　　　　　〕法（腹式呼吸やヨガなど），ストレッチや筋弛緩法，適度な運動，適切な睡眠，人との交流，余暇の趣味などがあげられる。
➡ストレス解消のための喫煙や習慣的飲酒（特に寝酒）は，〔❽　**効果的・逆効果**　〕である。

・ストレスマネジメントは，職場であれば事業者，教育機関，地域自治体が，環境整備や啓発活動を積極的に行う必要がある。
➡企業や事業体，教育機関には，労働者や学生に対して「〔❾　　　　　〕配慮義務」「〔❿　　　　　〕配慮義務」「〔⓫　　　　　〕配慮義務」があると考えられる。

3. アンガーマネジメント

・アンガーマネジメントとは，イライラや怒りの感情を，適切な問題解決や対人コミュニケーションに結びつけるように自己管理する技術である。
・アンガーマネジメントでは，環境や相手の言動ではなく，自分自身が正しいと思っている信念や価値観やモットーが，怒りの起爆剤になるとしている。
➡これらの信念や価値観を〔⓬　　　　　　　　　〕といい，自身の⓬を把握することに重きを置く。

4. コーチング

・コーチングは「対話を重ねることをとおして，クライエントが目標達成に必要なスキル，知識，考え方を備え，行動することを支援し，成果を出させるプロセス」である。
・代表的なコーチングの進め方として，〔⓭　　　　　　〕モデルがある。
➡〔⓮　　　　　　〕の設定，現状把握・明確化，資源の発見，〔⓯　　　　　　〕をつくる，実行計画のそれぞれについて，クライエントから自発的な答えを引き出すための定型的質問が想定されている。

参考文献

・Antonovsky, A.：Unraveling the mystery of health；How people manage stress and stay well, Jossey-Bass，1987.（邦訳：山崎喜比古，吉井清子監訳：健康の謎を解く；ストレス対処と健康保持のメカニズム，有信堂高文社，2001.）
・Johnson, J.V., et al.：The psychosocial work environment of physicians；The impact of demands and resources on job dissatisfaction and psychiatric distress in a longitudinal study of Johns Hopkins Medical School graduates，J Occup Environ Med, 37(9)：1151-1159，1995.
・Rapp, C.A., Goscha, R. J. 著，田中英樹監訳：ストレングスモデル；リカバリー志向の精神保健福祉サービス，第3版，金剛出版，2014.
・外傷ストレス関連障害に関する研究会，金吉晴編：心的トラウマの理解とケア，第2版，じほう，2006.
・加藤敏，八木剛平編：レジリアンス；現代精神医学の新しいパラダイム，金原出版，2009.

・鈴木伸一：3次元（接近－回避，問題－情動，行動－認知）モデルによるコーピング分類の妥当性の検討，心理学研究，74(6)：504-511, 2004.
・東口和代，他：臨床看護職者の仕事ストレッサーについて；仕事ストレッサー測定尺度の開発と心理測定学的特性の検討，健康心理学研究，11：64-72，1998.
・山勢博彰：危機理論と看護診断プロセス，看護診断，13(2)：62-64，2008.
・Billings, A. G., Moos, R. H.：The role of coping responses and social resources in attenuating the stress of life events，J Behav Med，4(2)：139-157，1981.
・神村栄一，他：対処方略三次元モデルの検討と新しい尺度（TAC-24）の作成，筑波大学教育相談研究，33：41-47，1995.
・Langeland, E., et al.：Promoting coping；salutogenesis among people with mental health problems，Issues Ment Health Nurs，28(3)：275-295，2007.

第6章 現代社会と精神（心）の健康

MEMO

Ⅰ 現代社会の特徴：社会構造の変化と社会病理

精神看護学❶
精神看護学概論／精神保健p.172-173

▶社会病理とは何か “社会病理”の定義は大変難しく一定していない。

➡しかし，犯罪や非行，虐待（ぎゃくたい）やドメスティック・バイオレンス（DV），自殺，不登校，薬物依存，ギャンブル依存など，同時代に同じ社会に生きる多くの人が，“社会病理”と考えるものは，だいたい一致している。

▶社会病理現象とは 社会病理現象は，〔❶ 日常世界の内・特別な環境 〕から生じるものである。

➡しかし，破綻や逸脱に至った当事者やその周囲の人たちは，社会を構成する大多数の人たちから見て，数の上ではほとんど常に〔❷ 〕である。

➡ラベル貼り自体が，社会病理の落とし穴に陥った人を〔❸ 〕から排除し，偏見にさらすことにつながる危険性があることにも注意する必要がある。

Ⅱ 精神保健が関与する社会病理現象

A ドメスティック・バイオレンス

精神看護学❶
精神看護学概論／精神保健p.173-177

1．ドメスティック・バイオレンス（DV）とは

・DVの明確な定義はないが，一般的に〔❶ 〕や〔❷ 〕など親密な関係にある，またはあった者から振るわれる暴力という意味で使用される[1)]。

➡アメリカやフランスでは婚姻形態にとらわれず「〔❸ 〕からの暴力」という表現がされている。

・女性への暴力が多数を占め注目されるが，男性被害者も認識されはじめている[2)]。

・DVにみられる暴力の種類には次のようなものがある。

種類	例
〔❹ 〕的暴力	平手で打つ，蹴る，物で殴る，刃物などの凶器を突きつける，髪を引っぱる，首を絞める，引きずりまわす，物を投げつける，など
〔❺ 〕的暴力	怒鳴る，無視，命令，「役立たず」などの人格否定，外出など行動の制限，SNSへの即座の返信の要求，子どもに危害を加えるという脅し，殴るそぶりなど，恐怖や緊張をもたらすもの
〔❻ 〕的暴力	見たくないのに性的な動画や雑誌を見せる，脅しや暴力的な性的行為
〔❼ 〕的暴力	生活費を渡さない，家計を厳しく管理する，アルバイトやパートで収入を得ることを認めない，強制的に働かせる，借金をさせる，デートで常にお金を出させる，自分は働かず相手の収入に依存する，など

❹
❺
❻
❼

・両親間のDVの目撃は子どもの心身の発達に重篤な影響があることから，〔❽ 〕DVを子どもへの心理的虐待として警察が児童相談所と情報共有するようになってきている。

・DVは，緊張が高まる第1相，暴力が起きる第2相，〔❾ **穏やかで愛情が示される・暴力が激しくなる** 〕第3相という，3つのサイクルが繰り返される。

・反復される暴力は，被害者に無力感や，自分が支えないといけないという義務感など，様々な感情を引き起こす。

2. 日本におけるDV発生数の推移

・2001（平成13）年に「配偶者の暴力の防止及び被害者の保護に関する法律（DV防止法）」が制定されて以降，相談件数は大きく〔❿ **増加・減少** 〕している。

3. DVの要因または社会的背景

・文化によって女性への暴力の許容範囲の差がみられる。

➡先進国においても古くは，〔⓫ 〕が制度や文化として当然とされていたり，現在においても男性が女性を支配する特権が認められる地域もある。

➡その影響が残る地域ではDVのような暴力的な問題解決を肯定する傾向がある。

・アジア圏を中心に，外では感情を〔⓬ **発散・抑制** 〕することを良しとする価値観もDV発生の誘因の一つと考えられる。

4. DVが日本社会に与えているインパクト

・以前，DVはごく一部の特殊な出来事という認識であったが，多数が配偶者からの暴力を受けた経験がある。

演習課題

- **日本で配偶者からの暴力を受けた経験がある人は約何人に1人いるか調べてみましょう。**

MEMO

約　　人に1人

5. DVへの対策／対応

・世界保健機関（WHO）のガイドラインによると，対策として，次のようなことがあげられている[3)]。

①〔⓭ 〕中心ケア
②親しいパートナーからの暴力または性的暴力に対する支援員の養成
③親しいパートナーからの暴力の同定と治療
④健康保健政策

・日本では加害者に対して，取り締まりのみではなく〔⓮ 〕につなぐ方向へと変わってきている。

MEMO

Ⓑ 職場におけるハラスメント

⊗ **精神看護学❶**
精神看護学概論／精神保健p.178-182

1. パワーハラスメントとは

・2019（令和元）年5月に改正〔❶　　　　　　　〕法（通称：パワーハラスメント防止法）が成立し，パワハラ対策が明記された。

・職場におけるパワーハラスメントとは，次の3つの要素を全て満たすものである。

①〔❷　　　　〕的な関係を背景とした言動 ② 業務上必要かつ相当な範囲を超えているもの ③ 労働者の〔❸　　　　〕環境が害されるもの

2. セクシュアルハラスメントとは

・セクシュアルハラスメントの定義としては，次の2つがあげられる。

・〔❹　　　　〕**型**：職場において行われる労働者の意に反する性的な言動に対する労働者の対応により労働条件について不利益を受ける ・〔❺　　　　〕**型**：性的な言動により就業環境が害される

・同性に対するものは含まれ〔❻　る・ない　〕。

3. 日本におけるハラスメント件数の推移

・全国の労働局に寄せられる相談の統計によると，「職場のいじめ・嫌がらせ」によるものと分類される相談は，2008（平成20）年度に3万件を超え，2012（平成24）年度より相談内容の1位となり，その後も増加している。

4. 職場のハラスメントの要因または社会的背景

・社会情勢の変化による過酷な競争により，労働環境の悪化や労働者の権利の無視が横行している。
➡ 2008（平成20）年には派遣社員の派遣契約の打ち切りである「〔❼　　　　　　〕」が社会問題となったり，過酷な労働環境を強いる「〔❽　　　　　　〕企業」という言葉も生まれた。

・職場環境が悪化し緊張が高まる際にパワーハラスメントが生じている例が多い。

・セクシュアルハラスメントについては，かつての性的役割分担が当然であった世代と，平等であることが浸透しつつある若年世代の間のギャップが存在し，これがセクシュアルハラスメントの誘因となることもある。

・女性から男性へのセクシュアルハラスメントもある。

5. ハラスメントが日本社会に与えているインパクト

・パワーハラスメントは精神障害による〔❾　　　　　　〕の主たる要因となっ

ている。

MEMO

6. ハラスメントへの対策／対応

・1999（平成11）年よりハラスメントについて事業主の〔⑩　　　　　　〕，その後〔⑪　　　　　　〕が義務付けられた。

・うつ病などの精神疾患について2011（平成23）年「心理的負荷による精神障害の認定基準」が定められ労災認定が〔⑫　**可能・対象外**　〕となった。

Ⓒ 児童虐待

精神看護学❶
精神看護学概論／精神保健p.182-186

1. 児童虐待とは

・児童虐待（ぎゃくたい）の分類は次の通りである。

種類	例
〔❶　　　　〕的虐待	殴る，蹴る，投げ落とす，激しく揺さぶる，やけどを負わせる，溺れさせる，首を絞める，縄などにより1室に拘束する，など
〔❷　　　　〕的虐待	子どもへの性的行為，性的行為を見せる，性器を触るまたは触らせる，ポルノグラフィの被写体にする，など
〔❸　　　　　　〕	家に閉じ込める，食事を与えない，ひどく不潔にする，自動車の中に放置する，重い病気になっても病院に連れて行かない，など
〔❹　　　　〕的虐待	言葉による脅し，無視，きょうだい間での差別的扱い，子どもの目の前で家族に対して暴力をふるう，など

❶
❷
❸
❹

2. 日本における児童虐待件数の推移

・厚生労働省の調査によると，児童相談所における児童虐待の相談件数は年々〔❺　**増加・減少**　〕している。

3. 児童虐待の要因または社会的背景

・児童虐待は〔❻　　　　　　〕である危機的状況と不適切な〔❼　　　　〕環境という，主に2つに分けて考えられる。

➡虐待は家族の悲鳴ともとらえられ，親側も何らかの負担を抱えている場合に出現しやすい。

・〔❽　**核・拡大**　〕家族では，親子間の性格的な不適応やあまりに個性的な対処法，自閉性をもった家族のために子どもが精神的に満たされない状況など，いじめに近いような家族関係であっても，そのまま介入なく継続されてしまうことがある。

➡多くの子どもは，自ら抜け出すことは難しいことが多い。

4. 児童虐待が日本社会に与えているインパクト

・2019（令和元）年現在，貧困児童は7人に1人にのぼり，子育て世代が生きにくい社会構造となっている。

➡親が経済的・心理的に追い詰められることにより，子どもに対して〔❾ 〕的な虐待状況となってしまう可能性がある。

・明らかな虐待以外においても，❾的な虐待は潜在しており，将来的な精神疾患の発症など社会生活への影響は大きい。

5. 児童虐待への対策／対応

・2000（平成12）年に「〔❿ 〕法」が制定された。

➡住民に虐待の通告義務が課され通告件数は急激に伸びた。

・2004（平成16）年度には「〔⓫ 〕」の段階での通告が義務化され，さらに数は増えている。

・2019（令和元）年6月に児童福祉法等改正法に親権者等は児童のしつけに際して〔⓬ 〕を加えてはならないことが明記された。

・児童虐待への対策を行うにあたっては，親に悪意はないが不適切な養育環境を「〔⓭ 〕」とよび，生命の危機に及ぶ状況でなくとも介入していく考え方がある。

・世界的には，乳児院などの社会福祉施設による養育より，〔⓮ 〕など特定の大人との愛着の再形成が望ましいとされ，日本でも促進されている。

D いじめ

精神看護学❶
精神看護学概論／精神保健p.186-188

1. いじめとは

・いじめとは「児童生徒に対して，当該児童生徒が在籍する学校に在籍している等当該生徒と一定の人間関係のある他の児童生徒が行う〔❶ 〕的又は〔❷ 〕的な影響を与える行為（インターネットを通じて行われるものも含む）であって，当該行為の対象となった児童生徒が〔❸ 〕を感じているもの」とする。

➡起こった場所は学校の〔❹ **内部で起こったものに限る・内外を問わない** 〕。

2. いじめの発生数と認知件数

・2006（平成18）年度に積極的に発見し，対処するという方針が示されたことで認知件数は〔❺ **急増・激減** 〕した。

➡その後も認知件数は大きく〔❻ **増加・減少** 〕している。

3. いじめの要因または社会的背景

・1980年代前半に中学校の校内暴力が社会問題となり，学校の教育方針が〔❼ **管理・放任** 〕型に変わった。

・1990年代には犯罪の領域ともいえるいじめによる自殺や，ささいなことで生徒がキレて事件化する事例があった。

MEMO

MEMO

4. いじめが日本社会に与えているインパクト

・多くの場合，いじめる側は〔❽ 自覚的であり・無自覚で 〕，異なる相手への尊重の欠如や，目立ったり能力的に劣った相手への罰としてのいじめがみられる。
・いじめは，PTSDとの関連が指摘されており，自尊心の低下，人間不信がみられ，長期的にはひきこもりや不登校の持続と関連する。
・いじめた側は攻撃的対処法を身につけていることから，いじめた側への積極的介入は〔❾ 必要・不要 〕である。

5. いじめへの対策／対応

・2013（平成25）年には「〔❿ 〕法」が成立し，いじめ防止基本方針策定協議会が設置された。
・いじめへの対応として，いじめられる側も問題があるというターゲット指導〔⓫ をする・はしない 〕ことが原則である。

E ひきこもり

精神看護学❶
精神看護学概論／精神保健 p.188-191

1. ひきこもりとは

・厚生労働省の「ひきこもりの評価・支援に関するガイドライン」によれば，ひきこもりとは，「様々な要因の結果として社会的参加を回避し，原則的には〔❶ 〕以上にわたって概ね家庭にとどまり続けている状態（他者と交わらない形での外出をしていてもよい）を指す現象概念」である。

2. 日本におけるひきこもり数の推移

・ひきこもりは〔❷ 増加・減少 〕，〔❸ 長期・短期 〕化が続いている。
・ひきこもりはどの年代からでも始まり，退職後のひきこもりも含まれる。
・現在，日本においては，高齢（70～80歳代）の親と中年（40～50歳代）の子どもが社会的に孤立する「〔❹ 〕」問題が深刻化している。

3. ひきこもりの要因または社会的背景

・ひきこもりには，医学的要因，心理社会的要因などの様々な要因が関係していると考えられる。

演習課題

●ひきこもりを引き起こす心理社会的要因としてどのようなものがあげられるか考えてみましょう。

要因：

4. ひきこもりが日本社会に与えているインパクト

・就労していないことで経済的に実家から独立することが困難となる。
➡就労活動を試みても就労できていない者も含め，抜け出すことができない実家を「〔❺ 〕」ともよぶ。

MEMO

・40歳代の働き盛りの者や若者のひきこもりは，日本の社会的・経済的な損失が大きく，国をあげての対策が望まれる。

5. ひきこもりへの対策／対応

・2003（平成15）年に厚生労働省，文部科学省，経済産業省の雇用関連サービスである「〔❻　　　　　　　　〕」の整備，厚生労働省による相談窓口「地域若者サポートステーション」の設置などの就労支援が実施されている。

・2008（平成20）年には青少年育成施策大綱が改正され，ひきこもり対策として，2009（平成21）年に各都道府県や政令指定都市に第一次相談窓口として「〔❼　　　　　　　　〕」が整備された。

・医療のかかわりとして，ひきこもりの一部に初期の統合失調症やうつ病などの精神疾患などがみられる。

➡ひきこもりの改善には次のような取り組みが有効とされている[4)]。

① 家族支援，コミュニティ強化と家族訓練
② 本人への認知行動療法的な生活や行動の〔❽　**拡大・限定**　〕
③ 社会参加の〔❾　　　　　〕を増やすように社会として取り組むこと

F 不登校

精神看護学❶
精神看護学概論／精神保健 p.191–195

1. 不登校とは

・文部科学省では，不登校児童生徒を，病気や経済的理由を除き，何らかの心理的，社会的な背景や複合的な要因により登校しない，あるいはしたくともできない状況にある者で，年間〔❶　　　〕日以上欠席した者と定義している。

2. 日本における不登校児童生徒数の推移

・文部科学省の調査によれば，不登校児童生徒数は2019（令和元）年時点で18万1272人となり，小学校中学校共に過去最多となっている。

➡その内過半数が〔❷　**短期間・長期間**　〕の欠席となっている。

3. 不登校の社会的背景

・不登校の背景は複雑ではあるが，核家族化，経済的困難，長時間労働などの社会的要因により〔❸　　　　　〕の安心感が損なわれ，不安や抑うつにより身体症状となっている可能性や，遊びや睡眠など生活の変化からくる身体や自律神経機能の発達不良が考えられる。

・学校環境として，スクールカーストの下層への〔❹　　　　　　〕の常態化によるストレス，校則の細分化・強化による個性の否定と閉塞感がある。

➡児童側の要因として発達障害や人一倍敏感な子どもを指す〔❺　　　　　〕と

MEMO

いう概念も生まれており，不適応の一因と考えられる。

4. 不登校が日本社会に与えているインパクト

・1992（平成4）年，文部省（現文部科学省）による学校不適応対策調査研究協力者会議の報告において次のような認識が示された。

・登校拒否問題については，〔❻ **ごく普通の児童のケースも多い・何らかの問題がある児童がほとんどである** 〕。
・登校拒否は，学校や家族，社会全体のあり方にもかかわっている問題である。

5. 不登校への対策／対応

・不登校への対策として，教員研修の実施，適応指導教室の設置，〔❼ 〕導入などが進められた。

・不登校には5段階あるとされ，各段階により対応が異なってくる。

前兆期	不適応を起こし，徐々に元気がなくなる時期 ➡声をかけることによる「〔❽ 〕の緩和」が最も大切となる
初期	遅刻欠席が始まり，休みに入る ➡〔❾ 登校へ向け働きかける・「休息と安静」で安定させる 〕ことを第一とする
中期	不登校状態のままで，日常生活は〔❿ 回復・悪化 〕に向かう ➡この時期の対応は「〔⓫ 〕をためさせる」ことである
後期	活動性が高まる時期 ➡「活動への援助」が必要となる
社会復帰期	後期までくればタイミングで復学や就職などに至る ➡安定するまでは油断せずに支える必要がある

❽
❾
❿
⓫

G 自殺

精神看護学❶
精神看護学概論／精神保健p.195-199

1. 自殺とは

・自殺とは故意に自ら命を絶つ行為である。

・死ぬ意図があったか，結果として致死的なものかどうかにかかわらず，意図的な服毒や損傷，自傷行為で非致死的な自殺関連行動を〔❶ 〕という。

2. 日本における自殺者数の推移

・日本における自殺者数は，1998（平成10）年から急増し，以降14年連続して〔❷ 〕万人を超える状態が続いた。

・日本の自殺死亡率は先進7か国のなかで最も〔❸ **高い・低い** 〕。

3. 自殺の要因または社会的背景

・自殺の要因は，複雑に絡み合う複数の要素により形成されているが，「〔❹ 〕」が重要な共通した要素の一つとなっている。

➡自殺対策として「社会へのつながりの回復」が鍵の一つと考えられる。

MEMO

4. 自殺が日本社会に与えているインパクト

・自殺は残された家族にとって極めてショッキングな出来事として，個人の精神的健康や人間関係における破綻（はたん）を招くものである。

➡一国の経済に〔❺　**与える影響は小さい・悪い影響をもたらす**　〕。

5. 自殺への対策／対応

・2006（平成18）年に〔❻　　　　　　　　〕法が制定された。

➡国や地方公共団体，医療機関などの各団体が密接に連携し，自殺の防止と自殺者の親族等への支援の充実に務めることが掲げられた。

・2007（平成19）年に〔❼　　　　　　　　〕大綱が制定された。

➡2017（平成29）年の❼大綱の見直しにおいて，2026年までに，2015（平成27）年比30％以上減少させることを目標とすることが掲げられている。

・2020（令和2）年には，11年ぶりに自殺者が増加した。

➡これは〔❽　　　　　　　　〕関連の影響と考えられる。

・メディアの自殺報道に影響されて連鎖的に自殺が増加する現象を「〔❾　　　　〕効果」という。

➡メディアの自殺への負の影響を減じるために，「自殺予防メディア関係者のための手引き」を示しているが，いまだに十分認識されていない。

Ⓗ 自傷行為

精神看護学❶
精神看護学概論／精神保健p.199-202

1. 自傷行為とは

・自傷行為とは，自殺以外の意図から，〔❶　**致死・非致死**　〕性の予測をもって，故意にそして直接的に，自分自身のからだに対して〔❷　**致死・非致死**　〕的な損傷を加えることとされる[5)]。

・長期的には自殺危険性は〔❸　**高・低**　〕い。

2. 日本における自傷行為発生数の推移

・首都圏12校の中高生2974人のうち男子7.5％，女子12.1％が自傷行為の経験がある[6)]。

➡しかし，把握できるのは，ごく一部である。

・1998（平成10）年の自殺の増加に〔❹　**ともない急増・反して激減**　〕している。

3. 自傷行為の社会的要因

▶**暴力の観察・学習**　自傷行為を反復する者には，身体的虐待（ぎゃくたい）や性的虐待の被害者

MEMO

や両親間の暴力に繰り返し曝露されている者などが多いことがわかっている。

➡暴力のもつ力を観察・学習し，「決して反撃や復讐（ふくしゅう）をされることなく，相手を攻撃し〔❺　　　〕感を覚えさせる効果的な方法」として，一種の他害的暴力として自傷行為を行う。

▶自傷の伝染性とメディアの影響　自傷行為は特に閉鎖され，管理されている環境では伝染しやすい。

➡この現象を〔❻　　　　〕という。

4. 自傷行為が日本社会に与えているインパクト

・自傷行為は10歳代の若者の1割に経験があり，もはやまれではない現象である。

➡この1割の者にみられる特徴として，未成年での〔❼　　　〕や〔❽　　　〕の経験が多く，周囲に違法薬物を勧められた経験がある者もいる。

➡女子の場合は〔❾　　　〕障害の併存が多い。

5. 自傷行為への対策／対応

・自傷行為を繰り返す者へは以下のような援助を行う。

- **自己肯定感の回復**：〔❿　　　〕を発見するなど，肯定的なアプローチをする
- 〔⓫　　　〕**化の促進**：自傷に至る前の通常の生活のなかで，何らかのストレスがあるが意識されず⓫化されていないことが多いので，情緒的な⓫化を励まし自己表現を増やしていく
- **現実的な対処能力の向上**：様々なストレスについて自己コントロールを可能とする

・自傷行為を繰り返す者との初回面接の際は以下の点に注意する。

- 頭ごなしに否定しない
- 援助希求行動を評価する
- 「共感」する
- 「懸念（けねん）」を伝える
- 無意味な〔⓬　　　〕はしない

Ⅰ アルコール問題（アルコール依存）

精神看護学❶ 精神看護学概論／精神保健p.202-206

1. アルコール問題（アルコール依存）とは

・DSM-5におけるアルコール関連障害群には，以下の5つのカテゴリーがある。

① アルコール使用障害，② アルコール中毒，③ アルコール離脱，
④ 他のアルコール誘発性障害群，⑤ 特定不能のアルコール関連障害

➡アルコール「依存」は，前述のうち，主に「〔❶　　　　　　　　　　　　　　　〕」のなかに組み込まれている。

・❶の診断には，以下の項目がある。

> ・アルコールに対しての強い〔❷　　　　　〕があること
> ・飲酒を〔❸　　　　　〕できないこと
> ・飲酒が生活の中心となること
> ・同じような酩酊を得られるまでに必要なアルコール量が徐々に増加する〔❹　　　　　〕や，急激なアルコールの減量や中断により出現する，様々な精神的・身体的な症状である〔❺　　　　　〕症状の出現

・急性アルコール中毒は「アルコール摂取により生体が精神的・身体的影響を受け，主として一過性に意識障害を生ずるものであり，通常は〔❻　　　　　〕と称される」と定義されており，単純❻，複雑❻，病的❻に分類される。

・アルコール❺症状が最も強く出現するのは，断酒後の〔❼　　　～　　　〕時間である。

➡時に，意識清明度の低下，失見当識，幻覚，著明な振戦(しんせん)を伴う〔❽　　　　　〕へと進展することがある。

➡幻覚では，虫や小動物が群がって動くという〔❾　　　　　〕が多い。

➡〔❿　　　　　〕に関連した動作を繰り返すこともある。

2. 日本におけるアルコール依存症者数の推移

・WHO の 2016 年の報告によると，全世界で 2 億 8300 万人（15 歳以上の約 5.1%）がアルコール使用障害と診断しうると見積もられている。

・アルコール使用障害の患者は潜在的に多いものの，依存症自体が「〔⓫　　　　　〕の病」とも言われている通り，実際の医療機関に結びついている者は少ない。

3. アルコール問題（アルコール依存）の要因または社会的背景

・アルコール問題は，その症候も病因も個人により様々である。

➡個人の特性や社会・環境要因，個人と環境の相互作用を含む。

・近年の傾向としては，女性の〔⓬　　　　　　　〕および人口の〔⓭　　　　　〕化を反映して，女性や高齢者のアルコール依存症者の増加が顕著である。

4. アルコール問題（アルコール依存）が日本社会に与えているインパクト

・アルコールは，肝障害やがん疾患，ウェルニッケーコルサコフ症候群など様々な健康問題を引き起こす。

・健康問題のほかにも，アルコールは多くの社会問題を引き起こす。

MEMO

演習課題

- アルコール依存のもたらす社会的な問題にはどのようなものがあるかあげてみましょう。

MEMO

社会的な問題：

5. アルコール問題（アルコール依存）への対策／対応

・わが国でのアルコールに関する施策には，2013（平成 25）年に成立した「〔⑭ 〕」法がある。

➡アルコール対策の基本理念と，国や自治体などの責務を定めた法律である。

➡アルコールに関連して生ずる飲酒運転，暴力，虐待，自殺などの問題は「〔⑮ 〕」と定義された。

・近年では「節酒」を目標とする試みも浸透しつつあるが，以下のような「断酒 3 原則」という断酒を目指す概念も根強い。

①〔⑯ 〕継続
②〔⑰ 〕（断酒会やアルコホーリクス・アノニマス［AA］など）への参加
③ 抗酒薬の服用

J 薬物問題（危険ドラッグ・処方薬・市販薬）

精神看護学❶
精神看護学概論／精神保健 p.207-211

1. 薬物問題とは

・日本の薬物依存臨床における中心的な依存性物質は〔❶ 〕だったが，近年では違法性が明確ではない薬物の問題が深刻となっている。

➡たとえば〔❷ 〕ドラッグ，処方薬や市販薬である。

・処方薬も乱用や依存の対象となりえる。

➡特に精神疾患治療用に処方される向精神薬の問題が深刻で，代表的なものは，〔❸ 〕系薬剤やその類似構造を持つ抗不安薬や睡眠薬がある。

2. 日本における危険ドラッグ・処方薬・市販薬乱用者数の推移

・2019（令和元）年の調査において，危険ドラッグをこれまでに 1 回でも経験したことがある者の割合は，0.3% であり，生涯経験者数は約 27 万人と推計された[7)]。

・今日の精神医療の現場においては，危険ドラッグ使用者は顕著に〔❹ **増加・減少** 〕しているものの，処方薬や市販薬を乱用している患者が徐々に〔❺ **増加・減少** 〕していることが示唆されている。

3. 危険ドラッグ・処方薬・市販薬乱用の問題の社会的背景および事態が日本社会に与えているインパクト

・危険ドラッグは日本では 2000 年代後半より〔❻ **若年・高齢** 〕層を中心に

乱用が急激に広がった。

・危険ドラッグによる中毒症状は心筋梗塞，意識消失，けいれんなどの身体症状や，統合失調症様症状，不眠，うつ・躁状態といった精神症状など，広範にわたる。

➡呈する症状が多種多様であり，多種の物質による相互作用の危険性もあることから治療法は確立していない。

・処方薬は，処方された用法や用量を守って服用していても，用量を減らしたり，服用を中断したりすると，苦しい症状が出てやめられないことがある。

➡これを〔❼　　　　　　　〕とよぶ。

➡❸系薬剤のような薬は，長期に服用していると身体的依存が形成されるため，その薬を急に減量，断薬した際には，〔❽　　　　〕症状が出現する。

・市販薬には複数の成分が含まれていることが多く，なかには身体的依存を形成するものもあるため，処方薬と同様に，市販薬を長期に服用していた場合，急に減薬や断薬をすると❽症状を生じることがある。

4. 危険ドラッグ・処方薬・市販薬の乱用の問題への対策／対応

・違法薬物のみならず，違法性が明確でない薬物に対しても，正しい情報が，広く啓発されることが重要である。

➡〔❾　　　〕次予防として，教育機関における薬物乱用防止教育，地域での啓発キャンペーンが重要である。

➡薬物乱用者に対する，再乱用防止を目的とする介入である〔❿　　　〕次・〔⓫　　　〕次予防も大事である。

K ギャンブル依存

精神看護学❶
精神看護学概論／精神保健 p.211-215

1. ギャンブル依存とは

・ギャンブル依存とは，物質を伴わない依存症である〔❶　　　　　〕障害の一つである。

➡❶障害には，ほかにも，インターネットゲーム障害，窃盗癖（せっとう）などのほか，買い物依存，暴力・虐待（ぎゃくたい）など，多様な行動上の障害が含まれる。

・ギャンブル依存は持続的で反復的な〔❷　　　　　　　　〕行為として特徴づけられる。

2. 日本におけるギャンブル依存者数

・日本は世界のなかでもギャンブル障害の罹患者が著しく〔❸　**多い・少ない**　〕。

・厚生労働省の委託により久里浜医療センターが行った調査によれば，全国の依存症者数は約 320 万人と推計される[8]。

MEMO

MEMO

3. ギャンブル依存の要因または社会的背景

・特定の行動が嗜癖化する機序については，個人差が大きいが，行動嗜癖と物質依存において，同じ脳内回路の異常が指摘されており，その主なものが〔❹　　　　　　　　〕とよばれるものである。

➡❹とは，嗜癖や依存に強く関係する神経系回路である。

4. ギャンブル依存が日本社会に与えているインパクト

・ギャンブル依存は，からだへの変調をきたすわけではないため，問題行為と認識されるのは〔❺　　　　　〕的な問題からである。

・不安障害やうつ病などの，ギャンブル依存に併存した，あるいは二次的に発生した精神疾患のために精神科的治療を要する場合もある。

5. ギャンブル依存への対策／対応

・2018（平成30）年に〔❻　　　　　　　　　　　　〕法が成立した。

➡この法律では，ギャンブル等依存症が，重大な社会問題を生じさせていることが明記されている。

・ギャンブル障害は，当事者だけではなく，その家族らにも多大な被害をもたらす疾患であるため，適切な知識を得て，援助のしかたを学ぶ場として〔❼　　　　　　〕や家族会も存在する。

L IT依存

精神看護学❶
精神看護学概論／精神保健p.215-218

1. IT依存とは

・「IT依存」という医学的な正式な名称は存在しないが，これはインターネットの使用に関する行動障害の一つと考えられる。

・〔❶　　　　　　　　　　　〕障害とは，多くの時間をインターネットの使用に費やし，反復的・持続的にインターネットを使用し，インターネットをしたいという強い欲求に抵抗することが難しく，インターネットの使用の制御が困難である状態を指す。

2. 日本におけるIT依存者数の推移

・IT依存の問題は，中高生の頃より顕在化することが多い。

・2018（平成30）年の調査によると，インターネット依存の疑いのある者は，全国では少なくとも推計93万人にのぼり，〔❷　　　　　　　　　　　〕の普及を背景に，2012（平成24）年度調査時から倍近く増えていた。

3. IT依存が日本社会に与えているインパクト

・インターネット依存者は1日の大半をインターネットに費やしているため，結果として様々な重大な問題が起こる。

演習課題

- IT依存のもたらす問題について，身体的影響・精神的影響・日常生活への影響の各側面からあげてみましょう。

4. IT依存への対策／対応

・インターネット依存の治療では，インターネットの使用を減らすことや制御して使用することを目標とすることが多い。

・インターネット依存の専門的治療には，個別精神療法，集団精神療法，家族療法が主に用いられる。

➡アルコール依存や薬物依存に用いられる〔❸　　　　　〕療法などの治療プログラムが，応用的に実施されることもある。

M 犯罪・非行

精神看護学❶
精神看護学概論／精神保健p.219-226

1. 犯罪・非行とは

・犯罪とは，一般的に「してはならない」とされる行為のなかでも，個人や社会の権利・利益を著しく害するような行為について，立法者が法律などによって「犯罪である」と認めたものである。

・非行とは，〔❶　　　　　〕によってなされた違法行為，あるいは違法ではなくても，習慣的規範に照らして反社会的とみなされる行為のことをいう。

・日本の少年法では少年の行為を「刑罰法令に触れる行為」と「ぐ犯行為」の2種類に大きく分けている。

➡ぐ犯行為とは，〔❷　　　　　〕の正当な監督に服さない性癖のあること，正当な理由なく〔❸　　　　〕に寄りつかないこと，犯罪性のある人もしくは不道徳な人と交際し，またはいかがわしい場所に出入りすること，自己または他人の徳性を害する行為をする性癖のあることとされている。

2. 日本における犯罪・非行の発生数の推移とその要因・社会的背景

1　犯罪・非行の動向

・刑法犯罪の認知件数は，2002（平成14）年の285万件以降，翌2003（平成15）年から〔❹　増加・減少　〕傾向にある。

・少年による刑法犯も全体として〔❺　増加・減少　〕傾向にある。

2　近年の特徴

・一般刑法犯認知件数の大半を占めるのが〔❻　　　　　〕である。

・〔❼　　　　　　〕法，大麻取締法，麻薬取締法及びあへん法の各違反においては，再入率の高さが指摘される。

➡病気としての側面があることを受け，刑期を短縮し早期に薬物依存治療に取り

MEMO

身体的影響：

精神的影響：

日常生活への影響：

MEMO

組む方策が注目されている。

・65歳以上の高齢者による犯罪は〔❽ 増加・減少 〕している。

➡❻の占める比率が高いが，暴行や傷害，殺人などもみられる。

・振り込め詐欺（恐喝）を含めた「〔❾ 〕詐欺」については，依然として高齢者を対象とした被害が多発している。

➡その手口が時代とともに多様化し，組織的犯罪として巧妙化していく恐れがある。

・〔❿ 〕規制法による警告などの件数の推移は，2017（平成29）年から減少傾向にある。

➡❿事案では傷害，暴行，脅迫，住居侵入だけではなく，殺人にまでいたる事案があることも問題視すべきである。

3.犯罪・非行への対策／対応

1　犯罪・非行への治療教育の取り組み

・犯罪・非行の治療教育の場として，児童自立支援施設や児童養護施設（厚生労働省管轄），〔⓫ 〕，刑務所および少年刑務所，保護観察所（法務省管轄）がある。

・無職の刑務所出所者の再犯率は，有職の者と比べ〔⓬ 約半分・約4倍 〕とされている。

➡出所後の再犯を防ぐ要因として，就労・雇用の安定がある。

➡出所後の就労に役立つような〔⓭ 〕取得や〔⓮ 〕訓練も行われている。

2　再犯・再非行を予測する

・現在，再犯罪・再非行を予測するために用いられる考え方は，〔⓯ 〕である。

➡再び罪を犯すことに影響し得る要因であるリスク因子を特定し，このリスクを低くすることを目的として治療や処遇を行う。

・近年，犯罪行動をしない状態を維持する保護要因（プロテクティブファクター）に着目したアセスメントと治療処遇が主流になっている。

3　社会における再犯・再非行防止

・再犯・再非行を防ぐためには，「〔⓰ 〕」（住居）と「〔⓱ ・ 〕」（仕事）が大切である。

➡刑務所・少年院や保護観察所では，就労に向けての社会適応訓練などに取り組むとともに，帰住先のない者に対する一時的住居の確保などの支援が重要視されている。

文献

1）内閣府男女共同参画局：配偶者からの暴力被害者支援情報．http://www.gender.go.jp/policy/no_violence/e-vaw/index.html（最終アクセス日：2022/10/30）

2）内閣府男女共同参画局：配偶者暴力相談支援センターにおける配偶者からの暴力が関係する相談件数等の結果について．http://www.gender.go.jp/policy/no_violence/e-vaw/data/pdf/2018soudan.pdf（最終アクセス日：2022/10/30）

3）WHO（世界保健機関）：Responding to intimate partner violence and sexual violence against women；WHO clinical and policy guidelines，2013. https://www.who.int/reproductivehealth/publications/violence/9789241548595/en/（最終アクセス日：2022/10/30）

4）境泉洋，他：ひきこもり状態にある人の親に対するCRAFTプログラムの効果，行動療法研究，41（3）：167-178，2015.

5）松本俊彦：自傷行為の理解と援助；「故意に自分の健康を害する」若者たち，日本評論社，2009.

6）Matsumoto, T., Imamura, F.：Self-injury in Japanese junior and senior high-school students；Prevalence and association with substance use. Psychiatry Clin Neurosci，62（1）：123-125，2008.

7）嶋根卓也，他：薬物使用に関する全国住民調査（2019年），令和元年度厚生労働行政推進調査事業費補助金（医薬品・医療機器等レギュラトリーサイエンス政策研究事業）分担研究報告書，2019.

8）松下幸生，他：ギャンブル障害の疫学調査，生物学的評価，医療・福祉・社会的支援のありかたについての研究（平成28～30年度）.

参考文献

中村正：アメリカにおけるドメスティック・バイオレンス加害者教育プログラムの研究，立命館産業社会論集，35（1）：57-79,1999.／American Psychiatric Association 著，日本精神神経学会監：DSM-5；精神疾患の診断・統計マニュアル，医学書院，2014.／大橋薫：社会病理学的研究の立場；社会問題の基礎理論，季刊社会保障研究，1（3）：11-20，1965.／警察庁：令和3年警察白書　統計資料；人口10万人当たりの主要罪種別犯罪率の推移（平成28～令和2年），2021. https://www.npa.go.jp/hakusyo/r03/data.html（最終アクセス日：2022/10/30）／内閣府男女共同参画局：女性に対する暴力の根絶．http://www.gender.go.jp/policy/no_violence/index.html（最終アクセス日：2022/10/30）／ダニエル・J・ソンキン，マイケル・ダーフィ著，中野瑠美子訳：脱暴力のプログラム；男のためのハンドブック，青木書店，2003.／レノア・E・ウォーカー著，齋藤学監訳，穂積由利子訳：バタードウーマン；虐待される妻たち，金剛出版，1997.／警察庁：令和2年におけるストーカー事案及び配偶者からの暴力事案等への対応状況について．https://www.npa.go.jp/bureau/safetylife/stalker/R2_STDVkouhousiryou.pdf（最終アクセス日：2022/10/30）／内閣府男女共同参画局：男女間における暴力に関する調査．https://www.gender.go.jp/policy/no_violence/e-vaw/chousa/h11_top.html（最終アクセス日：2022/10/30）／National Center for Injury Prevention and Control，Centers for Disease Control and Prevention：National Intimate Partner and Sexual Violence Survey；2010 Summary Report，2011. https://www.cdc.gov/violenceprevention/pdf/nisvs_report2010-a.pdf（最終アクセス日：2022/10/30）／労働政策研究・研修機構：職場のいじめ・嫌がらせ，パワーハラスメントの実態―個別労働紛争解決制度における2011年度のあっせん事案を対象に―；資料シリーズNo.154，2015. https://www.jil.go.jp/institute/siryo/2015/154.html（最終アクセス日：2022/10/30）／友田明美：新版いやされない傷；児童虐待と傷ついていく脳，診断と治療社，2012.／Kempe, C. H., et al.：The battered-child syndrome. JAMA，7；181：17-24，1962.／柳川敏彦，他：子どもの虹情報研修センター平成25年度研究報告書，アジアにおける児童虐待への取り組みに関する研究；体罰の防止に向けて，2013，p.31-46.／キャロル・グレイ著，服巻智子訳：発達障害といじめ；いじめに立ち向かう10の解決策，クリエイツかもがわ，2008.／文部科学省：令和元年度児童生徒の問題行動・不登校等生徒指導上の諸課題に関する調査結果について，2020. https://www.mext.go.jp/content/20201015-mext_jidou02-100002753_01.pdf（最終アクセス日：2022/10/30）／OECD：How Was Life?，2014，p.150.／斎藤環：オープンダイアローグとは何か，医学書院，2015.／内閣府政策統括官（共生社会政策担当）：若者の意識に関する調査（ひきこもりに関する実態調査）報告書（概要版），2010. https://www8.cao.go.jp/youth/kenkyu/hikikomori/pdf/gaiyo.pdf（最終アクセス日：2022/10/30）／内閣府：生活状況に関する調査（平成30年度），2019. https://www8.cao.go.jp/youth/kenkyu/life/h30/pdf-index.html（最終アクセス日：2022/10/30）／齊藤万比古：ひきこもりの評価・支援に関するガイドライン，厚生労働科学研究費補助金こころの健康科学研究事業，思春期のひきこもりをもたらす精神科疾患の実態把握と精神医学的治療・援助システムの構築に関する研究，2007，p.10.／日本財団：不登校傾向にある子どもの実態調査報告書，2018，p.6. https://www.nippon-foundation.or.jp/app/uploads/2019/01/new_inf_201811212_01.pdf（最終アクセス日：2022/10/30）／生徒指導・進路指導研究センター：いじめ追跡調査2013-2015；いじめQ&A，国立教育政策研究所，2016，p.8. https://www.nier.go.jp/shido/centerhp/2806sien/tsuiseki2013-2015_3.pdf（最終アクセス日：2022/10/30）／不登校に関する調査研究協力者会議：不登校児童生徒への支援に関する最終報告；一人一人の多様な課題に対応した切れ目のない組織的な支援の推進，2016. http://www.mext.go.jp/component/b_menu/shingi/toushin/__icsFiles/afieldfile/2016/08/01/1374856_2.pdf（最終アクセス日：2022/10/30）／WHO（世界保健機関）著，国立精神・神経医療研究センター精神保健研究所自殺予防総合対策センター訳：自殺を予防する；世界の優先課題，2014.／厚生労働省社会・援護局総務課自殺対策推進室，警察庁生活安全局生活安全企画課：令和2年中における自殺の状況，2021. https://www.npa.go.jp/safetylife/seianki/jisatsu/R03/R02_jisatuno_joukyou.pdf（最終アクセス日：2022/10/30）／OECD iLibrary；Society at a Glance，2005，https://www.oecd-ilibrary.org/social-issues-migration-health/society-at-a-glance-2005_soc_glance-2005-en（最終アクセス日：2022/10/30）／日本学校保健会：保健室利用状況に関する調査報告書；平成28年度調査結果，2018.／樋口進，他：WHO世界戦略を踏まえたアルコールの有害使用対策に関する総合的研究；わが国の成人の飲酒行動に関する全国調査2013年2003年，2008年全国調査との比較，2014.／嶋根卓也，他：飲酒・喫煙・薬物乱用についての全国中学生意識・実態調査（2018年），令和元年度厚生労働行政推進調査事業費補助金（医薬品・医療機器等レギュラトリーサイエンス政策研究事業）平成30年度研究報告書，2019.／松本俊彦，他：全国の精神科医療施設における薬物関連精神疾患の実態調査，令和2年度厚生労働行政推進調査事業費補助金（医薬品・医療機器等レギュラトリーサイエンス政策研究事業）分担研究報告書，2021.／法務省法務総合研究所編：令和2年度犯罪白書，2020.／警察庁刑事局捜査支援分析管理官：犯罪統計資料第614号.／法務省法務総合研究所編：令和元年版犯罪白書，2019.／世界保健機関（WHO）ホームページ：ICD-11（国際疾病分類の第11回改訂版），2018. https://icd.who.int/（最終アクセス日：2022/10/30）／法務省法務総合研究所編：平成30年版犯罪白書，2018.／警察庁ホームページ：令和2年の特殊詐欺認知・検挙状況等について（確定値版），2021. https://www.npa.go.jp/bureau/criminal/souni/tokusyusagi/tokushusagi_toukei2020.pdf（最終アクセス日：2022/10/30）／警察庁・SOS47特殊詐欺対策ページ：特殊詐欺の手口と対策．https://www.npa.go.jp/bureau/safetylife/sos47/case/（最終アクセス日：2022/10/30）／藤岡淳子編：犯罪・非行の心理学，有斐閣，2007.

第 7 章 精神保健医療福祉の歴史と現在の姿

MEMO

Ⅰ 精神医療の歴史

A 諸外国における精神医療の歴史と現在

精神看護学❶
精神看護学概論／精神保健 p.230-240

1. フランス

1 歴史

・近代以前，精神障害者は，魔女狩りや宗教裁判の対象になった。

➡中世の終わり頃からは収容施設が開設されてきたが〔❶ **隔離や監禁・保護や救済** 〕が目的であった。

・1789 年のフランス革命前後，精神科医の〔❷ 〕は，パリのビセートル病院で精神病者を鎖から解放し「近代精神医学の父」と称された。

・19 世紀初めには精神病治療施設が創設され，〔❸ 〕が実施された。

➡これは科学的理論を基に，精神病者のおかれた劣悪な状況を徹底して改善し，患者の心に働きかけることで回復に導こうとするものである。

・その後，精神病者の治療においては停滞がみられたが，第 2 次世界大戦のナチスドイツ占領への抵抗の気運のなかで状況が大きく変わる。

・1945 年にレジスタンス出身のフランス医師連盟に組織された精神科医師集会が開催され，24 項目決議がなされた。

➡施設収容から〔❹ **社会・病院** 〕への大きな転換がなされた[1]。

・1960 年には，現在のフランスの精神医療の特徴ともいえるセクター制度の原点とみなされる通達が出された。

2 セクター制度（地区医療制度）

・セクター制度の基本理念としては，次のことがあげられている。

> ・できるだけ〔❺ 〕の段階で治療に取りかかること
> ・患者をその自然な環境から引き離すことを避けること
> ・一定の地理的範囲内において，〔❻ **同一・複数** 〕の医療福祉チームによるケアの継続を可能にすること

・セクター制度では人口約 7 万人で 1 セクターが構成され，およそ 1 つのセクターに 1 つの〔❼ 〕と，3 か所程度の医学心理センターがある。

・この制度は「〔❽ 〕のなかでの精神障害への許容度を高め，❽のなかで治療する」[2] という理念をもつ。

➡逆に住所不定の患者や外国人，対応困難な患者などをセクター間で排除し合う

傾向があることが指摘されている。

MEMO

2. イギリス

1 歴史

・1247 年，ヨーロッパにおける最も古い歴史をもつ施療院がベツレヘム聖マリア修道院に設けられた。

➡後に〔❾ 〕とよばれ，悲惨な収容施設の代名詞的存在となった。

・1751 年に〔❿ 〕という収容施設がロンドンに創設された。

➡院長のウィリアム・バッティは自然治癒力と精神治療の重要性を指摘した人として知られている。

・1792 年にウィリアム・テュークが〔⓫ 〕（隠退所）を開設した。

➡この施設では患者の〔⓬ **身体的／遺伝的・心理的／環境的** 〕側面を重視し，治療を看護重視に切り替え，柔らかく包み込むような環境を提供することで素晴らしい成果をあげた。

・1830 年代にはジョン・コノリーらにより〔⓭ 〕運動が提唱された。

・1949 年，スコットランドのテイングルトン病院でジョージ・M・ベルが全病棟の鍵を開放した。

➡〔⓮ 〕（開放化運動）の先駆けとなった。

2 精神保健に関するナショナル・サービス・フレームワーク（NSF-MH）

・イギリスの精神保健改革は，〔⓯ 〕化の理念のもとに〔⓰ 〕の開発を，着実に，しかも急速に促進してきたことで知られる。

➡特に 1999 年から取り組まれた「精神保健に関するナショナル・サービス・フレームワーク」が重要である。

3. アメリカ

1 歴史

・アメリカは常にヨーロッパでの動きをみながら自国での様々な制度を独自に構築してきた。

・1908 年にはクリフォード・W・ビアーズが「我が魂にあうまで」で〔⓱ **自身・家族** 〕の悲惨な精神病院入院体験記を公刊し，精神衛生運動につながった。

・州立精神病院は巨大化し，〔⓲ 〕病の問題が指摘された。

➡⓲病とは，医療施設での長期にわたる集団的収容生活により生じる，心身の障害を指す。

・1950 年代後半から脱施設化が開始された。

➡ただし，十分な予算措置の裏づけがなく実施されたため，精神障害者の〔⓳ 〕化など，好ましからざる現実を招いた。

MEMO

➡他方，リハビリテーションセンターやファウンテンハウスのような精神障害者の自助グループである〔⑳　　　　〕が1940年代後半から出現し，精神障害者の未来を切り拓く活動を行ってきた。

2 現代の精神障害者へのケア

・病院中心の医療から，コミュニティを基盤としたヘルスケアと福祉サービスの統合が目指されるようになってきている。

・その代表が〔㉑　　　　〕（日本では包括的地域生活支援プログラムという）である。

➡大規模精神病院の病棟のスタッフを地域に振り向け，多職種の連携体制のもとで365日24時間，患者を支援する。

4. イタリア

1 歴史

・イアリアの脱施設化改革は1960年代の初めに北部から開始された。

・1961年にフランコ・バザーリアが州立精神科病院の院長に就任した。

・1978年の〔㉒　　　　〕法という急進的な法律が画期（かっき）となる。

・この法律のもとでは新たな〔㉓　　　　〕が禁じられ，次いで〔㉔　　　　〕の設立が禁じられるとともに，各州に公立病院廃止の権限を与えた。

2 脱施設化の現状

・脱施設化は他国より急速に進行することとなったが，心理教育やリハビリテーションの介入が簡単に利用できないなどの問題を抱えている[3)]。

5. 精神医学における疾患概念の確立：その治療法と研究の進展

1 精神医学の疾患概念の理論的展開

・ドイツの〔㉕　　　　〕は，早発性痴呆（1896年）と躁うつ病（1899年）を分類し，疾患概念の確立に努めた。

・オーストリアの〔㉖　　　　〕は，精神疾患の発病と経過に深層心理が重要な役割を果たすという考えを展開し，精神分析療法を確立した。

2 ショック療法と精神外科

・第1次世界大戦末期から第2次世界大戦までの間の時期に，精神疾患患者の外部から大きな刺激を与える治療法が相次いで開発された。

・ユーゴ・チェルレッティによる〔㉗　　　　〕療法は，うつ病の重度昏迷状態などへの治療効果は，今も注目すべきものがある。

➡㉗療法の問題点を改善した〔㉘　　　　〕療法は，精神科臨床のなかで重要な役割を担っている。

・1935年にポルトガルのエガス・モニスによって開始された術式である〔㉙　　　　〕は登場時は興奮状態や暴力などの治療困難な諸症状を改善する治療法として世界各地で行われた。

➡後に生命への危険や深刻な脳の侵襲による〔㉚　　　　〕水準の低下が問題

になり，まったく行われなくなった。

➡この後遺症状への対応の努力のなかで，患者の日常生活，行動，環境面を改善・向上させることによって，患者の社会性を高め，社会復帰にまでもっていこうとする〔㉛　　　　　〕療法が生み出された[4)]。

MEMO

3　向精神薬の発見と治療への応用と変化

・1952 年，パリ大学のジャン・ドレーとピエール・G・ドニケルが〔㉜　　　　　　〕という抗精神病薬を初めて統合失調症の治療に使用し，画期的な成果を上げた。

・近年，多剤併用療法は，診療報酬上〔㉝　**加点・減点**　〕されるようになったことで確実に〔㉞　**増加・減少**　〕傾向にあり，多くの患者にとって好ましい方向に向かっている。

4　統合失調症の長期予後研究の重要性

・1970 年代に相次いで論文化された統合失調症の長期予後研究は，この疾患がかなりの治療可能性をもつことを明らかにした。

・コートニー・M・ハーディングらによって行われた，バーモント研究は，治療初期からのリハビリテーションの導入が〔㉟　**短期・長期**　〕予後に好ましい影響を残すことを示した。

5　アメリカ精神医学協会による診断基準の成立

・精神医学的診断学の見地からは 1980 年の DSM-Ⅲの成立が重大な契機をなす。

➡これはアメリカ精神医学協会を中心になされた〔㊱　　　　　　〕の標準化の試みである。

・DSM は，精神医学研究の深化とともに改訂が繰り返され，2022 年現在では〔㊲　　　　　〕が刊行されている。

B 日本における精神医療の歴史と現在

精神看護学❶
精神看護学概論／精神保健 p.240-249

1. 明治以前

・精神病者は「狐つき」などとされ，各地で宗教儀礼が行われる一方で，多くの〔❶　　　　　〕療法が試みられた。

➡多くは科学的根拠に乏しく今日的意義をもつものは少ない。

2. 明治以後

・1875（明治 8）年に日本で最初の精神科病院として〔❷　　　　　　　　〕が開設された。

・1879（明治 12）年には〔❸　　　　　　　　〕が発足し，1886（明治 19）年には東京府巣鴨病院となった。

・1883（明治 16）年には，精神変調した旧藩主を，家族が自宅で監禁した後に❸へ入院させていたところ，旧藩士より不当監禁であるとして告訴された〔❹

MEMO

〕事件が起こり，社会に大きな影響を与えた。

・④事件を契機に 1900（明治 33）年，〔⑤　　　　　　　　〕法が制定された。

➡精神病院・精神病室がほとんどないなかで，この法律は〔⑥　　　　　　　〕での監督が主体となっていた。

・日本の精神医学の先駆者とされる〔⑦　　　　　　〕は，1918（大正 7）年に樫田五郎とともに「精神病者⑥ノ実況及ビ其統計的観察」を報告した。

➡この報告は病者の大半が医療を受けられないばかりか，人間として最低限の扱いすら受けていない姿を浮き彫りにした。

・1919（大正 8）年に精神病院法が制定された。

➡この法律の大きなねらいの一つは貧困患者の救護にあり，監護の責任者が〔⑧ 監護義務者・精神病院長 〕へ変更された。

・精神障害への差別を示すものとして，1940（昭和 15）年の〔⑨　　　　　　　〕法の成立が重要である。

➡この法律では悪質な遺伝性疾患を撲滅するという政策の第一の対象に精神疾患があげられている。

3. 第2次世界大戦後

1　諸法律の創設と改正

・諸外国が第 2 次世界大戦後，病院を縮小し地域精神医療の充実へと移行していったのに対し，日本では世界的潮流と逆行する動きがみられた。

・1950（昭和 25）年に精神衛生法が制定された。

➡諸規定のなかで，〔⑩　　　　　　〕の廃止，精神衛生審議会の設置，〔⑪　　　　　　　〕制度の設置が特に重要である。

・精神病床の増加は 1956（昭和 31）年から顕著となり，1985（昭和 60）年頃まで続いた。

・要因としては，①技術革新，向精神薬の導入，②精神衛生法の改正，③1958（昭和 33）年の精神科定員特例による安易な増床などがある[5)]。

・1964（昭和 39）年の駐日アメリカ大使が統合失調症の少年に刺された〔⑫　　　　　　　　〕事件を受けて，翌 1965（昭和 40）年に精神衛生法一部改正が実現した。

➡一部改正の具体的な内容としては，①〔⑬　　　　　〕入院制度の強化，②〔⑭ 病院・地域 〕医療の強化，という面があった。

・1984（昭和 59）年に，精神科病院で看護職員らの暴行により，患者 2 名が死亡した〔⑮　　　　　　　〕事件が報道され，WHO から日本の精神医療の問題点が厳しく指摘された。

・これを受けて精神疾患患者の権利擁護を目指し，1987（昭和 62）年に精神衛生法が精神保健法に改正された。

〈精神保健法の主要な改正点〉

- 精神障害者本人の同意による〔⑯　　　　　　〕などの入院形態の改正
- 入院時の書面による病者の諸権利などの告知義務
- 入院時の行動制限の諸規程
- 資格や責任性が求められる〔⑰　　　　　　　　〕制度の制定
- 強制入院の妥当性について審査する〔⑱　　　　　　　　〕会の設置
- 精神障害者社会復帰施設の法定化

MEMO

・1993（平成5）年の障害者基本法の成立を受けて，1995（平成7）年に〔⑲　　　　　　　〕法が成立した。

・その後，触法精神障害者の処遇のための法律が2003（平成15）年に〔⑳　　　　　〕法という形で公布され，2005（平成17）年7月4日に施行された。

2　地域精神医療への変化

・日本では，戦後しばらくは，施設収容型医療が継続していた。

・1950年代後半からは，精神科リハビリテーション技法が様々に試みられていた。

➡患者との間で何らかの身体的活動を媒介にして，治療的人間関係の促進を図る治療法である〔㉑　　　　　〕療法は戦前から加藤普佐治郎（かとうふさじろう）が試みている。

➡患者を生活上の特徴や特性によって分類し，それぞれに合った指導法を行う〔㉒　　　　　〕臨床は臺弘（うてなひろし）や湯浅修一（ゆあさしゅういち）が実践し大きな注目を集めた。

①戦後の地域精神医療の歴史

・1983（昭和58）年から始まった「国連障害者の10年」は，〔㉓　　　　　　　　　〕の理念の普及や新しい障害概念の精神障害者への応用など，精神障害者福祉の推進に大きな影響を与えた。

➡㉓とは，障害者などが地域で普通の生活を営むことを当然とする福祉の基本的考えをいう。

・1985（昭和60）年以降は，脱施設化の歩みとともに㉓へ向けての歩みが進行していく。

3　精神医療福祉における看護師の役割

・看護師として念頭におくべきことは，〔㉔ **個々の人生のなかでのその人らしさに着目する・精神症状の束として患者をとらえる** 〕とともに身体的側面も含めて，きめ細かな観察をもとに患者の目指すべきものを発見することを助け，日常生活に根を下ろした形で自己実現を援助することだろう。

・また，人としての〔㉕　　　　　〕が侵されやすい患者の目線で考え，利用可能な諸制度に関しても理解を深めることが重要となる。

MEMO

II 精神障害をもつ人を守る法・制度

精神看護学❶
精神看護学概論／精神保健 p.249-256

1. 何のために法律や制度を学ぶのか

・何か問題が生じたとき，社会全体が混乱をきたすことを防ぐため，社会の秩序を守る約束事として法律がつくられた。

➡法律は〔❶　　　　〕により社会を支えるインフラと考えることができる[6)]。

・法律は，個人としての精神障害者の権利を保障するものもあれば，一時的に制限するものも存在している。

2. 個別の法律や制度

1 精神保健福祉法

・1987（昭和62）年の精神衛生法から精神保健法への改正以後，障害者基本法の成立を経て1995（平成7）年に精神保健福祉法となり，法の目的に「自立と〔❷　　　　〕への参加の促進」が加えられた。

・経時的に改正が行われてきたが，最近では2013（平成25）年6月に一部改正が成立した。

➡従来の法律では患者家族の負担が大きいとの批判を受け，〔❸　　　　〕制度が廃止された。

2 障害者基本法

・1970（昭和45）年に制定された心身障害者対策基本法が，1993（平成5）年に全面改正され，障害者基本法となった。

・改正の最も大きな特徴は，精神障害者が初めて〔❹　　　　〕として法的に位置づけられ，〔❺　　　　〕施策の対象となったことにある。

・また，2011（平成23）年にも一部改正が行われた。

➡この改正における大きな特徴として次の2つがある。

❹の定義の拡大	性同一性障害のように，従来であれば「❹」に含まれない者も，広く同法の対象とされることとなった
〔❻　　　　〕の概念の導入	❻の実施は国や地方公共団体においては義務として，また一般事業者においては努力義務として位置づけられている

❻

・こうした改正は，2006（平成18）年に国連総会で採択された〔❼　　　　〕条約の批准に向けた国内法整備の一環であった。

➡2014（平成26）年にこの❼条約は正式に批准された。

3 障害者総合支援法

・障害保健福祉施策は，2003（平成15）年度からノーマライゼーションの理念に基づき支援費制度により充実が図られたが，問題点が多く，2006（平成18）年度から〔❽　　　　〕法が施行された。

・また，2013（平成25）年4月には，〔❾　　　　〕法と法律の名称を変えて施行された。

MEMO

4 障害者虐待防止法

・障害者虐待(ぎゃくたい)防止法は，障害者に対する虐待を防ぐために制定された法律である。

➡この法律に基づき，障害者に対する虐待の防止や対応の窓口となる市町村〔⑩　　　　〕センターや都道府県〔⑪　　　　〕センターが設置された。

5 発達障害者支援法

・この法律は発達障害者の福祉的援助に道を開くため，「発達障害の早期〔⑫　　　　〕」「発達支援を行うことに関する〔⑬ **医療者・国及び地方公共団体** 〕の責務」「発達障害者の自立及び社会参加に資する支援」という目的を初めて明文化した法律である。

6 自殺対策基本法

・自殺対策法とも通称され，1998（平成 10）年から年間の自殺者数が〔⑭　　　　〕万人を超え続けた日本の状況に対処するため制定された法律である。

7 その他の法律や制度

・〔⑮　　　　〕**法**：国が生活に困窮(こんきゅう)するすべての国民に対し，その困窮の程度に応じて必要な保護を行い，その最低限度の生活を保障するための法律である。

➡日本国憲法第 25 条で保障された〔⑯　　　　〕権を具体化するものとして制定された。

・〔⑰　　　　〕**制度**：障害者になって働くことで生活費を得ることが困難になった場合に，あらかじめ保険料を払った人については一定の所得を保障する制度である。

・〔⑱　　　　〕**法**：民間企業に一定割合以上の雇用率（法定雇用率）の達成を義務づけ，達しなかった企業からは障害者雇用納付金を徴収する。

・〔⑲　　　　〕**制度**：判断能力が不十分になった人が不利益を被らないよう，家庭裁判所に申し立て，援助をしてくれる人（後見人，保佐人，補助人）を付けてもらう制度である。

➡判断能力が衰える前から利用できる〔⑳　　　　〕制度と，判断能力が衰えた後でないと利用できない〔㉑　　　　〕制度がある。

・〔㉒　　　　〕**法**：殺人など特に重大な罪を犯しながら，犯行時には心神喪失あるいは心神耗弱の状態にあった精神障害者を，特別の治療施設（指定医療機関）で治療し，「病状に伴う同様の行為の再発を防止する」ことを目的とした法律である。

➡この法律に基づいて定められた〔㉓　　　　〕制度では触法精神障害者を指定医療機関で精神鑑定を行い，その結果を踏まえて，指定入院機関での入院（通院）治療の要否を決める。

➡この審判には，裁判官や検事，弁護士のみならず，精神保健判定医資格をもった〔㉔　　　　〕と，主として精神保健福祉士からなる〔㉕　　　　〕が関与することになっている。

・〔㉖　　　　　　　　〕**法**：2004（平成16）年，「犯罪被害者等の権利や利益の保護を図る」ことを目的に施行された法律である。

MEMO

III 精神保健福祉法における医療の形態と患者の処遇

・精神科医療の特殊性として一番に考えられるのは「強制」医療ということである。
・法律を厳格に遵守しつつも，最も制限が〔❶　**多い・少ない**　〕，管理的，強制的で〔❷　**ある・はない**　〕方法を常に検討し，ケアに当たることが求められる。

A 入院医療の形態

精神看護学❶
精神看護学概論／精神保健 p.257-270

1. 精神保健指定医，特定医師

1 精神保健指定医

・精神保健指定医は1987（昭和62）年の精神保健法から始まった制度で，〔❶　　　　〕の指定する資格である。
➡一部の重要な決定を指示できる医師であり「強制医療の判断は十分な経験と知識に裏付けられた専門性をもった精神科医しか行えない」とすることで患者の〔❷　　　〕を保障する役割を担っている。

2 特定医師

・特定医師は，2006（平成18）年の法改正で導入された。
➡「精神保健指定医が不在の緊急時に指定医に代わって精神保健指定医が来るまでの指示ができる医師」である。
・特定医師を置けるのは〔❸　　　　　〕とされている。
➡❸とは，地域の精神科救急医療（夜間休日の診療）を担うなどの役割をもった病院である。

〈**精神保健指定医と特定医師**〉

	精神保健指定医	特定医師
任意入院の制限	72時間	12時間
医療保護入院の制限	制限なし	12時間
応急入院の制限	72時間	12時間
隔離の制限	〔❹　72時間・制限なし　〕	12時間
身体的拘束	実施の判断を〔❺　行える・行えない　〕	実施の判断を〔❻　行える・行えない　〕

❹
❺
❻

2. 任意入院

1 目的

・精神保健福祉法では〔❼　**強制的な・本人の意思に基づいた**　〕入院を基本と考えている。

➡これを任意入院といい，「できるだけ開放的処遇のもと人権に配慮した医療を行うこと」を目指している。

・入院に際しては，医師による文書での告知と本人の〔⑧　　　　　〕の提出が必要となる。

2　入院後の制限

・入院した後も本人が希望すれば〔⑨　　　　　〕できるように規定されている（精神保健福祉法第 21 条第 2 項）。

・精神保健指定医の診察の結果，医療および保護のため入院継続をしたほうがよいと判断される場合には 72 時間を限度に退院の制限ができる。

・任意入院が長期化しないようにするために，入院が〔⑩　　　〕年を超えるときには入院の再確認のため書面で同意を確認することとなっている。

➡この際の告知は看護師が〔⑪　**行うことができる・行ってはならない**　〕。

3. 措置入院

1　目的

・措置入院とは精神保健福祉法第 29 条に規定されており，〔⑫　　　　　〕の恐れがあると判断された場合，〔⑬　　　　　〕の権限により入院する制度である。

➡公的な強制力の強さから極めて慎重な病状判断を必要とする。

➡〔⑭　　　　　〕2 人が診察（措置診察）し，2 人がともに入院の必要があると診断して初めて入院となる。

2　入院後の制限

・行動制限や電話など通信の制限，面会制限は〔⑮　**行われることがある・行ってはならない**　〕。

・「措置入院」の開始に対しての取消しは，不服申し立てが〔⑯　**可能である・できない**　〕。

3　入院後の手続き

・〔⑰　　　　　〕**報告**：入院者の人権擁護と適正な医療の確保のため，入院継続が必要な症状であるかを定期的に報告する義務がある。

・〔⑱　　　　　〕**届**：措置症状が消失したと認められるに至ったときは，直ちに措置解除を行わなければならない。

4　緊急措置入院

・措置入院の診察が必要であるにもかかわらず⑭が 1 人しかいない場合（急速な入院の必要性）に，〔⑲　　　〕時間を限度に〔⑳　　　　　〕の命令により入院するものを緊急措置入院という。

MEMO

MEMO

4. 医療保護入院

1 目的

・医療保護入院は〔㉑　　　　　　　〕による診察の結果，医療および保護のために入院の必要があると判断された場合であって，本人が治療に同意せず，しかし家族等の同意があるときの入院形態である。

2 家族等に関する規定

・「家族等」とは，①配偶者（夫，妻），②親権を行うもの（通常未成年者の親），③扶養義務者（成人した人の親もしくは兄弟姉妹等），④〔㉒　　　　〕人または〔㉓　　　　〕人，のことを指す。

・家族等がだれもいないか，家族等の全員が心神喪失などで意思表示のできない場合に限って，患者の居住地の〔㉔　　　　　　〕が家族の代わりに同意して入院する。

3 入院後の制限

・行動制限，電話など通信の制限，面会制限などは〔㉕ **行われることがある・行ってはならない** 〕。

4 入院後の手続き

・**入院届・入院診療計画書**：入院後 10 日以内に提出し，〔㉖　　　　　　　　〕が入院の適切性を審査する。

・〔㉗　　　　　〕**報告**：医療保護入院でも，本人の意思に反する入院の是非について定期的（入院後 12 か月ごと）に報告する義務がある。

・〔㉘　　　　　　　　　　〕**の指定**：2014（平成 26）年度の法改正により，医療保護入院者が可能な限り早期に退院できるよう，退院支援の中心的役割を果たす㉘を指定することになった。

5 退院審査請求（退院などの請求による審査）

・精神保健福祉法第 38 条の 4 に基づき，入院している病院の都道府県に対して，退院や処遇の改善を請求することができる制度を退院審査請求という。

➡請求を受けた都道府県知事（もしくは政令指定都市の長）は〔㉙　　　　〕に審査を求める。

➡患者本人が請求を行う場合には電話を含む口頭による請求も認められており，「厚生労働大臣の定める処遇の基準」には「閉鎖病棟内にも〔㉚　　　　〕等を設置するものとする」などと規定されている。

5. 応急入院

1 目的

・応急入院は医療保護入院の緊急版といった性格のもので，精神保健指定医による診察の結果，医療および保護のために入院の必要があると判断された場合であって，本人が治療に同意せず，家族等の同意が得られない場合に〔㉛　　　〕時間に限り入院する形態である。

2　入院後の制限

・入院後の制限については医療保護入院に準じる。

6. 通報と移送

1　通報

・精神障害者またはその疑いのある者を知った者は，一般人でも〔㉜　　　　　〕に通報するか，あるいは自傷他害の恐れがあれば警察に伝え，警察官がその必要性を認めれば警察官が㉜に通報することになる。

➡この通報を受けた場合には〔㉝　　　　　　　〕が診察に立ち会うことになる。

2　移送

・医療者や家族が入院を勧(すす)めても本人が受療に応じない場合は，精神保健福祉法第34条に基づき，〔㉞　　　　　　　　〕が患者を応急入院指定病院に移送する制度がある。

➡この制度は手続きが煩雑で時間がかかるなど，実施に困難が多く，件数が少ない。

・また，㉞は措置入院をしようとする際に，同第29条の2の2に基づき，措置入院を行う〔㉟　　　　〕に移送しなければならない。

3　外来通院費用

・〔㊱　　　　　　　　　　〕法では自立支援医療として，都道府県・政令指定都市により通院医療に係る自立支援医療費が支給される。

Ⓑ 入院患者の処遇と権利擁護

精神看護学❶
精神看護学概論／精神保健 p.270-278

1. 自己決定の尊重，入院患者の基本的な処遇

・精神科病院に入院した患者は，非自発的入院であっても本人の自己決定が尊重されるように処遇されるべきである。

・「厚生労働大臣の定める処遇の基準」では「入院患者の処遇は，患者の個人としての尊厳を尊重し，その人権に配慮しつつ，適切な精神医療の確保に適したものであり，行動制限は最も〔❶　**多い・少ない**　〕制限でなければならない」とされている。

2. 開放処遇

・特に任意入院の場合には自らの意思で入院する形態であるから，入院中も基本的には自由に外出などができるはずである。

➡この処遇を〔❷　　　　　　〕という。

・精神科病院では，一般的に次の2つの病棟がある。

MEMO

MEMO

・**閉鎖病棟**：終日，玄関は施錠されている。
・**開放病棟**：〔❸　**終日・夜間を除き**　〕玄関は開いている。

・任意入院の場合は開放病棟で処遇される必要がある。
・症状が激しくなり，任意入院だが閉鎖病棟に移るなどして保護しなくては本人が守れない，というときは❷の制限をする。
➡この際は〔❹　　　　　　〕が診察し，本人に告知する。

3. 入院中の行動制限

・精神保健福祉法第36条において，「精神科病院の管理者は，入院中の者につき，その医療又は保護に欠くことのできない限度において，その行動について必要な制限を行うことができる」としている。
・一方，同条第2項では，人権保護の観点から，以下の2つの行動については絶対に制限をしてはならないものとして規定している。

①〔❺　　　　〕の発受
②人権擁護に関する行政機関の職員，弁護士（代理人）との〔❻　　　　〕，〔❼　　　　〕

1　隔離

・隔離とは患者の症状からみて，本人または周囲の者に危険が及ぶ可能性が著しく高く，それ以外の方法ではその危険を回避することが著しく困難であると判断される場合に，個室もしくは多床室に，患者1人を入室させて〔❽　　　　〕することである。
・隔離を行ううえで注意すべき事項には，次のようなものがある。

・医師は精神症状を診察したうえで隔離の指示を出し，患者に対して告知する
・隔離の理由，開始（および解除）した日時を〔❾　　　　〕に記載する
・医師は〔❿　　　〕日に1回は診察を行う
・隔離が〔⓫　　　〕時間以上になる場合には，〔⓬　　　　　　　〕の指示が必要となる
・隔離中は定期的な会話などによる注意深い観察と適切な医療・保護を行う
　➡「注意深い観察」とは，30分に1回の観察を基準とする

・本人が静かで安全な環境を希望し，本人の意思により保護室への入室と❽を求める場合がある。
➡これは隔離に〔⓭　**当たる・当たらない**　〕。
➡本人の意思による入室である旨を明記し，〔⓮　**口頭・書面**　〕で同意を得る。

2　身体的拘束

・身体的拘束は「特別に医療的な配慮がなされた衣類又は綿入り帯等を使用して，一時的に患者の身体を拘束し，その運動を抑制する行動の制限」である。

・身体的拘束を行ううえで注意すべき事項には，次のようなものがある。

・〔⑮　　　　　　　　　〕が診察し，指示をする
・〔⑯　　　　　　〕に理由，開始（および解除した）日時を記載する
・身体的拘束を行っている間は，原則として常時の臨床的観察を行わなければならない
➡15分に1回の観察を基準とする

・以下の行為は身体拘束に〔⑰　当たる・当たらない　〕。

① 車椅子（いす）の転倒防止のための短時間のベルト固定
② 短時間の輸液のための固定
③ 鍵付きでない危険防止のためのつなぎ服

3　精神保健福祉法と患者と家族の権利

・入院状況にある患者の人権保障という観点から，公平中立な立場で判断する機関が都道府県（および政令指定都市）に設置される〔⑱　　　　　　　　　〕である。
・⑱の業務としては，次のようなことを行う。

① 医療保護入院の届け出
② 措置入院，医療保護入院患者の定期病状報告
③ 患者からの〔⑲　　　　〕請求，〔⑳　　　　　　〕請求の審査

C 法の運用と看護ケア

精神看護学❶
精神看護学概論／精神保健p.278

・多忙な業務を抱えて，多くの患者さんの処置やケア計画で一日が過ぎるというようなとき，「法の範囲で適切にケアしている」ことだけに依拠してしまうと，作業的に業務をこなす看護になってしまうかもしれない。
➡入院している人の声なき声に応え，いたわりと配慮を欠かさないことを前提に法律を守っていくことが求められる。
・入院している人の声なき声に応え，いたわりと配慮を欠かさないことを前提に法律を守っていくことが求められる。
・また，医療保護入院の見直しや，隔離や身体的拘束の最小化に向け基準の見直しなどが検討されるなかで，看護師には，社会の側から考える視点を持つことも求められる。

MEMO

文献

1) ジェラール・マッセ，他著，岡本重慶，和田央訳：絵とき精神医学の歴史，星和書店，2002.
2) 前掲書1).
3) 清野絵，他：イタリアにおける精神医療改革〈松原三郎，佐々木一編：世界における精神科医療改革〈専門医のための精神科臨床リュミエール22〉〉，中山書店，2010，p.105-117.
4) 浅野弘毅：精神医療論争史；わが国における「社会復帰」論争批判，批評社，2000.
5) 岡田靖雄：日本精神科医療史，医学書院，2002.
6) 木村草太：キヨミズ准教授の法学入門，星海社，2012.

参考文献

・ピエール・ピショー著，帚木蓬生，大西守訳：精神医学の二十世紀，新潮社，1999.
・エドワード・ショーター著，木村定訳：精神医学の歴史；隔離の時代から薬物治療の時代まで，青土社，1999.
・浅井邦彦，他：精神科医療における行動制限の最小化に関する研究；精神障害者の行動制限と人権確保のあり方，平成11年度厚生科学研究受補助金（障害保健福祉総合研究事業），2000.
・伊勢田堯，西田淳志：近年のイギリスにおける精神保健改革〈松原三郎，佐々木一編：世界における精神科医療改革〈専門医のための精神科臨床リュミエール22〉〉，中山書店，2010，p.24-39.
・大谷實：新版精神保健福祉法講義，成文堂，2010，p.164.
・小俣和一郎：精神病院の起源；近代編，太田出版，2000.
・小俣和一郎：精神病院の起源，太田出版，1998.
・川本哲郎：強制治療システムのこれから〈町野朔編：精神医療と心神喪失者等医療観察法〉，ジュリスト増刊，有斐閣，2004，p.122-126.
・厚生労働省：各種様式について．http://www.mhlw.go.jp/seisakunitsuite/bunya/hukushi_kaigo/shougaishahukushi/kaisei_seisin/youshiki.html（最終アクセス日：2022/10/30）
・高柳功，他編著：三訂精神保健福祉法の最新知識；歴史と臨床実務，中央法規出版，2015.
・日本精神科救急学会：精神科救急医療ガイドライン（1）；総論及び興奮・攻撃性への対応，2009.
・下里誠二編：最新CVPPPトレーニングマニュアル；医療職による包括的暴力防止プログラムの理論と実践，中央法規出版，2019.
・山内俊雄，他編：精神科専門医のためのプラクティカル精神医学，中山書店，2009，p.622.
・清水順三郎：精神障害の理解〈佐藤壹三監：精神障害をもつ人の看護〈新体系看護学全書〉〉，メヂカルフレンド社，2002.
・田口寿子：フランス精神医療の歴史・現状・課題〈松原三郎，佐々木一編：世界における精神科医療改革〈専門医のための精神科臨床リュミエール22〉〉，中山書店，2010，p.118-127.
・Brown, G.W., et al.：Influence of family life on the schizophrenic disorders；a replication. Br J Psychiatry，121（562）：241-258，1972.
・WHO Regional Office for Europe：Policies and practices for mental health in Europe；meeting the challenges, WHO Regional Office for Europe, 2008.
・ジャック・オックマン著，阿部惠一郎訳：精神医学の歴史，新版，白水社，2007.
・八木剛平，田辺英：精神病治療の開発思想史；ネオヒポクラティズムの系譜，星和書店，1999.
・八木剛平：精神分裂病の薬物治療学；ネオヒポクラティズムの提唱，金原出版，1997.
・Harding C. M.，Brooks G.W.：The Vermont Longitudinal Study of Persons With Severe Mental Illness, II；Long-Term Outcome of Subjects Who Retrospectively Met DSM- III Criteria for Schizophrenia, Am J Psychiatry，144（6）：727-735, 1987.
・八木剛平，田辺英：日本精神病治療史，金原出版，2002.
・岡田靖雄：吹き来る風に；精神科の臨床・社会・歴史，中山書店，2011.
・桑原治雄：日本における地域精神医療の歴史〈松下正明編：精神医療の歴史〈臨床精神医学講座S1巻〉〉，中山書店，1999.
・谷中輝男：生活支援；精神障害者生活支援の理念と方法，やどかり出版，1996.
・大谷實：精神科医療の法と人権，弘文堂，1995，p.34.
・姜文江，辻川圭乃編：自由を奪われた精神障害者のための弁護士実務；刑事・医療観察法から精神保健福祉法まで，現代人文社，2017，p.123-129.
・国立精神・神経センター精神保健研究所：精神保健医療福祉に関する資料，2021．https://www.ncnp.go.jp/nimh/seisaku/data/（最終アクセス日：2022/10/30）
・日本精神科看護協会監：新・看護者のための精神保健福祉法Q & A；平成27年版，中央法規出版，2015，p.252-253.
・崎山治男：「心の時代」と自己；感情社会学の視座，勁草書房，2005.
・横田泉：精神医療のゆらぎとひらめき，日本評論社，2019.
・中井久夫：サリヴァン，アメリカの精神科医，みすず書房，2019，p.80.

精神障害をもつ人の看護

第1章 精神医療・看護の対象者：精神の病気・障害をもつということ

MEMO

I 「精神(心)を病む」とはどういうことか

精神看護学❷ 精神障害をもつ人の看護 p.2-4

1. 精神疾患はなぜ重要な医療テーマなのか？

・精神疾患は，2011（平成23）年より，悪性新生物，糖尿病，脳血管疾患，虚血性心疾患に加えて〔❶ 〕となった。

2. 病(やまい)の定義

▶病（illness） 英語のillnessは，からだや心のどこかが〔❷ 〕を損なっており，〔❸ **自覚的・他覚的** 〕な体調不良であることを示す。

▶障害（disorder） ある特定の生体機能の障害や個人的苦痛があるが，〔❹ 〕とよぶには，その成因，病態がはっきりと特定されていないものをいう。

3. 現時点でのまとめ：精神(心)を病むとはどういうことか

・精神（心）を病むとは「症状のために著しい苦痛または社会的，職業的，またはほかの重要な領域における〔❺ 〕の障害を引き起こしていること」と言い表せる。

II 精神障害と差別

A スティグマ

精神看護学❷ 精神障害をもつ人の看護 p.5-7

・スティグマとは「人の社会的価値を〔❶ **高める・低める** 〕〔❷ **望ましい・望ましくない** 〕属性」であり，精神障害者への差別や排除と絡み合っている。

・精神障害者にまつわるスティグマや偏見の克服と差別解消のため，厚生労働省は2004（平成16）年に「〔❸ 〕宣言」を発表した。この指針に基づき精神疾患や精神障害者の正しい理解の普及啓発が進められている。

B 障害者差別の解消に向けて

精神看護学❷ 精神障害をもつ人の看護 p.8-10

・障害者差別解消法は，障害者に対する「〔❶ 〕取り扱い」および「〔❷ 〕の不提供」を差別と規定する。

・障害を理由とした差別を解消するための措置は「❶取り扱いの禁止」および

「❷の提供」の2つに分類される。

MEMO

Ⅲ 精神障害をもつ人はどのようなことを経験し感じているか

精神看護学❷
精神障害をもつ人の看護 p.10-15

・パトリシア・E・ディーガンは，リカバリーは苦痛や苦闘がないことではなく，苦悶から〔❶　　　　〕への変容であるとした。

・ディーガンによると，苦悶とはむなしい苦痛であるが，希望が生まれることで苦悶は❶へ変容する。

Ⅳ 精神障害と共に生きる

精神看護学❷
精神障害をもつ人の看護 p.15-19

1. 精神障害を社会がどのようにみてきたかを概観する

・ヨーロッパでは，長きにわたり，精神障害をもった人々が“狂人”や“悪魔憑（つ）き”とみなされていたが，18世紀になると，搾取的な社会的環境の犠牲（ぎせい）者であるという考えが受け入れられるようなった。

・フランスの精神科医〔❶　　　　　〕が患者を鎖から解放した件は，精神を病める人の解放の象徴である。

・19世紀までの歴史では，治療の主体は常に〔❷　**医師・患者**　〕にあり，❷が診断や治療に責任をもち，〔❸　**医師・患者**　〕にあるのは治療に協力する「義務」であった。

➡これを〔❹　　　　　　　　〕とよぶ。

2. 生活機能モデル：国際障害分類から国際生活機能分類への変遷

・このような歴史を経て，現在は治療や支援の概念が変化している。欧米を中心に，病をもった人々に対し〔❺　**病気の治療・希望や生活**　〕を最優先する考え方から〔❻　**病気の治療・希望や生活**　〕を最優先する考え方に変化していった。これを象徴するのが2001年に世界保健機関（WHO）が提唱した，国際障害分類から国際生活機能分類への概念の変化である。

・**国際障害分類**：疾病→機能障害→能力障害→社会的不利という直線的因果律で説明される概念。
・**国際生活機能分類**：心身機能，活動，参加等といった〔❼　　　　　　〕を表す言葉を用い，これらが健康状態や環境因子，個人因子と相互に影響を与えることを示した概念。

3. リカバリー概念：当事者の主体的な自分の人生への関与

- 1990年代に，「治癒」とは異なる価値として，当事者サイドから，障害を抱えながらの生き方のプロセスを表す言葉である「〔❽　　　　　　　〕」の運動が広まった。
- メアリー・E・コープランドは，WRAP®（Wellness Recovery Action Plan，元気回復行動プラン）という，困難な状態を自分でチェックし，プランに沿った対応方法を実行することで困難の軽減や解消を目指すシステムを開発した。
  コープランドは，❽の要素として「希望をもつこと」「自分の人生に責任をもつこと」「学ぶこと」「自分自身の〔❾　　　　〕を守ること」「仲間や支援者をもつこと」の5つの要素が重要だと述べている。

参考文献

- 伊藤順一郎，福井里江：リカバリー〈日本統合失調症学会監，福田正人，他編：統合失調症〉，医学書院，2013.
- ブロック，S.，グリーン，S. A. 編，水野雅文，他監訳：精神科臨床倫理，第4版，星和書店，2011.

第2章 精神障害をもつ人の抱える症状と診断のための検査

MEMO

Ⅰ 精神(心)の働きと精神症状・状態像:精神障害をもつ人の抱える症状

精神看護学❷
精神障害をもつ人の看護p.22-42

1. 精神症状を学ぶ必要性

・現在，精神疾患の診断は，いくつかの特徴的な〔❶　　　　　　〕を羅列(られつ)し，それらの項目のうち一定以上当てはまればその精神疾患と診断する〔❷　　　　　　〕診断が主流である。

・❷診断においては，①特徴的な❶を記述する用語を理解する，②患者が示すある言動，感情などの変化が，どのような❶に該当するのかを，その用語を用いて記述する，③従来の使い方と照らして妥当かどうかの指導を受ける，という流れとなるため，これに沿った学習過程は，精神医療に触れる学生にとって最初に学ぶべき分野の一つである。

2. 精神症状の分類

1 意識障害

①意識とは

・意識は，自分の状態や〔❸　**外界・内界**　〕の状況をはっきりと認識し，〔❹　**外部・内部**　〕に自己を表出できる能力を指す。

②意識障害の定義

・覚醒しており，自身と外界の認識が正常に保たれていることを〔❺　　　　　　〕という。

・覚醒水準や知覚認識の機能が低下した状態を意識障害という。意識障害には単純なものと複雑なものがある。

・単純な意識障害は，〔❻　　　　　　〕といい，覚醒度の低下である。軽度のほうから，〔❼　　　　　　〕状態，昏蒙(こんもう)，傾眠(けいみん)状態，〔❽　　　　　　〕，〔❾　　　　　　〕とよぶ。

・複雑な意識障害には，意識の質的な変化を伴う〔❿　　　　　　〕と，意識野の広がりの障害である〔⓫　　　　　　〕とがある。

〈複雑な意識障害〉

種類	概要
せん妄	・⑩の代表例である。 ・健忘やだれもいないのに「人がいる」と感じる〔⑫　　　〕といった認知機能の変化にくわえ，不安や興奮といった情動変化がみられる。 ・高齢者にみられる〔⑬　　　〕せん妄，手術後にみられる術後せん妄，アルコール多飲者の急な断酒後にみられる〔⑭　　　〕せん妄などがある。
もうろう状態	・⑪の代表例である。 ・せん妄と比べると複雑な行動をすることもあるが，後でその行動をはっきりと思い出すことができないことがある。
〔⑮　　　〕	・意識混濁の程度は軽いものの，高度の思考散乱のために，周囲の状況を理解できず，言動もまとまらない状態となる。

MEMO

⑫

⑬

⑭

⑮

2　知覚の障害（錯覚と幻覚）

①感覚と知覚

・感覚とは，外部環境または身体内部の物理化学的エネルギーを感覚器官や〔⑯ **中枢・末梢** 〕神経系が受けとり，電気信号に変換した情報として，大脳皮質感覚野に伝達するプロセスである。

・感覚によって生じるものは，単純で要素的なものである。

・知覚とは，感覚器が受容した単純な情報が，より〔⑰ **高次・低次** 〕の脳の情報処理過程を経ることによって，対象の印象をとらえる働きである。

②錯覚

・錯覚とは，実際に存在する対象を誤って知覚することをいう。服を人と間違える〔⑱　　　〕や，機械の音を人の声と聴き間違える錯聴がある。

・多くはせん妄などの意識障害において，よくみられる。

・不明瞭あるいは意味のない視覚対象から明瞭で具体的な像を知覚する体験を〔⑲　　　〕という。

③幻覚

・幻覚とは，対象のないところに，対象を知覚することをいう。

・幻覚には下記にあげるものなどがある。

> ・**幻聴**：実際の音や声を発する音源がないにもかかわらず，音や声が聞こえると訴えるもの。
> ・〔⑳　　　〕：実際にはその場に存在しない対象が見えること。
> ・〔㉑　　　〕：「皮膚に虫が這っている」「電磁波でビリビリとしびれさせられる」などの訴えのあるもの。主に統合失調症でみられる。
> ・**幻嗅**(げんきゅう)：「隣家が悪臭のする薬剤を散布している」「食べ物に何か変なにおいがする」などの訴えがあるもの。特に統合失調症で認められる。

3　思考の障害

①思考過程の異常（思路障害）

・思路障害とは，思考の進行過程が目標に向かってスムーズに流れないことをいう。

MEMO
㉒
㉓
㉔
㉕
㉖
㉗

〈思路障害〉

種類	概要
滅裂思考	・考えが脈絡なくバラバラに出てきて，相互の結びつきを失う
〔㉒　　　〕	・滅裂思考ほど極端ではないが，筋道を立てて考えることができなくなる状態である
言葉の〔㉓　　　〕	・滅裂思考よりも進み，単語のみの羅列となるもの ・統合失調症で認められる
〔㉔　　　〕	・滅裂思考と同様の状態だが，意識障害によって起きている場合をこうよぶ
〔㉕　　　〕	・次々に考えが浮かび，飛躍し，話の展開が素早い ・〔㉖　躁・うつ　〕状態の特徴的な思路障害である
思考制止	・考えが浮かばず，またその進み方も遅延する ・〔㉗　躁・うつ　〕状態で認められる

②思考内容の異常（妄想）

・妄想とは，不合理で誤った考えや判断であるにもかかわらず，本人はそれを正しいと強く確信しており，訂正できないものをいう。

(1)妄想の生じ方による分類

・妄想の生じ方が了解不能なものを〔㉘　　　〕といい，ほとんどの場合，〔㉙　　　〕に特徴的に認められる。

・状況・感情・性格から生じたという了解が成り立つものを〔㉚　　　〕といい，うつ病，双極性障害など統合失調症以外の疾患に認められる。

(2)妄想の内容による分類

・妄想は内容によって，次のように分類ができる。

㉛
㉜
㉝
㉞

分類	概要
被害妄想	・他人から害を受けている，いやがらせされると考える妄想である ・〔㉛　　　〕で多い妄想群である
〔㉜　　　〕妄想	・自分の健康や能力，財産，将来などを事実よりも過少に評価し気に病む妄想である ・貧困妄想や罪業妄想がある
誇大妄想	・自分に特別の能力，莫大な財産，輝かしい将来などがあると思い込む妄想である ・〔㉝　躁・うつ　〕状態で特徴的であるが，統合失調症でも認めることがある
〔㉞　　　〕症候群	家族などよく知っている人物は偽物であり，うり二つである別人がすり替わっていると確信する妄想である

③思考体験の異常

・〔㉟　　　〕を和らげようとして行われる行為を強迫行為というが，継続するうちに当初の対処的な目的を失い，強迫行為自体が目的化し，それを行わないと強い不安に駆られる状態となることも多い。

・思考の能動性を失い，外部からの支配を受けて考えさせられていると感じる体験を〔㊱　　　〕体験という。

・自分の考えが外部に伝わって，知られてしまっていると感じる体験を〔㊲　　　〕という。

4 感情の障害

MEMO

①感情・気分・情動

・感情とは喜怒哀楽，快不快，愛情，憎悪（ぞうお）などの〔㊳ 自覚・他覚 〕的な体験である。

・感情のうち，気分は楽しい気分や憂うつな気分などのように，比較的安定して〔㊴ 長・短 〕期に続く感情を指す。

・情動は多くの場合，感覚刺激の入力によって〔㊵ 長・短 〕期的に生じる強い感情であり，様々な生理的反応や行動変化を伴う。

②感情の障害

・不安は対象の〔㊶ 特定された・ない漠然とした 〕恐れを意味し，恐怖は対象の〔㊷ 特定された・ない漠然とした 〕恐れである。

・ある環境に曝露されることで，不安が唐突，発作的に生じることがあり，多くの場合，動悸や発汗，過呼吸，震え（ふる）などの自律神経症状とめまい・脱力感や安全感の喪失（そうしつ）を感じる体験を〔㊸ 〕という。

・㊸の体験は激烈で不快なものであることが多く，〔㊹ 〕（また不安に襲われたらどうしようという心配）を形成することも多い。

・**抑うつ気分**：気持ちが沈み，晴れない。悲しみ，寂（さび）しさを自覚する。喜怒哀楽の感情がなくなり，自己評価が低下し，劣等感や罪責感をもつこともある。〔㊺ 躁・うつ 〕状態で認められる基本症状の一つである。

・**感情鈍麻**：いきいきした感情表現が乏しくなり，周囲との感情的交流や関心をもたなくなる。〔㊻ 〕の慢性期にみられることがある。

・**易刺激性**：いらいらして怒りやすくなり，不快感が高まった状態である。易刺激性が〔㊼ 亢進・低下 〕すると，自傷や他害の恐れが高まるため注意を要する。〔㊽ 躁・うつ 〕状態で多くみられる感情の変化だが，それ以外の疾患でも生じ得る。

5 意欲・行動の障害

①意欲・行動の亢進（興奮状態）

・発揚性が目立ち，多弁，多動，不眠不休で活動する興奮状態を〔㊾ 〕性興奮という。

・快活，発揚感情は伴わず，不安緊迫感を示し，焦燥に駆られて落ち着かない興奮状態を〔㊿ 〕性興奮という。

②意欲・行動の低下

・自発性低下が強まり，終日，好褥（こうじょく）的に過ごす（臥床しがちになる）ようになる場合を〔51 〕という。統合失調症の〔52 陽・陰 〕性症状の代表症状ともいえるが，薬剤性・医原性の可能性を念頭におく必要がある。

・意識は清明であるが，意志の表出や行動が認められない状態を〔53 〕という。

・周囲からの刺激に対しての反応も〔54 明瞭・不明瞭 〕であるが，患者は周囲の状況を察知し記憶も保たれている。〔55 躁・うつ 〕状態の極期，緊張病，解離などでみられる。

③緊張病症候群

・緊張病で特徴的な状態像である。緊張病性興奮，緊張病性昏迷を基本として，それぞれの病態が急激に交代することがある。次のような特徴的な症状をもつ。

・カタレプシーとは，意志発動性の低下と被暗示性の〔56 亢進・低下 〕により，他動的に四肢を動かしたり一定の姿勢をとらせると，〔57 長・短 〕時間その姿勢をとり続ける状態である。

・反響言語，反響動作とは，意志発動性の〔58 亢進・低下 〕により，相手の言葉や動作を無目的にオウム返しすることである。

6 自我意識の障害

①自我意識

・外界から自己自身を区別して実感できることである。

・自我意識には，①〔59 能動・受動 〕性（自分が感じ，考え，行動している），②単一性（自分は唯一の存在である），③同一性（以前の自分も，現在の自分と連続した同一の存在である），④〔60 境界・排他 〕性（自分と外界，自分と他人は別個の存在である）の４つがあげられる。

②自我意識の障害

・自分がいきいきと主体的に感じ，考え，行動しているという実感がわかず，周囲を見ても現実感がないと感じる障害を〔61 〕という。極度の疲労，〔62 躁・うつ 〕状態，統合失調症，ストレス反応などで認められる。

7 記憶の障害

①記憶の機能

・記憶の機能は下記の４つのプロセスからなる。

①〔63 〕：体験内容を記録する
②**保持**：63 した内容を蓄えておく
③**再生**：保持した内容を意識に上らせる
④**再認**：再生した内容が記録したものと同じであることを確認する

・記憶は保持時間の長短や役割によって分類される。

<記憶の分類>

記憶の長さによる分類		
〔64 〕記憶		数秒～１分
近時記憶		数分～時～日
遠隔記憶		週～月～年
記憶の役割による分類		
陳述記憶	〔65 〕記憶	生活史や思い出，時間・空間・出来事の記憶
	意味記憶	知識や言語に関する記憶
非陳述記憶	手続き記憶	技能や操作に関する習熟，習慣

MEMO

64

65

②記憶の障害

・新しいことを覚えられないものを記銘力障害という。記憶の機能のうち〔66　　〕の能力は保たれているため過去のことは比較的覚えている。

・ある特定の期間の体験を思い出せないものを〔67　　〕という。

・記銘力障害，健忘，失見当，作話を特徴とする脳機能障害を〔68　　〕症候群という。

8　見当識障害

・見当識（けんとうしき）とは，自分の居場所，日時，現在の状況，身近な人物などを正しく認識する能力を指す。これが障害される場合を見当識障害（または〔69　　〕）という。

9　睡眠の障害

・睡眠障害の分類には，①不眠（入眠困難，中途覚醒，早朝覚醒，熟眠困難），②過眠，③概日（がいじつ）リズム睡眠－覚醒障害，④睡眠時随伴症がある。

・ヒトの睡眠には，大別してノンレム睡眠とレム睡眠がある。

・〔70　**レム・ノンレム**　〕睡眠は睡眠深度により浅睡眠から深睡眠まで４段階に分かれる。それぞれ特徴的な睡眠脳波で区別される。

・〔71　**レム・ノンレム**　〕睡眠では，急速眼球運動の出現，四肢筋肉の緊張低下がみられる。

10　知能

・知能とは，読字・計算，抽象的思考，優先順位を勘案（かんあん）するなどの実行機能，短期記憶などの概念的領域，コミュニケーション，会話，行動制御などの社会的領域，保清や家事能力などの実用的領域における能力や適応力を意味する。

・知的能力の全体的な発達が遅れた状態にとどまる場合を〔72　　〕という。

・いったんは定型発達した知能が，脳の器質的要因などで持続的に低下した場合を〔73　　〕という。

11　神経心理学と高次脳機能障害

①失語

・失語は，脳の言語領域の病変により，「話す」「聞く」「読む」「書く」が様々な程度で障害された状態である。

・損傷部位によって様々な種類があるが，古典的には下記の２種類に大別される。

> ・〔74　　〕**性失語**：自発言語が乏しくなるが言語理解は可能である。非流暢（ひりゅうちょうせい）性失語とほぼ同義である。
>
> ・〔75　　〕**性失語**：自発言語が増加し多弁であるが言語了解の障害や錯語（言い間違い）が生じる。流暢性失語とほぼ同義である。

②失行

・失行とは，運動障害（麻痺や運動失調，不随意運動など）が〔76　**あり・なく**　〕，

MEMO

MEMO

行うべき動作や運動を十分理解して〔77 いる・いない 〕にもかかわらず，目的の行為を正しく行え〔78 る・ない 〕状態をいう。

③失認

・失認とは，知覚に障害が〔79 ある・ない 〕のに，知覚の対象を認識でき〔80 る・ない 〕状態をいう。

3. 状態像

・「状態像診断」は精神科診断学特有の概念であり，患者の情報が不十分で診断確定に至らないときに，その患者の“今ここで”の状態像を確定することによって，続く検査や初期治療計画を立てる。
・状態像には次のようなものがある。
・幻覚妄想状態とは，〔81 〕と〔82 〕が前景に立っている状態である。統合失調症やアルコールや覚醒剤精神病などの物質誘発性の精神病性障害，内科疾患を原因とする症状精神病などで認められる。
・精神運動興奮状態とは，精神作用としての不快感やいらいら，易怒性や意思の発動性の〔83 亢進・低下 〕を背景として，表情，言動の過剰，暴言暴力に至っている状態である。緊張病性，躁病性，脳炎などの器質性精神病，せん妄，解離性障害などでも認められる。
・躁状態とは，気分，自尊感情，思考，意欲の〔84 亢進・低下 〕した状態である。
・抑うつ状態とは，気分，自尊感情，思考，意欲の〔85 亢進・低下 〕した状態である。
・無為（むい）・自閉状態では，周囲への関心を失っているかのように見える。自発性は著しく〔86 亢進・低下 〕し，身辺の整容や安全確保にも無頓着に見える。統合失調症の慢性期や脳器質性，認知症の進行期などに認められるが，特に〔87 〕薬や〔88 〕薬などによる薬剤性の場合もある。

II 精神科的診察

A 診察

精神看護学❷
精神障害をもつ人の看護 p.43-47

1. 視診

・診察においては，患者の外観も重要な情報の一つである。表情，歩行状態，話し方，身ぶり，態度といった外観や非言語的コミュニケーションが患者の心の内面を反映していることもあることに注意して観察する。

2. 精神科看護におけるフィジカルアセスメント

・言語表現のみではなく，非言語的な表情・態度・行動の情報を把握するフィジカルアセスメントを行い，症状や生活状況の把握等をすることが求められる。

＜代表的精神疾患におけるフィジカルアセスメント＞

疾患	徴候
統合失調症	全身：やせ／肥満，着衣の乱れ 顔：耳栓やサングラス 頸部・胸部：脈診（不整脈）　など
うつ病	全身：体重減少・るいそう，〔❶　華美・質素　〕な服装 顔：憂うつ，悲哀，眉間のしわ 頸部・胸部：うなだれている，動悸 言動：寡言・小声・単調，寡動　など
躁状態	全身：〔❷　華美・質素　〕な服装 顔：快活，派手な化粧，装飾品 頸部・胸部：香水・装飾品 言動：多弁・大声・だじゃれ，多動　など
離脱せん妄	顔・首・胸：過度な〔❸　　　〕 言動：混乱・事実誤認，大声，怒声，過活動 四肢：振戦，失調性歩行　など

MEMO

❶

❷

❸

3.問診

・精神科を受診する患者のなかには，自ら受診する意思のない患者もいる。少なくとも来院に対する〔❹　　　　〕，ねぎらいの言葉が必要である。

B 一般検査・画像検査

精神看護学❷
精神障害をもつ人の看護 p.47-55

・精神科において各種検査は身体疾患すなわち器質的疾患を検知するために利用されることが多い。器質的疾患でも精神症状を起こす疾患は多々ある。精神症状の背景に器質的疾患がないか注意する必要がある。

＜代表的な血液検査項目＞

検査項目	検査対象	予想される精神症状
FT3，FT4，TSH	甲状腺機能	感情障害
Na，Cl，Ca など	電解質異常	意識障害，不穏
血糖値	低血糖	意識障害，不穏
RPR，TPHA	進行麻痺	精神病様症状

・血液検査では，〔❶　　　　　〕系の異常や感染症などの検知が可能である。
・髄液検査では，〔❷　　　〕に関する情報を得ることができる。
・画像検査の代表的なものとして，CT 検査，MRI 検査，SPECT，PET，脳波などがある。

C 心理検査

精神看護学❷
精神障害をもつ人の看護 p.55-58

・個人の問題や症状を生じさせている要因を把握し，援助のための情報収集を行う作業を〔❶　　　　　〕という。

MEMO

・❶において，対象者の知的能力や発達水準，人格特性などを〔❷　主観・客観　〕的に測定するために用いられるのが心理検査である。

1.知能検査・発達検査

・様々な知的活動から構成されている総体的な能力である知能を測定するための検査を知能検査という。

➡ MA（〔❸　精神年齢・知能指数　〕）やIQ（〔❹　精神年齢・知能指数　〕）などで表される。

・発達検査は，知能検査で測定される側面だけではなく，運動面・心理面・社会面など総合的な発達の状態を測定するための検査である。

2.人格検査

・被検者の人格特性を把握するための検査である。

分類	名称	内容
〔❺　　〕法	ロールシャッハテスト	被検者にインクのしみを見せて何に見えるか答えてもらい，その反応から人格の特徴を把握する
	描画テスト	検査者の指定した絵を描いてもらう検査。実のなる木を描く「バウムテスト」，検査者の指示した順に風景を描いてもらう「風景構成法」，家と木と人を描いてもらう「H-T-P」，家族が何かしているところを描いてもらう「動的家族画」など，目的と方法により様々な種類がある
	SCT（文章完成法）	刺激文に続けて自由に文章を記述してもらい全般的な人間像を把握する
	P-Fスタディ絵画欲求不満テスト	欲求不満場面における反応を書いてもらい，攻撃性の方向と型を把握する
〔❻　　〕法	MMPI（ミネソタ多面人格テスト）	550の項目に回答することにより，4つの妥当性尺度，10の臨床尺度から客観的，多面的に人格を把握する
	Y-G性格検査	120の項目に回答することにより，12の性格因子の得点から性格類型を把握する
	新版TEG3	53の項目に回答することにより，人と人とのコミュニケーションにおける交流パターンを把握する
〔❼　　〕法	内田クレペリン検査	簡単な1桁の足し算を，休憩を挟みながら連続して行い，作業能力や性格の特徴を調べる

❺
❻
❼

3.認知機能検査

・知覚や記憶，思考，判断といった認知機能について，どういった側面がどの程度障害されているのかを把握するための検査である。

参考文献

・大熊輝雄原著，「現代臨床精神医学」第12版改訂委員会編：現代臨床精神医学，改訂第12版，金原出版，2013.
・加藤敏，他編：現代精神医学事典，弘文堂，2011.
・尾崎紀夫，他編：標準精神医学，第7版，医学書院，2018.

第3章 主な精神疾患／障害

Ⅰ 精神疾患／障害の診断基準・分類

精神看護学❷
精神障害をもつ人の看護 p.62-64

1．精神疾患の分類（病因論的分類）

・従来は精神疾患を病因論的にとらえ，下記の３つのような分類が主流であった。

①〔❶　　　〕**因性**：頭部外傷や脳血管障害，感染症，全身性疾患などによるもの
②〔❷　　　〕**因性**：神経病理学的な方法では明らかな異常を認めないものの，何らかの生物学的病態基盤が想定できるもの
③〔❸　　　〕**因性**：環境要因やライフイベント，本人の性格や精神機能の発達程度などによるもの

・近年，従来のように病因を問わず，客観的に観察・聴取が可能な，特徴的な症状を列挙した一覧をつくり，それらを一定のルールで取り扱い，だれでも〔❹　　　〕性をもって，ある精神疾患の診断に分類できるという，〔❺　　　〕的診断基準がつくられた。

2．アメリカ精神医学会の診断・統計マニュアル（DSM）

・DSMはアメリカ精神医学会の診断・統計マニュアルである。
・1952年に第1版が作成され，2022年現在は2013年に作成された〔❻　　　〕が使われている。
➡❻ではカテゴリー診断を主体とはするものの，ディメンジョン診断の一部導入が図られた。

3．国際疾病分類（ICD）

・ICDは，〔❼　　　〕により作成される死因や疾病の国際的な統計分類である。
・医療保健実態の国際比較や，日本の診療統計，診療文書管理などに用いられる。
・2019年5月，ICD-11が承認され，今後医療実務に使用される予定である。

4．国際生活機能分類（ICF）

・ICFは，❼による1980年の国際障害分類試案を基礎に，2001年に改訂された，人の健康状態を系統的に分類したものである。
・健康や生活を包括的にとらえるため，「障害」から「〔❽　　　〕」に視点を移した。

MEMO

MEMO

II 主な精神疾患／障害

A 神経発達症群／神経発達障害群

精神看護学❷
精神障害をもつ人の看護 p.64-71

1. 知的能力障害群

・知的能力障害とは，全般的知能の欠陥と家庭や学校，職場などの日常生活で適応困難を示す障害で，発達期に発症するもの。
・全般的知能の欠陥とは，知能テストでおおよそ IQ〔❶ 〕以下を指す。
・治療・支援は，〔❷ 〕と〔❸ 〕による支援が中心である。

2. 自閉スペクトラム症／自閉症スペクトラム障害

・自閉スペクトラム症は，下記のような特徴をもつ発達障害の一種である。

①〔❹ 〕的コミュニケーションや対人的相互反応における持続的な障害
②興味や活動が〔❺ **包括・限定** 〕的で〔❻ **単発・反復** 〕的

・幼児期では，視線が合わない，人見知りがない，〔❼ 〕（他者の指差しや視線の先を追うこと）ができない，呼んでも振り返らないなどがみられる。
・他者に〔❽ 〕すること（心の理論）が苦手なため，年長期には，「空気が読めない」と評されることもある。

3. 注意欠如・多動症／注意欠如・多動性障害

・以下のような3つの症状を主徴とした症候群であると考えられている。

①〔❾ 〕：ケアレスミスが多い，集中力が続かない。
②〔❿ 〕**性**：しばしば席を離れてしまう，座っていてもそわそわ動く。
③〔⓫ 〕**性**：順番が待てない，他者を遮ったり邪魔したりする。

4. 運動症群／運動障害群

・突発性，急速，反復性，非律動性の運動または発声を〔⓬ 〕という。
➡通常は無意識に出てしまうものなので〔⓭ **積極的に指摘して意識化する・指摘や叱責は慎む** 〕。

B 統合失調症スペクトラム障害

精神看護学❷
精神障害をもつ人の看護 p.71-77

1 統合失調症

①疾患概念／定義

・特徴的な症状として，幻覚や妄想などといった〔❶ **陽性・陰性** 〕症状や，意欲減退，ひきこもりなどの〔❷ **陽性・陰性** 〕症状，また，注意集中困難や遂行機能障害などの〔❸　　　　　〕機能障害がある。

②疫学

・典型的には思春期・青年期，ほとんどは10歳代後半～40歳代に発症する。

演習課題

●日本の統合失調症の生涯有病率を調べてみましょう

③発症機序

・いまだに不明だが，胎生期の神経発達障害を基とする生得的な素因に環境要因が複雑に関与するという“〔❹　　　　　　〕－脆弱性－対処技能モデル”が病態基盤として想定されている。

④治療／支援

・急性期の治療は，特に〔❺　　　　　〕症状を軽減し，不安・緊張・緊迫感を緩和するため，〔❻　　　　　〕確保や睡眠・栄養などの基本的な生存機能の維持を図る。

・回復期においては心身共に疲弊（ひへい）が目立ち，自分の身に起きたことが精神疾患の症状であったことに気づき始め，治療の必要性を了解するようになる反面，抑うつ感や絶望感，不安感などが現れやすい。

・回復期は治療同盟や治療への動機づけを高めるために〔❼　　　　　　〕を導入する。

・維持期における特徴は，軽重様々な〔❽　　　　　〕機能障害・生活障害である。

・機能の程度を評価し，それらの程度や個別性に応じて生活・社会機能回復・増強のための〔❾　　　　　　　　〕や社会福祉サービスなどを，多施設・多職種協働のもとで導入する。

2　妄想性障害

①症状／状態

・妄想性障害は1つまたは複数の妄想が持続するもので，一般的には〔❿　　　　　〕期に発症する。社会的機能の大部分は損なわれて〔⓫　**いる・いない**　〕。

・幻覚はないか，あったとしても妄想のテーマとの関連性が示唆されるものである。

・統合失調症の妄想と異なり，〔⓬　**現実的にあり得る・荒唐無稽な**　〕内容のことが多い。

②治療／支援

・治療では，症状に応じて，統合失調症治療に準じた〔⓭　　　　　〕療法や〔⓮　　　　　〕療法を行う。

・現実適応的な考え方や方法を検討・実行し，結果としてどちらが良いかを実感していくような〔⓯　　　　　　〕的な志向性を目指していくことが必要となる。

MEMO

生涯有病率：

MEMO

C 双極性障害および関連障害群

精神看護学❷ 精神障害をもつ人の看護p.77-82

①疾患概念／定義

・以前は躁うつ病と呼称した双極性障害はⅠ型とⅡ型に大別される。

・**双極Ⅰ型障害**：〔❶ **軽躁・躁** 〕病とうつ病のエピソード（状態像）をきたすもの
・**双極Ⅱ型障害**：〔❷ **軽躁・躁** 〕病とうつ病のエピソードをきたすもの

・患者は人生において躁病とうつ病のエピソードを何度か繰り返すが，それぞれのエピソードの間は，通常の社会生活を営むことが〔❸ **可能・困難** 〕である。
・エピソードを繰り返すごとに，次のエピソードまでの期間が〔❹ **長・短** 〕くなり，再発しやすくなる傾向がある。

②病因

・確実な病因というものは発見されておらず，個人の遺伝的体質や養育環境，生活上のストレスなどが複雑に組み合わさって発症すると考えられている。

③症状

・次のような症状がみられる。

・気分の高揚が少なくとも1週間以上続く
・〔❺ 〕**の肥大**：自分がとても偉くなって何でもできるような気になる
・**睡眠欲求の減少**：短時間の睡眠で満足するようになる
・〔❻ 〕：絶え間なく話して疲れない
・**行為心迫**：絶えず動き回り，何かをしようとするが行動がまとまらない
・〔❼ 〕：考えが次々に湧(わ)き起こって最初の目標からずれ，結局何を言いたいのかわからなくなる
・焦燥感
・後でまずいことになる快楽的活動への熱中

④罹患率／好発年齢

・双極性障害の生涯有病率は〔❽ ～ 〕%前後と考えられている。
・男女に等しくみられるが，これは単極性うつ病が〔❾ **男性・女性** 〕において〔❿ **男性・女性** 〕の2倍多いことと対照的である。

⑤治療

・〔⓫ **軽・中等** 〕症以上の場合，薬物療法はほぼ必須である。
・双極性障害のうつ病エピソードでは躁転のリスクがあるため〔⓬ 〕薬単独の治療は控える。
・炭酸リチウム，バルプロ酸ナトリウムといった〔⓭ 〕薬が主剤となることが多い。
・炭酸リチウム，バルプロ酸ナトリウムは〔⓮ 〕への悪影響があること

が報告されており，女性患者の場合は〔⑮　　　　〕についてよく話し合う必要がある。

⑥転帰

・基本的に周期性の疾患であり，〔⑯　　　〕％が再発し，40％が10回以上のエピソードを経験する。

・1年に4回以上のエピソードを経験する場合は〔⑰　　　　　〕型に分類される。

D 抑うつ障害群

精神看護学❷
精神障害をもつ人の看護 p.82-88

1. うつ病／大うつ病性障害

①疾患概念／定義

・うつ病はありふれた精神障害であり，抑うつ気分，興味や喜びの低下，エネルギーの低下，罪悪感や自尊心の低下，睡眠と食欲の障害，集中力の低下が生じる。

②疫学

・男性より女性の有病率が〔❶　**高・低**　〕い点は世界共通であり，日本では〔❷　**青少年・中高年**　〕で高い傾向にある。

演習課題

● **WHOによる世界人口におけるうつ病の有病率を調べてみましょう**

③症状／状態

・病的な気分の〔❸　**高揚・低下**　〕が抑うつ障害群の中心的な症状であり，健康な人が通常経験する悲しみとは区別される。

・抑うつ障害群では，気分の低下は持続性であり，しばしば不安，〔❹　　　　〕（喜びの喪失），活力の喪失，全身衰弱，睡眠障害といった症状を伴う。

・重症うつ病性障害の妄想は，無価値観，罪業，健康悪化，まれに貧困である。

・〔❺　　　　　〕は重症うつ病性障害患者すべてに注意深く問診される。

④治療／支援

・WHOは抗うつ薬と認知行動療法，対人関係療法などの短期構造化精神療法が効果的としている。

・抑うつ状態のために休職となった者に対する復職と再休職の予防を目的とする訓練を〔❻　　　　　　　　〕とよぶ。

⑤危険要因／予後要因

・〔❼　　　　　〕的特質（否定感情）はうつ病を発症する危険要因として確立されている。

・幼少時の不幸な体験は，うつ病の強力な危険要因の一群を構成する。

・うつ病をもつ人の第1度近親者のうつ病の危険率は，一般人口の〔❽　**2～4倍・1/2～1/4**　〕である。

・基本的に気分障害以外のすべての主な疾患は，うつ病になる危険を〔❾　**増加・**

MEMO

有病率：

MEMO

低減 〕させる。

・ほかの疾患を背景として発症した抑うつエピソードは，しばしばより〔⑩ 易・難 〕治性の経過をたどる。

E 不安症群／不安障害群

精神看護学❷
精神障害をもつ人の看護 p.88-93

①疾患概念／定義

・不安を感じることは，脅威や精神的ストレスに対する〔❶ 正常・異常 〕な反応である。

・不安症は，生活障害を及ぼすほどの行き過ぎた不安が病像の中心をなす疾患である。

②病因

・発症メカニズムや根本的な病因は，その多くが解明されていない。

➡現在，ストレス－〔❷ 〕性－対処技能モデルに基づき「病因は１つではなく，病気になりやすいかどうかの❷性と，発症の引き金となるストレスといった複数の要因が複雑にからみ合うことで発症する」と考えることが一般的である。

・生物学的な要因としては，不安症に共通して，抗うつ薬を中心とした〔❸ 〕系の薬物が有効であることから，神経伝達物質である❸の調整障害が１つの病因仮説となっている。

③症状

・不安症群／不安障害群の症状としては次のようなものがみられる。

	症状
社交不安症／社交不安障害（社交恐怖）	・社交不安症は，人との交流状況（社交状況）において，他者から〔❹ 肯定・否定 〕的な評価を受けることに対し，顕著な不安・恐怖を抱く特徴がある ・社交状況に直面していないときでも「明日の飲み会で独りぼっちにならないだろうか」といった予期不安と，「昨日の飲み会で変な人だと思われなかっただろうか」などの否定的な振り返り（反芻）を行うことで，〔❺ 急性・慢性 〕的な不安を抱えている人が多い
パニック症／パニック障害	・パニック症は，理由もなく突然襲ってくる強いパニック発作（不安発作）と，パニック発作の出現を恐れる〔❻ 〕不安が特徴となる ・突然激しい恐怖または強烈な不快感の高まりが数分以内でピークに達し，その間に多彩な〔❼ 〕症状（動悸，発汗，震えなど）を体験する
全般不安症／全般性不安障害	・全般不安症は，様々な出来事や活動について持続的かつ過剰な不安と心配を抱くことが特徴である ・不安・心配の対象は，仕事，経済状態，家族や他者との関係性，健康などの〔❽ 日常生活に関する・非日常的な 〕ことが多いが，いずれか１つに限定されない ・不安症状により，絶えず緊張状態にあることで，慢性的な❼症状に悩み，医療機関の受診を繰り返す患者も少なくない

④治療

・不安症に共通して，抗うつ薬または〔❾ 〕療法のいずれかを用いた治療が推奨されている。

・近年の研究では，抗うつ薬よりも❾療法の効果が高く，また，治療後の再発率

❹
❺
❻
❼
❽

が〔⑩　高・低　〕いことが報告されている。

MEMO

F 強迫症および関連症群／強迫性障害および関連障害群

精神看護学❷
精神障害をもつ人の看護 p.94-98

1 強迫症／強迫性障害

①疾患概念／定義

・強迫症あるいは強迫性障害の症状には，「手が汚れているのではないか」「交差点で人をひいたのではないか」という強迫〔❶　　　〕と，「手を洗い続ける」「何度も交差点に引き返して確認をする」という強迫〔❷　　　〕がある。

②症状

・代表的な症状としては次のようなものがある。

・〔❸　　　〕**強迫**：便や尿などの排泄物や汚れなどが対象となり，それらに触れたのではないかという不安から過度に手を洗ってしまう。
・**確認強迫**：戸締まりをしたかどうか，火を消したかどうかが不安になり，何度も確認してしまう。

③治療

・薬物療法と〔❹　　　〕療法の効果が実証されている。
・❹療法では，あえて強迫❶の生じる状況に自らを曝(さら)し，強迫❶による不安を解消するための強迫❷をしないようにする，〔❺　　　〕法という技法が主として用いられる。

G 心的外傷およびストレス因関連障害群

精神看護学❷
精神障害をもつ人の看護 p.99-104

1 心的外傷後ストレス障害（PTSD）

①疾患概念／定義

・PTSDとは，〔❶　　　〕（トラウマ）体験を原因として生じるストレス症候群である。
・非常に強い恐怖感や無力感を伴う，多くの人にとって強い精神的衝撃を受けると，その体験が過ぎ去った後も体験が記憶に残り，精神的な影響を与え続けることがある。これを❶（トラウマ）とよぶ。
・トラウマには，戦争体験，自然災害，暴力被害，性的被害，大切な人の不慮の死などがある。

②診断／症状

・症状は通常トラウマへの曝露後〔❷　　　〕か月以内に出現するが，〔❸　　　〕か月以上経った後に初めてみられることもある。
・PTSDでは次のような症状がみられる。

MEMO

・〔❹　　　　〕**症状**：本人の意思とは関係なくトラウマ体験時と同じ気持ちがよみがえり，それに伴い生理的な身体反応を生じる。
・**回避症状**：特定の場所にどうしても近づけないなどの病的なもので，内面的な記憶や外的な想起刺激の回避が起こる。
・〔❺　　　　〕**症状**：トラウマ体験が意識から切り離されたかのようになり，体験の記憶や実感が乏しくなる。
・〔❻　　　　〕**感情**：怒りや罪悪感などの❻感情が持続し，幸福や愛情といった陽性の情動を体験しづらくなる。
・**過覚醒症状**：あらゆる物音や刺激に対して過敏で気持ちが張りつめてしまい，不安で落ち着かず，いらだちやすく，眠りにくくなる。

③治療／支援

・エビデンスの優先順位から考えると，〔❼　　　　〕療法，次に〔❽　　　　〕療法という治療選択順位があげられるが，日常臨床では，心理教育，❽療法，〔❾　　　　〕的精神療法などが選択しやすい。

2 急性ストレス障害（ASD）

・トラウマへの曝露後〔❿　　　〕日～〔⓫　　　〕か月の期間持続する，PTSDの類似症状のことである。
・最終的にPTSDとなる人の約半数が，最初はASDを呈している。
・ASDの時期には自然回復する可能性が〔⓬　**高・低**　〕いとされている。

3 適応障害

①診断

・〔⓭　**はっきりと確認できる・漠然とした**　〕ストレス因に反応して，情動面または行動面の症状が出現する。

②症状

・抑うつ感や不安が強く，緊張が高まると動悸，発汗，めまい，肩こり，不眠などの〔⓮　　　　〕症状がみられることもある。

H 解離症群／解離性障害群

精神看護学❷
精神障害をもつ人の看護 p.104-108

①疾患概念／定義

・解離（かいり）では，意識，記憶，感覚，運動，パーソナリティの同一性などにおいて自然な連続性・統合性が損なわれる。

②症状

・連続性・統合性の破綻がどこに生じるかによって，多彩な症状をきたす。

・**解離性**〔❶　　　　〕：ある特定の期間の記憶，あるいは記憶のある側面のみが，思い出せないことをいう。ある期間の記憶が抜け落ちているなどと感じる。

・〔❷　　　　　〕：自分自身の感情・身体・行為などについて，非現実的に感じ，自分が外部の傍観者のようであると感じる体験。
・**現実感消失**：周囲に対して「夢のような」や「霧がかかった」ように非現実と感じる体験。
・**解離性同一症／解離性同一性障害**：2つあるいはそれ以上の別の〔❸　　　　〕状態が認められることをいう。多重人格や憑依(ひょうい)体験といわれることもある。

MEMO

I 身体症状症および関連症群

精神看護学❷
精神障害をもつ人の看護 p.108-112

・従来「〔❶　　　　　〕」といわれていた身体症状症，病気不安症，変換症などは，「心理的な要因により心や〔❷　　　　〕に不調＝症状を呈するもの」としてまとめられる。
・病気不安症の治療は，対症療法的な薬物療法（抗うつ薬など）と支持的精神療法となるが，その際，医療者はつい抱きがちな〔❸　**ポジティブ・ネガティブ**　〕な感情を自覚し，中立的な態度を維持することが大切である。

J 食行動障害および摂食障害群

精神看護学❷
精神障害をもつ人の看護 p.112-119

・摂食障害は，拒食や過食などの食行動異常，体重や体型に過剰に重きを置く価値観などを特徴とし，〔❶　　　　〕期から〔❷　　　　〕期の〔❸　**男性・女性**　〕に多発する。
・主な症状は，食行動の異常（拒食や過食），排出行動（〔❹　　　　〕の乱用や自己誘発性嘔吐など）を繰り返す，ボディイメージの障害，〔❺　　　　〕願望などがある。

①症状

・摂食障害は，身体・心理・社会的な面で，様々な症状を呈する。
・身体合併症として，神経性やせ症の場合，るいそう，無月経，〔❻　**頻・徐**　〕脈や〔❼　**高・低**　〕血圧などの循環器系の障害，〔❽　**高・低**　〕体温のほか，脱毛，便秘などの症状がみられる。
・過食や自己誘発性嘔吐，❹の乱用などを繰り返す場合，〔❾　　　　　〕異常（低カリウム血症，低ナトリウム血症），不整脈や腎機能障害などを伴いやすい。

②疫学／好発年齢

・神経性やせ症，神経性過食症の男女比は，およそ1：〔❿　　　　〕である。

③治療

・精神療法，身体治療などの治療法を，患者の病型や症状の重症度，治療経過や治療を提供する環境などに合わせて適宜選択し，組み合わせて行われている。
・患者や家族の不安に対して温かく支持的な態度で接し，信頼関係を築き，食生活

MEMO

を回復させ健康を取り戻すという共通の目標に向かっての協働作業が大切である。

・神経性やせ症の患者は，次のような特徴がある。

① やせていることや食行動に問題があることを〔⑪ 承認・否認 〕する。
② 回復に対する〔⑫ 〕性をもつ。
③ 食行動の問題を「〔⑬ 〕」としてとらえられない。
➡体重の回復や，食事を摂取することに対する抵抗が強いことも多い。

・以上のことから，特に治療の導入期から共感的態度で接し病気についての正しい知識と理解の会得，健康な心身を取り戻すことへの〔⑭ 〕を高めていくようなアプローチが大切である。

・神経性過食症の治療では，ガイデッドセルフヘルプ本を用いた疾患に関する〔⑮ 〕，過食症に対する認知行動療法が推奨される。

K 睡眠－覚醒障害群

精神看護学❷
精神障害をもつ人の看護 p.119-122

・睡眠覚醒障害には，不眠障害，過眠障害，ナルコレプシー，睡眠時無呼吸症候群，概日（がいじつ）リズム障害，睡眠時随伴症などがある。

1 不眠障害

① 概要

・不眠障害は，睡眠の量または質の低下である。

・〔❶ 〕困難，〔❷ 〕覚醒（睡眠維持困難），早朝覚醒，熟眠困難のうち１つ以上が認められ，日中の眠気，倦怠（けんたい），集中困難などによる苦痛や社会生活機能の障害をもたらす。

② 不眠障害の治療

・「睡眠薬の適正な使用と休薬のための診療ガイドライン」[1)] によれば，不眠の症状と日中の機能障害を把握し，不適切な睡眠習慣や睡眠行動の有無を問診し，〔❸ 〕を導入することが大切である。

・ベンゾジアゼピン受容体作動薬は，不眠障害の薬物治療で頻用されている。ベンゾジアゼピン受容体作動薬の有害作用に，ふらつきや薬の効果が翌日まで残る〔❹ 〕効果などがある。

➡これらは薬物代謝が遅延する高齢者などでは，〔❺ 〕・〔❻ 〕の危険性を高めるため，注意が必要である。

2 ナルコレプシー

・ナルコレプシーは，日本人に比較的多くみられる〔❼ 過・不 〕眠症の一つで，好発年齢が 10 歳代～ 20 歳代前半に集中しており，40 歳以降の発症はまれである。

・ナルコレプシーの４主徴といわれる症状として睡眠発作，〔❽ 〕発作（カタプレキシー），睡眠麻痺，入眠時幻覚がある。

Ⓛ 物質関連障害および嗜癖性障害群

精神看護学❷
精神障害をもつ人の看護 p.122-129

MEMO

①疾患概念／定義

(1)物質関連障害群

・DSM-5 の定める「物質関連障害群」は，アルコール，〔❶　　　　　〕，大麻，幻覚薬，吸入剤，オピオイド，鎮静薬，睡眠薬および抗不安薬，精神刺激薬，タバコ，ほかの物質に分類されている。

・これらの物質は〔❷　　　　　〕系回路とよばれる神経系回路を，直接活性化させる点で共通している。

(2)嗜癖性障害群

・物質に関連していない依存や嗜癖として，嗜癖性障害群には，ギャンブル障害，インターネットゲーム障害，〔❸　　　〕癖などのほか，買い物依存，暴力・虐待（ぎゃくたい），〔❹　　　〕的逸脱行動，過食・嘔吐（おうと），放火，携帯電話依存など，多様な行動上の障害が含まれることがある。

②症状

(1)物質使用障害

・以下の 11 の項目のうち 12 か月以内に 2 つ以上が当てはまる場合，DSM-5 の物質使用障害の診断基準を満たす。

〈物質使用障害の診断基準〉

〔❺　　　〕障害	①意図していたよりも，多量または長期間物質を使用する ②物質の使用を減量・制御しようという持続的な希望をもちながらも，使用量の減量や使用の中断の試みを何度も失敗する ③多くの時間を，物質の獲得・使用，物質の作用からの〔❻　　　〕に費やす ④その物質を使用することへ強い欲求や衝動がある
〔❼　　　〕障害	⑤物質の反復的な使用の結果，職場，学校，家庭における重要な役割の責任を果たすことができなくなる ⑥物質の作用により，持続的・反復的に社会的・対人的問題が起こり，悪化していてもなお，その物質の使用を続ける ⑦物質の使用のために，重要な社会的，職業的，または娯楽的活動を放棄，または縮小している
〔❽　　　〕な使用	⑧身体的に危険な状況においても，その物質の使用を続ける ⑨身体的または精神的問題が，持続的または反復的に起こり，悪化していることを知りながらも，その物質の使用を続ける
薬理学的基準	⑩耐性 ⑪離脱

❺
❻
❼
❽

(2)物質誘発性障害

・薬物やアルコールによりもたらされた様々な精神症状のことである。

・〔❾　　　〕: 反復的にある物質を摂取したあとで，その物質の使用を中断することによって生じる，様々な症状からなる症候群である。

➡アルコールなどではよく，離脱期に〔❿　　　　〕状態を合併する。

・**耐性**: 薬物やアルコールの反復的摂取により，同じ効果を得るための摂取量が徐々に〔⓫ **増加・減少** 〕してくる現象である。

MEMO

③治療

・治療は，標準化されておらず一律ではない。

・個人精神療法，集団精神療法，薬物療法，家族療法などを組み合わせて行われることも多い。

・自助グループとして，医療機関以外に，NA（薬物依存症のための自助グループ），AA（〔⑫　　　　　〕依存症のための自助グループ），GA（〔⑬　　　　　〕依存症のための自助グループ）や，ダルク（DARC）といった民間リハビリテーション施設などの，地域社会での回復のための組織が全国的にある。

M 神経認知障害群

精神看護学❷
精神障害をもつ人の看護 p.130-137

1 せん妄

①疾患概念／定義

・せん妄とは，様々な病因により〔❶　重・軽　〕度の意識障害が生じ，そのことで患者が様々な注意障害その他の認知機能の障害を呈する状態を指す。

・〔❷　昼間・夜間　〕に重症化することが多い。

②病因

病因は多様で，誘発因子には，入院や手術などによる〔❸　　　　〕の変化，身体拘束，点滴チューブやカテーテル処置，疼痛や不快な感覚，知覚遮断などがある。

③疫学

・有病率は，一般には1～2%程度がせん妄状態にあるとみられる。

・〔❹　　　　〕後の高齢患者では15～53%にみられ，〔❺　　　　　　〕内では70～87%にみられるとされる。

④治療および予後／転帰

・基礎疾患の治療が第1である。

・第2に，患者の適切な〔❻　　　　　〕リズムを整えることである。

・第3に，患者に適切な治療環境を整えることである。

2 認知症

①疾患概念／定義

・一度正常に発達した〔❼　　　　〕機能が何らかの病気により低下した状態である。

②有病率，好発年齢

・疾患別の有病率は地域や時代によって様々であるが，〔❽　　　　　　〕病による認知症が最も多数（約60%）を占め，脳血管性認知症，レビー小体病，前頭側頭型認知症の順となる。

・残りの疾患は多数あるが，すべてを合わせても10%に満たない。

③治療および予後／転帰

・頻度の高い認知症疾患（❽病，レビー小体病，前頭側頭葉変性症，脳血管疾患）に共通の対応として，〔❾　　　　〕保険を適用し，医療介護行政の連携を診断早期からとることが求められる。

N パーソナリティ障害群

精神看護学❷
精神障害をもつ人の看護 p.137-140

①疾患概念／定義

・パーソナリティ障害は，青年期，成人期早期までに認められ，持続的に，著しい認知，感情，対人関係，衝動制御の偏り（かたよ）を示し，そのために本人に苦痛をもたらすか，社会的機能の障害を引き起こす。

・パーソナリティ障害は３つのクラスターに大別される。

- **クラスターA**：〔❶　　　　〕の偏りが顕著。対人関係上では自閉，孤立傾向が目立つ。
- **クラスターB**：〔❷　　　　〕・〔❸　　　　〕面の偏りが目立つ。
- **クラスターC**：不安や恐怖心，内向性などが目立つ。

O てんかん

精神看護学❷
精神障害をもつ人の看護 p.140-147

①疾患概念／定義

・WHOの「てんかん事典」[2)] においては，てんかんは「種々の病因によってもたらされる〔❶　**急・慢**　〕性の脳疾患であって，大脳ニューロン（神経細胞）の過剰な放電から由来する〔❷　**単発・反復**　〕性の発作（てんかん発作）を主徴とし，それに変異に富んだ臨床並びに検査所見の表出が伴う」と定義されている。

②症状

・てんかん発作は，てんかん放電に巻き込まれる脳の部位によって「ひきつけ」「けいれん」だけでなく，「ボーッとする」「身体がピクッとする」「意識を失ったまま動き回ったりする」など多彩な症状がある。

・突然のけいれんや意識消失によって転倒，外傷，熱傷，自動車事故などを起こし，生活や仕事に大きな支障をきたす。

・てんかん発作は，発作開始時のてんかん放電の分布により部分発作と全般発作に分類される。

・部分発作とは，発作開始時にてんかん放電が大脳半球の片側に一定時間とどまっているものである。

・全般発作とは，発作開始時にてんかん放電が，すでに大脳半球の両側に広がっているものをいう。

・欠神（けっしん）発作は，全般発作で〔❸　　　　　〕を主体とするものである。

MEMO

MEMO

・全般発作でけいれんや脱力を主とするものは，次の5つがある。

①〔❹ 〕**発作**：両側の四肢や体幹筋などが瞬間的に「びくっ」とする筋収縮（ミオクローヌス）を呈する発作。
②〔❺ 〕**発作**：短い筋の収縮と弛緩を交互にリズミカルに「ビクンビクン」「ガクガク」と反復する発作である。
③**強直発作**：筋肉が収縮し続けて「ぐーっとつっぱる」けいれん発作である。
④**強直間代発作**(GTCS)：初めのうなり声に続いて強直発作が〔❻ 〜 〕秒，その直後に左右対称性の間代発作が〔❼ 〜 〕秒出現する。
⑤〔❽ 〕**発作**：姿勢を保つ筋の緊張が突然低下あるいは消失するため，姿勢を保てなくなる発作である。臥位で起こることもある。

・1つの発作が長く続くか，何度も繰り返して発作と発作の間に意識が回復しない重篤な状態をてんかん〔❾ 〕状態という。

③疫学／好発年齢

・〔❿ 〕歳までの〔⓫ 〕期および〔⓬ 〕と二峰性の分布を示す。

④検査／診断

・脳の電気活動を記録する〔⓭ 〕は最も診断に役立つ検査である。

⑤治療

・〔⓮ 〕薬による薬物療法が第1選択となる。
・発作時の対応として，まず援助者本人が落ち着くことが大事である。
・また，〔⓯ 〕をメモし，ぶつかって，けがをしそうな危険なものを患者の周囲からどけて，ほかのスタッフをよぶ。発作が終わったら⓯をメモし，〔⓰ 〕位のリカバリー姿勢をとり，観察，記録を行う。
・強直間代発作でも通常は〔⓱ 〕分程度で発作が終わるが，それ以上発作が持続するときには速やかに〔⓲ 〕吸入，輸液ラインを確保し，てんかん〔⓳ 〕の治療に移行する。
・自動症でまわりのものをいじったり，発作後もうろう状態で歩き回って危険な場合は，周囲の危険なものをどけて〔⓴ **行動を制する・横か後をついて歩く** 〕。
・けいれん中にからだを無理に押さえ付けたり，ゆすったりするのは危険である。舌をかまないようにと口腔内にタオルなどを入れると〔㉑ **窒息(ちっそく)の危険がある・咬舌(こうぜつ)の予防となる** 〕。
・てんかん発作の誘発因子として一般的に睡眠不足，過労，飲酒，喫煙などが知られており，それらを避けるように指導する。

文献

1) 厚生労働科学研究・障害者対策総合研究事業「睡眠薬の適正使用及び減量・中止のための診療ガイドラインに関する研究班」および日本睡眠学会・睡眠薬使用ガイドライン作成ワーキンググループ編：睡眠薬の適正な使用と休薬のための診療ガイドライン；出口を見据えた不眠医療マニュアル，2013. http://www.jssr.jp/data/pdf/suiminyaku-guideline.pdf（最終アクセス日：2022/10/30）
2) World Health Organization編，和田豊治訳：てんかん事典，金原出版，1974.

第4章 精神疾患の主な治療法

I 薬物療法

精神看護学❷ 精神障害をもつ人の看護p.152-166

MEMO

1. 精神科薬物療法とは

1 向精神薬

・向精神薬とは，〔❶ 中枢・末梢 〕神経に作用し精神機能（心の働き）に影響を及ぼす薬物の総称である。

・薬局や医療機関における向精神薬の取り扱いは，厳密に規定されている。

2 精神科薬物療法の目的と今日的課題

・向精神薬の種類と主な役割を以下の表に示す。

〈向精神薬の種類と薬理作用,対象疾患・病態〉

薬の種類	代表的な薬理作用	対象疾患
抗精神病薬	〔❷ ドパミンD_2・ヒスタミン 〕遮断作用	統合失調症，幻覚妄想状態，躁状態，あるタイプのうつ状態，認知症周辺症状など
〔❸ 〕薬	セロトニン，ノルアドレナリン再取り込み阻害作用	うつ病，不安障害（パニック障害，社交不安障害，強迫性障害，心的外傷後ストレス障害）など
気分安定薬	イノシトールリン酸系細胞内情報伝達を修飾	躁状態，うつ状態
〔❹ 〕薬	GABA受容体結合による系の賦活	不安障害，不安状態
睡眠薬		不眠（症）
抗てんかん薬	Na^+チャネル遮断など	てんかん，双極性障害
抗認知症薬	アセチルコリンエステラーゼ阻害など	認知症

・20世紀後半から今世紀にかけての向精神薬の開発ラッシュのなかで，強い不快感を伴う有害作用が目立たない新薬が次々に登場した。

➡このことは，服薬への抵抗感を減じ，精神科治療を受けやすくすることにもつながった。

・一方で，簡便さによる安易な薬物導入の問題や，従来であれば精神科で扱わないような心理社会的課題や個人のライフイベントにおける困難を“〔❺ 〕”として医療で扱うようにすること（疾病喧伝（けんでん））を助長したという反省がある。

➡治療の弊害（へいがい）面にも注意を払うことが精神科医療にかかわる者に求められている。

2. 精神科薬物療法における看護の役割

・精神科治療は多職種協働を必要とする。

・看護職を含めたあらゆる職種が，精神科薬物療法への基本的な知識と処方意図へ

❷

❸

❹

MEMO

の理解をもつことは，〔❻　　　　　　〕を最小化し，また服薬による患者の逡巡や苦悩に寄り添う原点ともなる。

・看護師の役割として薬剤の効果を生活や行動の変化として把握したり，❻の徴候にいち早く気づいて対処を促したり，服薬〔❼　　　　　　〕を把握し，向上を図ったりと，薬剤や服薬をめぐって患者を支援することが期待されている。

3. 薬物療法の実際

1　抗精神病薬

①抗精神病薬の種類

・抗精神病薬は大別して，第一世代抗精神病薬と第二世代抗精神病薬に分かれる。

・現在の主流は〔❽　**第一・第二**　〕世代抗精神病薬である。

②統合失調症のドパミン仮説と抗精神病薬の作用機序

・統合失調症では，ドパミン神経系の〔❾　　　　　　〕における神経伝達物質ドパミンの過剰放出，あるいは〔❿　　　　　　〕受容体の感受性変化が生じ，その結果，過剰な神経興奮が生じ，幻聴や妄想，不安／緊張をもたらす。

・抗精神病薬は，❿受容体に拮抗的に結合し，過剰な神経興奮を遮断する。

➡その結果，適度な情報量で神経系下流に送られるようになって，幻覚・妄想・興奮を軽減する。

・脳内には大別して，中脳辺縁系，中脳皮質系，黒質線条体系，視床下部下垂体系の４つのドパミン神経系がある。

・抗精神病薬は，４つのドパミン神経系のうち〔⓫　　　　　　〕系に治療的に作用し，幻覚や妄想などを改善する。

➡しかし，ほかのドパミン神経系に対しては有害作用として働く。

・中脳皮質系の遮断➡〔⓬　　　　　　〕低下や思考力の低下が増悪する。
・黒質線条体系の遮断➡〔⓭　　　　　　〕症状（振戦，筋強剛，筋固縮，嚥下困難，構音障害など）が生じる。
・視床下部下垂体の遮断➡女性では月経不順，無月経，乳汁分泌など，男性では〔⓮　　　　　　〕障害などをもたらす。

③抗精神病薬の有害作用

・ドパミン D_2 受容体遮断作用以外にも，〔⓯　　　　　　〕作用（ムスカリン受容体遮断作用），アドレナリン α_1 遮断作用，ヒスタミン H_1 遮断作用，セロトニン $5HT_{2C}$ 遮断作用などがあり，特徴的な副作用が生じる。

(1)錐体外路系有害作用

・抗精神病薬の代表的有害作用である錐体外路系有害作用の特徴は下記のとおりである。

〈錐体外路系有害作用(急性)〉

種類	症状	出現日	好発年齢
急性ジストニア	突然の奇異な姿勢や運動。たとえば舌の突出，捻転，斜頸，眼球上転など	3日以内	若年者
〔⑯　　　　　〕	じっと座っていられず，歩き回らずにいられない(静座不能)，足のムズムズ，精神不安，焦燥，不眠を伴うことも多い	2～4週	中年
〔⑰　　　　　　　〕	動作が乏しくなり緩慢になる，無表情，手指のふるえ(振戦)，身体の動きが硬くなる，よだれ，飲み込みが悪くむせる	2～4週	高年

・悪性症候群は，抗精神病薬などを服用中に，急性の発熱（37.5℃以上），意識障害，錐体外路症状，〔⑱　　　　　〕症状（発汗，頻脈，動悸など），横紋筋融解を併発し，その結果，急性腎不全となり，適切な治療を行わなければ死に至ることもある。

➡特徴的な検査所見として，血清クレアチンキナーゼ（CK）の〔⑲　**上昇・低下**　〕，ミオグロビン尿，白血球増多，代謝性〔⑳　**アシドーシス・アルカローシス**　〕があげられる。

(2)代謝障害

・錐体外路系有害作用が少ないとされる〔㉑　**第一・第二**　〕世代抗精神病薬とフェノチアジン系抗精神病薬で目立つ問題である。

・体重〔㉒　　　　〕，耐糖能異常，脂質代謝異常が認められることもある。

➡代謝障害のモニタリングのため，まず糖尿病や脂質異常症（高脂血症）の既往，肥満の有無，これらの家族歴などを初回処方時に必ず把握する。

(3)心循環系の突然死のリスク

・抗精神病薬が関係すると考えられている心循環系の突然死のリスクは，薬剤の種類よりも，1日の〔㉓　　　　　〕が関係しているという報告が相次いでいる。

2　抗うつ薬

①抗うつ薬治療の流れ

・現在，外来における抗うつ薬の導入治療においては，患者の意向や身体背景，有害作用特性を検討して，忍容性（有害作用が少なく服用を続けられること）の高い〔㉔　　　　〕，SNRI，NaSSA などの新規抗うつ薬から1剤を選んで単剤処方することが推奨される。

・抗うつ薬の種類にかかわらず，効果よりも有害作用が先に生じることも多く，服薬中断・治療中断の原因となる。

➡患者への初期の〔㉕　　　　　　　　　　〕が大切である。

②抗うつ薬(特にSSRI)の有害作用

・現在，抗うつ薬の主流である SSRI に特徴的な有害作用は次のとおりである。

・**賦活症候群**(ふかつ)：未成年や若年成人，脳器質疾患や双極性障害で生じやすい，投与初期の〔㉖　**意欲減退・衝動性亢進**　〕などを指す。

・**離脱症候群**：急激に減量・中止した際に生じる。

MEMO

⑯

⑰

MEMO

・**消化器症状**：服薬後〔㉗　　～　　〕日でピークとなることが多い。SSRIの種類により若干頻度が異なる。

3 気分安定薬

・双極性障害の躁ないしうつ状態改善，維持期・再発予防の効果をもつ薬剤を指し，厳密には，〔㉘　　　　　　〕のみが該当するという説もある。

・臨床実地では，㉘以外に，抗てんかん薬（バルプロ酸ナトリウム，カルバマゼピン，ラモトリギン），第二世代抗精神病薬（アリピプラゾール，オランザピン，クエチアピンフマル酸塩，リスペリドンなど）が双極性障害の治療に用いられている。

・気分安定薬などの薬剤は〔㉙　　　　〕濃度測定が義務づけられており，濃度の推移を見ながら用量を調整する必要がある。

4 抗不安薬・睡眠導入薬

・抗不安薬・睡眠導入薬の主なものは，〔㉚　　　　　　　　〕受容体作動薬（BZ薬）という共通の薬理的グループに属している。

・BZ薬は，アルコールやバルビツレート酸系などに比べると安全性が〔㉛　**高く・低く**　〕，過量服薬による致死性も〔㉜　**高い・低い**　〕。

➡連用により，眠気やふらつき，易疲労感などの生活機能の低下が問題になることもある。

・臨床用量の範囲内で用いても薬剤への依存性が形成される〔㉝　　　　　　〕や，反復使用の結果，効果が弱まり，同じ効果を得るためにより多くの量を必要とする〔㉞　　　　〕が生じることがある。

・急激な服用中止で〔㉟　　　　〕症状（薬物の服用を断つことで現れる様々な症状）を生じることもある。

II 電気けいれん療法

精神看護学❷
精神障害をもつ人の看護 p.167-170

1. 電気けいれん療法とは

・電気けいれん療法（ECT）とは，電気的刺激によって脳に全般性の発作活動を〔❶　**抑制・誘発**　〕し，これによる神経生物学的効果をとおして，臨床症状の改善を得ようとする治療法である[1]。

・1938年にイタリアのウーゴ・チェルレッティとルシオ・ビニにより簡便かつ確実に行える電気けいれん療法が考案された。

・欧米では1950年代から全身けいれんに伴う骨折や脱臼を防ぐために麻酔下で〔❷　　　　〕薬を用いる修正型電気けいれん療法（m-ECT）が導入された。

・1980年代にはパルス波刺激型治療器が開発されるなど，有害作用や副作用を減らして安全性を高めるための改良がなされてきた。

MEMO

2. 電気けいれん療法の特徴

・電気けいれん療法は，適応を限れば高い効果が期待される。比較的効果の発現が〔❸　**早い・遅い**　〕。

・電気けいれん療法に関しては，次のような問題点がある。

① 効果が〔❹　　　　　〕しない。
② 全般発作を抑制する可能性のある薬剤の服用中には，治療の妨げになることがあるので〔❺　　　　　〕や〔❻　　　　　〕をしなければならない。
③ 通常は〔❼　　　　　〕して行う必要がある。

3. 電気けいれん療法の適応と禁忌

・電気けいれん療法の適応として，〔❽　**重症うつ病・悪性症候群**　〕や統合失調症（緊張型）などがあげられる。

➡自殺念慮がひどく薬物療法の効果が得られない場合，昏迷や亜昏迷の場合，身体疾患などにより薬物療法を導入しにくい場合などに行われる[2)]。

・電気けいれん療法には絶対的禁忌はないとされる[3)]。しかし，治療中には全般発作を起こすことによる中枢神経系への影響，自律神経興奮による〔❾　**呼吸器系・心血管系**　〕への影響が生じる。

➡頭蓋内圧（とうがいないあつ）亢進，循環器疾患，呼吸器疾患などを合併する場合には，個々の身体状態への対応策を検討して行う。

4. 電気けいれん療法の主な有害作用

・電気けいれん療法の有害作用は，主に循環動態の変化，遷延性（せんえんせい）発作，〔❿　**健忘・妄想**　〕，躁状態の出現などがある。

➡これらの多くは数時間〜数日内には回復するが，重大な合併症の発生につながる可能性があり，看護の観察ポイントとして重要である。

5. 電気けいれん療法の方法

・通常，麻酔科医，精神科医，看護師によって構成される治療チームで実施され，〔⓫　**手術・保護**　〕室で行われることが一般的である。

・電気けいれん療法を行う際には，患者本人から文書による〔⓬　　　　　〕を得る。

MEMO

Ⅲ リハビリテーション療法

精神看護学❷
精神障害をもつ人の看護p.171-177

1. 精神科リハビリテーション

1 精神科リハビリテーションとは

・元来精神科リハビリテーションは，精神疾患によって引き起こされた日常生活および社会生活上の困難さの回復を意味していた。

・1980年代より主にアメリカで「〔❶ 〕」という概念が広まりはじめた。

➡❶とは，「極めて個人的なもの，自分の態度，価値観，感じ方，目標，技能，役割を変化させる独自の過程である。たとえ病気による限界はあっても，満足し，希望のある，貢献できる生活の仕方である（Anthony, 1993）」[4)]とされる。

➡リハビリテーションという言葉は精神障害者が患者役割を〔❷ **受け入れ・離れ** 〕，主体的に自分の新しい社会的な役割の獲得を目指す回復を意味するようになった。

2 精神科リハビリテーションのあり方

・精神障害者のリハビリテーションは，❶を実現する地域生活を支えるためのサービスに変化してきた。

・❶を支援するためのリハビリテーションにおいては，支援者の意識が重要である。

・困難な点の克服に注目するのではなく，本人の〔❸ 〕をうまく利用して困難をカバーする支援が，本人のモチベーションを上げ，リハビリテーションに意欲的に取り組めるという効果をもたらす。

・リハビリテーションは，医療機関で行われるものから患者の生活の場で生活支援と一体化したものへ移行してきている。

・リハビリテーションの目標設定と評価においては，〔❹ **支援者が定める・本人が希望する** 〕人生や生活の目標を明確化し，その目標に対してプランを作成し実行したうえで，その結果に対する評価を行い次のプランへ移る，この繰り返しを支援者と共に行うことが重要である。

・かつての精神科リハビリテーションは，「train then place」が主流だったが，現在は「place then train」に方向性が変わってきた。

train then place		place then train
〔❺ **社会生活・入院生活** 〕**を前提とし病院から社会復帰するための訓練。**	➡	〔❻ **社会生活・入院生活** 〕**を送り様々な問題に対処しながら本人の回復を促す。**

❺

❻

・満足できる地域生活や社会的役割の獲得というリハビリテーションの目的のため，〔❼ **多職種のスタッフ・限られた専門職** 〕が協働することで，幅広い支援が可能になる。

MEMO

3　医療機関で行われるリハビリテーションの意味

・病院の機能がより〔❽　急・慢　〕性期治療に特化したものへと変化しているなかで，精神疾患の入院治療も最〔❾　大・小　〕限かつ〔❿　長・短　〕期化となってきている。

➡❽性期からのリハビリテーションの重要性が注目されている。

2. 様々なリハビリテーション療法

1　精神科作業療法

・作業療法は，様々な作業活動をとおして集中力や作業能力の改善，社会適応能力の回復を目指す治療法である。

・作業療法は医師の〔⓫　　　　　〕により導入され，〔⓬　　　　　〕士が対象者との関係性の構築と能力評価を実施し，そのうえで目的に合った作業メニューを選択し実施する。

2　社会生活技能訓練（SST）

・精神障害を抱えながら社会のなかで生活していくうえで，特に困難さを感じやすいコミュニケーションについてのスキル，いわゆる〔⓭　　　　　〕技能（social skill）を向上させるための援助法で，認知行動療法の一つの形である。

・SST は大きく２つの訓練プログラムに分けられる。

① **基本訓練モデル**：行動技能に着目した行動療法的アプローチ。
②〔⓮　　　　　　　〕**訓練**：認知技術に焦点を当てた認知療法的アプローチ。

3　心理教育

・心理教育は，下記の３点を基本構造とする集団精神療法の一つである。

① 疾患についての〔⓯　　　　〕を深める
② 疾患から生じる生活上の困難さについて具体的な対処を身につける
③ 同じ悩みを抱えた当事者または当事者家族がそのつながりのなかで支えられる

3. 精神科デイケア

・精神科デイケアは，日中一定時間デイケア施設に通所し，利用者それぞれの治療計画に沿ってプログラムを利用しながら集団の場で〔⓰　陽性症状・生活技能や社会技能　〕の改善を図るものである。

➡プログラム内容は作業療法，レクリエーション療法，心理教育，SST などの様々な要素を盛り込んでいる。午後４時以降４時間施行する〔⓱　　　　〕もある。

MEMO

Ⅳ 精神療法

精神看護学❷
精神障害をもつ人の看護 p.178-190

1. 精神療法の日常性

・精神療法には，特別なスキルとしての側面だけでなく，生活のなかにちりばめられている日常性がある。

・医療従事者は，日常生活のなかで姿勢や視線の位置，目の向け方，声の大きさ，話し方や速度，言葉遣い，しぐさなど，自分自身のあらゆる言動や態度が患者に対して治療的な効果を上げたり下げたりすることを自覚する必要がある。

2. 精神療法各論

1 支持的精神療法

・一般的な精神科医師が行っている精神療法であり，あらゆる精神疾患に適応できる。

▶介入方法　介入では，患者の体験を〔❶　　　　〕し，気持ちの動きを〔❷　　　　〕するところから始まる。

➡患者が体験を理解・受容されたと感じ，患者のためにという真摯な態度が伝わったときに〔❸　　　　〕が深まっていく。

➡問題点の整理と解決手段の相談をし，患者自らが「自分らしい」解決方法を主体的に選択・実践できるように助言や説明，励ましを行う。

2 認知行動療法

・認知行動療法（CBT）とは，認知療法と行動療法の技法を合わせた治療法である。

・アセスメントでは，不快な感情に対する自分の対処行動が，かえって悪循環を生み出して不快な感情が続いてしまっている状態を，状況・認知・感情・行動・身体反応に分けて記載した〔❹　　　　〕（関係図）を作成する。

・❹に基づき，自分の〔❺　　　　〕の偏り（歪み（ゆが））や行動パターンに気づくことができ，悪循環を見極めることで介入ポイントを明らかにできる。

・介入方法として，思考記録表，行動実践，系統的脱感作，曝露反応妨害法などがある。

3 精神力動的精神療法（精神分析）

・精神力動とは，精神（心）の構造や精神性的発達論などの視点から，〔❻　　　　〕（欲求に基づくエネルギー）が何に向かっているのか，発達過程のどこにつまずきがあるのかを考える理論である。

・精神力動を分析し，自己洞察を深めて，自分の抑圧された感情を表現，体験していくことで症状が改善するとして1890年代に〔❼　　　　〕によって創始されたのが精神分析療法である。

4 表現療法

・表現の種類によっては芸術療法ともいい，コラージュ，絵画，音楽，演劇，写真

など が用いられる。

・安全な場で作品を表現する過程で起こる心の動きや〔❽　　　　　　〕(浄化)，治療者と「共に見る」体験によって治療的に効果がある。

5 遊戯療法(プレイセラピー)

・遊びをとおして心の内面を表現していく治療法で，〔❾　　　　　〕が対象となる。

・時間と場所が決められた安全な場で，遊びをとおして生じてくる感情を抱えられる体験や，安定した関係のなかで生まれてくる新しい〔❿　　　　　　〕などを体験していく。

6 箱庭療法

・治療者が〔⓫　**共に見ている・いない**　〕ところで，所定の砂箱に治療室にある様々なアイテムを自由に置くことをとおして，心の動きを見つめていく。

7 回想法

・主に〔⓬　　　　　　〕の患者に対して行われる。

➡ ⓬ の患者は認知機能障害により，新しいことは忘れてしまうが，古い体験や歌などは記憶が保たれやすいため，患者が回想して語ることにより，自分のできていたことやストレングスの再発見，〔⓭　　　　　〕されている体験につながっていく。

8 マインドフルネス，アクセプタンス(mindfulness，acceptance)

・“〔⓮　　　　〕”の心構えをもとに，頭に浮かぶ思考や感情をそのままに漂わせておくスキルをエクササイズやワークによって身につけていく精神療法である。

・**マインドフルネス**：自分の感情やからだの反応など「〔⓯　　　　　　〕」のことに対して，開かれている(注意を向ける)状態。
・**アクセプタンス**：価値ある人生を送るためには〔⓰　　　　　〕は付き物であり，取り除いたり避けたりするのではなく，⓰ があるままに自分の人生を豊かにする行動を選んでいく心構え。

9 集団精神療法

・治療者と患者が 1 対 1 であることが多い個人精神療法に対して，治療者も患者も集団であり，〔⓱　　　　　　〕(グループダイナミクス)を含めた理解をする精神療法の構造を集団精神療法(グループサイコセラピー)という。

・集団精神療法では SST，リワークプログラム(復職支援)，家族会，自助グループ，サイコドラマ(心理劇，ロールプレイ)などが行われている。

10 家族療法

・患者自身だけではなく，家族それぞれの立場や家族歴を踏まえ，家族関係という単位で問題を理解し，家族全体を支援する精神療法である。

・〔⓲　**家族が抱える問題の原因の検索・現在から未来に向けてどうかかわっていくか**　〕という視点を重視する。

・家族療法の目標は，家族に求めている甘えと自立のバランスを柔軟にとらえ，家

MEMO

族それぞれが互いを理解していく〔⑲　　　　　　　　　　　　　　〕の回復である。

・家族面接のなかで，家族は互いの知らなかった一面や感情を表現し，家では話題にできなかったテーマについて話すことができる。

➡新しい家族の交流パターンが生まれ，より生きやすさのある新しい家族機能に代わっていく。

MEMO

3. 看護場面における精神療法の位置づけ

1 聴くスキル

・患者が最初に訴える相手は〔⑳　　　　　　〕である。

・様々な話題を通じて，患者ー看護師間における信頼性，〔㉑　**共感的・同情的**　〕な姿勢，真摯（しんし）な態度，共通の目的をもった行動，様々な思いを理解され抱えられているという体験を提供できる場面である。

➡ここで聴くスキルを意識することで，看護師における非特異的因子を含んだ〔㉒　　　　　〕的かかわりが実践される。

・話題は問題解決を優先するものと関係性を優先するものに分別する。

2 触るスキル

・看護師における精神療法の要素として最も重要なことは身体的ケアである。

➡食事や排泄の介助，バイタルサイン測定や医療処置などで身体に触れること，つまり「〔㉓　　　　　　〕」が，人と人のつながりを最も提供しやすい場面である。

・また，日常生活が自立していた患者にとって，ケアによって自尊心の傷つきや無力感が強まる場面もあり，ケアを受けざるをえない傷つきへの配慮が望ましい。

3 専門職連携

・定期的なカンファレンスにおいて，精神療法の〔㉔　　　　　〕性を保ちつつ，今患者に起こっていることや今後の見通し，看護師に期待されている役割やかかわりについて議論や相談を行うことはチーム医療として欠かせない。

・患者にとっては，主治医や臨床心理士・公認心理師だけでなく，看護師のＡさんにもＢさんにも同じことを言われたという体験は，治療に向かっての励ましや支持を受けている実感をもちやすい。

➡患者の治療経過のなかで起こっていることを看護師どうしで情報共有することで，チームとして一貫した治療的ケアを行うことができる。

4 看護師のメンタルケア

・患者へのかかわりだけではなく，自分自身や同僚のメンタルケアとして，精神療法を応用して仲間内で支え合うことが大事である。

➡対応が難しい患者やトラブルに巻き込まれたときの看護師の様々な感情を，〔㉕　**患者・友人**　〕を理解する視点で評価し，問題があれば，責任の所在とサポート資源を明らかにして，自分らしい解決方法を選ぶ。

文献

1) 本橋伸高, 他：電気けいれん療法(ECT)推奨事項 改訂版, 精神神経学雑誌, 115(6)：586–600, 2013.

2) 前掲書1).

3) American Psychiatric Association Committee on Electroconvulsive Therapy：The practice of electroconvulsive therapy；a task force report of the American Psychiatric Association, 2nd ed, American Psychiatric Association, 2001.

4) Anthony, D. W., 他著, 野中猛, 大橋秀行監訳：精神科リハビリテーション, 第2版, 三輪書店, 2012.

参考文献

Allgulander, C.：Generalized anxiety disorder；What are we missing?, European Neuropsychopharmacology, 16 (Suppl 2)：S101–S108, 2006.／American Psychiatric Association：Diagnostic and statistical manual of mental disorders, 5th edition；DSM–5, American Psychiatric Association, 2013.／Anthony, D. W., 他著, 野中猛, 大橋秀行監訳：精神科リハビリテーション, 第2版, 三輪書店, 2012.／Liberman, R. P. 著, 西園昌久監, 池淵恵美監訳：精神障害と回復；リバーマンのリハビリテーション・マニュアル, 星和書店, 2011.／Linehan, M. M.：Cognitive–behabioral treatment of borderline personality disorder, Guilford Press, 1993.／Matsuura, M. et al.：A multicenter study on the prevalence of psychiatric disorders among new referrals for epilepsy in Japan, Epilepsia, 44 (1)：107–114, 2003.／Mellers, J. D. C.：Epilepsy. 〈David, A.S. et al (eds)：Lishman's Organic Psychiatry〉, 4th ed., Willey–Blackwell, 2012, p.309–396.／Proposal for revised clinical and electroencephalographic classification of epileptic seizures. From the Commission on Classification and Terminology of the International League Against Epilepsy, Epilepsia, 22 (4)：489–501, 1981.／Proposal for revised classification of epilepsies and epileptic syndromes. Commission on Classification and Terminology of the International League Against Epilepsy, Epilepsia, 30 (4)：389–99, 1989.／Rapp, C. A., Goscha, R. J. 著, 田中英樹監訳：ストレングスモデル, 第3版, 金剛出版, 2014.／Roy–Byrne, P. P., et al.：Panic disorder, Lancet, 368 (9540)：1023–1032, 2006.／Scheffer, I.E. et al.：ILAE classification of the epilepsies：Position paper of the ILAE Commission for Classification and Terminology, Epilepsia, 58 (4)：512–521, 2017.／Schmitz, B.：Depression and Mania in Patients with Epilepsy, Epilepsia, 46 (Suppl.4)：45–49, 2005.／Stahl, S. M. 著, 仙波純一, 他監訳：ストール精神薬理学エセンシャルズ；神経科学的基礎と応用, 第4版, メディカル・サイエンス・インターナショナル, 2015.／Stein, M. B., Stein, D. J.：Social anxiety disorder, Lancet, 371 (9618)：1115–1125, 2008.／Tyrer, P., Baldwin, D.：Generalized anxiety disorder, Lancet, 368 (9553)：2156–2166, 2006.／World Health Organization：The ICD–10 classification of mental and behavioural disorders；Clinical descriptions and diagnostic guidelines, World Health Organization, 1992.／World Health Organization：ICD–11；International Classification of Diseases 11th Revision, The global standard for diagnostic health information, 2019. https://icd.who.int/en/ (最終アクセス日：2022/10/30)／飛鳥井望編：心的外傷後ストレス障害(PTSD)〈新しい診断と治療のABC 70〉, 最新医学社, 2011.／阿部隆明：おとなのADHDとパーソナリティ障害, 精神科治療学, 28 (2)：199–205, 2013.／新井康祥：小児のストレス因関連障害(反応性アタッチメント障害/反応性愛着障害, 脱抑制型対人交流障害), 精神科治療学30(増刊号)：176–178, 2015.／安西信雄編著：地域ケア時代の精神科デイケア実践ガイド, 金剛出版, 2006.／飯倉康郎：強迫性障害の治療ガイド, 二瓶社, 1999.／伊藤順一郎, 地域精神保健福祉機構監：統合失調症の人の気持ちがわかる本, 講談社, 2009.／浦河べてるの家：べてるの家の「当事者研究」, 医学書院, 2005.／大澤眞木子, 秋野公造：てんかんの教科書, メディカルレビュー社, 2017.／岡野憲一郎：解離性障害；多重人格の理解と治療, 岩崎学術出版社, 2007.／尾崎紀夫, 他編：標準精神医学, 第7版, 医学書院, 2018.／片山知哉：パーソナリティ障害の特徴を示す自閉症スペクトラムの成人例；自己愛性パーソナリティ障害, 境界性パーソナリティ障害を中心に, 精神科治療学, 27 (5)：639–646, 2012.／兼本浩祐：てんかん学ハンドブック, 第4版, 医学書院, 2018.／金吉晴編：心的トラウマの理解とケア, 第2版, じほう, 2006.／神庭重信, 他編：DSM–5を読み解く4, 中山書店, 2014.／気分障害の治療ガイドライン作成委員会編, 日本うつ病学会監：うつ病治療ガイドライン, 第2版, 医学書院, 2017.／齊藤万比古編：注意欠如・多動症ーADHDーの診断・治療ガイドライン, 第4版, じほう, 2016.／齊藤万比古, 他編：発達障害とその周辺の問題〈子どもの心の診療シリーズ2〉, 中山書店, 2008.／櫻井武：睡眠の科学；なぜ眠るのかなぜ目覚めるのか, 講談社, 2010.／櫻井武：睡眠障害のなぞを解く；「眠りのしくみ」から「眠るスキル」まで, 講談社, 2015.／嶋根卓也, 他：飲酒・喫煙・くすりの使用についてのアンケート調査(2017年), 平成29年度厚生労働科学研究費補助金(医薬品・医療機器等レギュラトリーサイエンス総合研究事業)分担研究報告書, 2018.／嶋根卓也, 他：飲酒・喫煙・薬物乱用についての全国中学生意識・実態調査(2018年), 平成30年度厚生労働科学研究費補助金(医薬品・医療機器等レギュラトリーサイエンス政策研究事業)分担研究報告書, 2019.／杉山登志郎編著：講座 子ども虐待への新たなケア〈ヒューマンケアブックス〉, 学研教育みらい, 2013.／鈴木丈, 伊藤順一郎：SSTと心理教育；中央法規出版, 1997.／「てんかん診療ガイドライン」作成委員会編, 日本神経学会監修：てんかん診療ガイドライン2018, 医学書院, 2018.／融道男, 他監訳：ICD–10 精神および行動の障害；臨床記述と診断ガイドライン, 新訂版, 医学書院, 2005.／長嶺敬彦：ココ・カラ主義で減らす統合失調症治療薬の副作用, 地域精神保健福祉機構・コンボ, 2010.／夏苅郁子：心病む母が遺してくれたもの：精神科医の回復への道のり, 日本評論社, 2012.／平島奈津子：適応障害〈神経症性障害の治療ガイドライン〉, 精神科治療学, 26(増刊号)：129–133, 2011.／本間博彰, 小野善郎編：子ども虐待と関連する精神障害〈子どもの心の診療シリーズ5〉, 中山書店, 2008, p.97–115.／前田正治, 他：外傷後ストレス障害〈神経症性障害の治療ガイドライン〉, 精神科治療学, 26(増刊号)：106–127, 2011.／松浦雅人, 原恵子編：てんかん診療のクリニカルクエスチョン200, 改訂第2版, 診断と治療社, 2013.／松本俊彦, 他：全国の精神科医療施設における薬物関連精神疾患の実態調査(2018年), 平成30年度厚生労働科学研究費補助金(医薬品・医療機器等レギュラトリーサイエンス政策研究事業)分担研究報告書, 2019.／三島和夫編：睡眠薬の適正使用・休薬ガイドライン, じほう, 2014.／吉川徹：自閉症スペクトラムが疑われるケースを前に；他のパーソナリティ障害との関係, 精神科治療学, 29(6)：763–767, 2014.／渡邊博幸：抗精神病薬〈高久史麿監：治療薬ハンドブック2015〉, じほう, 2015.／Mankad, M. V., 他著, 本橋伸高, 上田諭監訳：パルス波ECTハンドブック, 医学書院, 2012.

第5章 精神障害をもつ人と「患者－看護師」関係の構築

MEMO

Ⅰ 精神障害をもつ人とのかかわり方

A 「患者－看護師」関係の目指すこと

精神看護学❷
精神障害をもつ人の看護p.194-196

1.「患者－看護師」関係が重要である理由

・精神疾患をもつ人は，これまで〔❶　　　　〕関係の困難を多く経験してきた人たちである。
・精神疾患がときに「〔❷　　　　〕の病」といわれるように，❶関係の難しさは，常に精神疾患をもつ人の課題である。
・精神看護学の母ともみなされている〔❸　　　　〕は，看護を有意義な治療的・❶的なプロセスであると位置づけ，患者－看護師関係を治療的な人間関係として表現している。

2. 信頼関係はどのようにして構築されるか

・精神看護においては「話を聴く」行為が，重要であり特別な意味をもっている。
・看護師の患者に対する気遣いを伴った声のかけ方，触れ方，態度は，患者に最低限にして最も重要な「〔❹　　　　〕」を贈り届けるメッセージとなる。

3.「患者－看護師」関係が目指す方向

・障害をもちながらも，希望を取り戻し，社会に生き，自分の目標に向かって挑戦しながら，かけがえのない人生を歩む〔❺　　　　〕の理念が近年浸透しつつある。
➡看護師は，❺の道のりを歩む患者の伴走者である。
・「患者－看護師」関係では次のことが目指される必要がある。

①患者が自分自身のこれからの生活にも〔❻　　　　〕をもてること
②自分自身が人生の〔❼　　　　〕であり，挑戦してみようと思えること
③そのような力が自分にあると思えること
④自分を支えてくれる人々がいると思えること
⑤社会の中で，〔❽　　　　〕と〔❾　　　　〕を引き受けて生きること

Ⓑ 「患者－看護師」関係を理解するための手がかり

精神看護学❷
精神障害をもつ人の看護 p.197-199

1. 自分自身が基準となる

・患者や患者の言葉のとらえ方は人によって異なる。

➡自らのとらえ方の特徴を知っていると，患者とのとらえ方の違いを検討しながら患者にかかわることができる。

➡自分のとらえ方は〔❶　**自分独自・他人と同様**　〕のものと知っているとほかの人のとらえ方を知ろうとすることができる。

・多くの人のとらえ方を知ることは，患者を多様なとらえ方で理解することにつながる。

・感情は大きく陽性感情と陰性感情の２つに分けられる。

➡〔❷　**陽・陰**　〕性感情は人と人のつながりを強め，〔❸　**陽・陰**　〕性感情は切り離す方向に働きやすい。

・〔❹　**陽・陰**　〕性感情は自分の思うとおりにいっていないときに発動し，何かしら今の状況を変える必要があることを知らせるサインといえる。

・患者の言葉と雰囲気から感じることの不一致は，特に〔❺　　　　〕感として看護師は感じる。

➡看護師はその❺感を手がかりに，患者の言葉にできない背景に思いを寄せながら，働きかけることができる。

2. 関係は2人の間にある

・看護師は，患者の対応に困ったときに〔❻　**陽・陰**　〕性感情をもち，「困った患者」としてとらえがちである。

・人はそれぞれの関係のなかで，その時々の自分を表現している。

➡怒りっぽい患者が最初から存在するのではなく，〔❼　　　　〕のなかで生まれており，❼を変えることで患者は違う側面を見せる。

➡〔❽　**自分・患者**　〕を変えることはできなくても，〔❾　**自分・患者**　〕は変えられる。

Ⓒ 関係構築にあたっての基本的な態度

精神看護学❷
精神障害をもつ人の看護 p.199-202

1. 相互の尊敬

・ある人に対して深い〔❶　　　　〕を抱くことが尊敬であり，振り返るということと尊敬は密接に関係している。

・患者を尊敬することとは，自分の〔❷　　　　　　〕で評価しないことでもある。

MEMO

MEMO

・患者は，その人なりの〔❸　　　　〕を選択していることを理解する。

➡他者から見て，やり方が不合理であったり，うまく機能していないと思われても，その人は，①それ以外の方法を知らないか，②それが現在のところ，ほかのやり方よりもまだましに思えるか，③ほかのやり方を知っているがそれができないという状況であるかもしれない，と考えてみる。

➡評価するより，その人なりの〔❹　　　　〕に目を向けることができる。

2. 信頼する

・自分のなかに不安や心配があるとき相手（患者）を〔❺　　　　〕することが難しくなる。

➡「私が患者さんを何とかしてあげなければ」と思い，実際に何とかしてあげようとしてしまう。

➡それは，患者が自分の〔❻　　　　〕を自分で生きる機会・力を奪うことである。

・「患者の言葉に耳を傾ける」「患者からの頼みごとや断りごとをきちんと受け止める」「可能であることは手助けする」，これらはすべて患者が自分に〔❼　　　　〕があると思うことにつながっていく大事な看護行為である。

3. 共感を伴う理解

・共感とは，ほかの人の人生に入り込む能力で，患者の現在の感情の意味を正確に認識し，理解していることを本人に伝達することである。

➡共感を伴って患者を理解することは，〔❽　　　　〕や〔❾　　　　〕を示す強力な態度である。

・実習中に患者が涙している場面に出会ったときなど，学生は，患者に何があったのか，患者はその出来事をどのようにとらえたのかなどを，患者から教えてもらうことで，患者の悲しみの理解に近づくことができる。

4. 誠実性；わかり得ないということをごまかさないこと

・人の体験を“〔❿　**本当にはわかりようがない・完全に理解できる**　〕”ということから出発することが重要である。

➡知らないということを知ることで，私たちは相手から謙虚に教わることが可能になる。

5. 現実社会との適合性

・病院のなかでは，現実の社会ではしないことをしたり，逆に，することをしなかったりといったことが気づかぬうちに当たり前になる。

➡社会からかけ離れることは，患者の〔⓫　　　　　　〕を妨げる。

MEMO

D 患者とのかかわりで起こり得ることと対処

精神看護学❷
精神障害をもつ人の看護p.202-206

1.患者側に生じる態度と対処

1 抵抗

・抵抗とは，狭義には〔❶　　　　　　〕の精神分析過程において，抑圧していた無意識があらわになることを避けようとする，患者の一種の〔❷　　　　〕を意味する。

・抵抗が生じるのは以下のような場合である。

① **外部から変化を求める力が働いていると患者が感じた場合**：治療のためであっても，変化を受け入れるには勇気がいる。
② **看護師の対応への〔❸　　　　〕**：看護師の対応への❸の表明であることがある。
③ **疾病によって得たいことが得られている場合**：疾病があることで，特別な扱いを得られたり容認してもらえたり注目してもらえたりする。
➡これを〔❹　　　　　〕といい，患者は病気を治されることに抵抗を示す。

・抵抗があるということは，患者が外圧から自分を守ろうとしているということを理解し，まずは抵抗を押し返そうとする力を〔❺　**強める・弱める**　〕。
➡撤退するか，受け入れられる程度の別の提案をする。

・抵抗が看護師への❸の意味合いをもつときは，その❸を受け止め，改めるべきことは改める。

2 転移

・フロイトは精神分析療法において，患者が，過去の重要な人物に対して向けていた特別な感情や態度を，無意識的に〔❻　**医療者・患者自身**　〕に向けることを転移と定義した。

・転移感情には，尊敬や感謝，好意，親近感などの肯定的な感情が生じる陽性転移（陽性感情）と，非難や憎しみ，敵意，反抗などの否定的な感情が生じる陰性転移（陰性感情）がある。
➡〔❼　**陽・陰**　〕性転移は抵抗が生じる原因の一つとなる。
➡〔❽　**陽・陰**　〕性転移は，一般的には関係構築を促進するが，行き過ぎると，患者が看護師に依存的になるなど，かえって問題を引き起こすことがある。それに対して看護師が適切な対応ができないときには，〔❾　**陽・陰**　〕性転移へと容易に反転する。

・患者は，過去の対人関係の経験を現在の関係に移し，目の前にいる看護師に良い感情をもったり，良くない感情をもったりしている。

・看護師は，患者が自分の感情とその背景に気づくことができ，最終的により発展的な対人関係のもち方を一緒に探すことを目指してかかわる。
➡患者の感情を受け止めようとしていることを患者に示すことが必要である。

MEMO

2. 看護師側に生じる態度と対処

・看護師などの医療者が，過去の重要人物に向けていた感情を〔⑩　**患者・自分自身**　〕に向けることを逆転移という。

・逆転移への対処として，看護師は⑩に対してどのような感情を抱いているか〔⑪　　　　　　　〕(振り返り，省察）を行い，自己の行動を修正していく必要がある。

Ⅱ 精神障害をもつ人とのコミュニケーション

A コミュニケーションとは

精神看護学❷
精神障害をもつ人の看護 p.206-209

・コミュニケーションのキーワードは「伝達」と「〔①　　　　〕」である。

➡コミュニケーションはただ情報が伝達されるだけではなく，コミュニケーションの結果として生じる「①の感覚」までを含む。

・コミュニケーションとは関係構築の手段でありプロセスである。

1. 言語的コミュニケーションと非言語的コミュニケーション

・言語的コミュニケーションとは，〔②　　　　〕を手がかりとするコミュニケーションである。

➡情報の伝達の手段として大変効率が良いが，場面や文脈によって意味が変わり得るという難しい側面もある。

・非言語的コミュニケーションとは，表情や身ぶりといった，②以外の手段によるメッセージの伝達である。

2. コミュニケーションのプロセス

・コミュニケーションに必要な技能は，次の３つに分類される。

① **受信機能**：必要な情報に対して選択的に〔③　　　　〕を向けられるかどうかが重要である。
②〔④　　　　〕**機能**：理解，推論，解釈，判断する機能である。記憶力と思考力が特に求められる。
③ **送信機能**：言語的・非言語的手段を効果的に使って，相手に自分のメッセージを的確に〔⑤　　　　〕ことができることが重視される。

・コミュニケーションにおいて問題になるのは，言語による情報と非言語による情報に不一致がある場合である。

・言語情報と非言語情報に不一致がある場合，人は，〔⑥　**言語・非言語**　〕情報より，〔⑦　**言語・非言語**　〕的な情報に大きく影響される。

➡これを〔⑧　　　　　　　〕の法則という。

MEMO

B 精神障害をもつ人とのコミュニケーションの特徴

精神看護学❷
精神障害をもつ人の看護 p.209-212

1. 精神障害をもつ人とのコミュニケーションの困難さの要因と生じる困難や障害

・精神障害をもつ人とのコミュニケーションに生じる困難や障害には，疾患それ自体と治療による影響が考えられる。

1 疾患による影響

・統合失調症では，代表的な症状として，陽性症状，陰性症状，認知機能障害がある。

➡陽性症状や陰性症状によってコミュニケーションそれ自体をつらく感じたり，避けてしまったりする。

・思考機能や感情機能の低下により，考えをまとめ，非言語的な手段を効果的に使いながら送信することが難しくなる。

・認知機能障害は，コミュニケーションにかかわる根本的な限界を生み出す原因になる。

・**注意機能の障害**：〔❶ 選択的・分割的 〕注意の低下が生じ，全体を把握することや，物事のつながりを理解することが難しい。
・**記憶機能の障害**：〔❷ 昔のこと・新しいこと 〕の記憶や言語性記憶が最も障害される。
・**実行機能の障害**：筋道を立てて相手にわかりやすく伝えることが難しくなる。〔❸ 〕概念の利用ができず，また文脈に応じた言葉の理解がしにくくなる。

・気分障害では，統合失調症と同様の難しさが感情機能の障害によって生じる。

➡〔❹ 躁・うつ 〕症状が強いときは，コミュニケーション自体が大変な負担となる。

➡〔❺ 躁・うつ 〕状態のときは，次から次へと思考のスピードと範囲が増し，話がどんどん〔❻ 集中・拡散 〕していってしまう。

2 治療による影響

・薬物療法の有害作用により，〔❼ 〕が回りにくくなり，コミュニケーションの弊害になることがある。

・薬物の〔❽ 〕や質によっては，眠気やからだのだるさから，人とのコミュニケーションが億劫（おっくう）になることもある。

2. 障害に沿ったコミュニケーションを支援する方法

・例えば統合失調症の特性がみられる人に対し，精神機能の各側面から以下のような支援を考えることができる。

注意機能の低下	・できるだけ〔❾　にぎやかな・静かな　〕場所を準備する ・時間を限定し，伝える ・一度にたくさんのことを伝えない
知覚機能の低下	・表情豊かに話す ・感情を〔❿　表情のみで・言葉にして　〕伝える
記憶機能の低下	・〔⓫　　　　〕を書いて渡す
実行機能の低下	・小さなステップを具体的に示す ・あいまいな言い方をせず，具体的に伝える

MEMO

❾

❿

⓫

C コミュニケーション技法

精神看護学❷
精神障害をもつ人の看護p.212-215

1. 非言語的コミュニケーション技法

・座ってコミュニケーションを図るとき，どの位置に座るかによって患者に伝わるメッセージは変わる。

位置	特徴
〔❶　並列・対面・90度　〕	・立場を理解し感情を共有しようとしていることが伝わる
〔❷　並列・対面・90度　〕	・面談相談時によく用いられる
〔❸　並列・対面・90度　〕	・公的あるいは正式な話，重要な話であることが伝わる

❶

❷

❸

・近年は，認知症の人へのケアとして「触れる」ことを技術として教える〔❹　　　　〕という方法が取り入れられつつある[1)]。

・患者の動作や姿勢，声のトーン，速さ，大きさ，表情，呼吸，視線などに合わせることを〔❺　　　　〕という。

2. 言語的コミュニケーション技法

・患者が助言を求めて話している場合は患者の話を一とおり聴いた後，解決へ向けて次の様な手順を踏む。

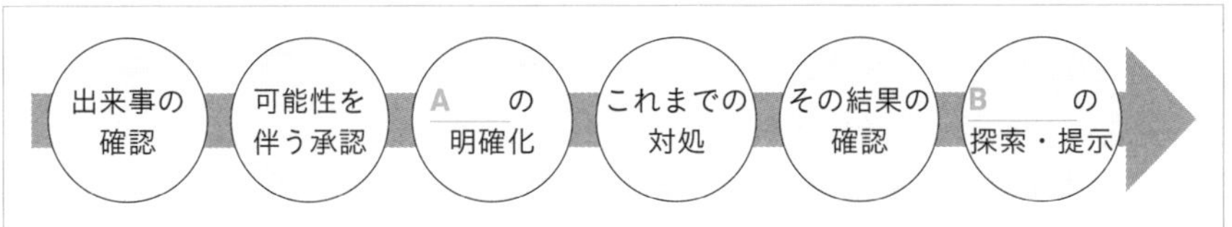

A

B

・患者のこれまでの苦労や努力に対してねぎらい承認する際，単に承認するだけでなく，その承認とともに，〔❻　　　　〕につながるような事柄を見つけることが患者を勇気づける[2)]。

① よいところを見つける
② 専門用語を避け，肯定的に意味づける
③「問題」を「〔❼　　　　〕」に変える

MEMO

・本人が気づいていない，自身のなかにある解決のための資源を，探すための問いかけをすることが重要である。

❶〔 ⑧ 〕**探しの質問**

例）学生「最近どの実習もうまくいっていません」
看護師「では，うまくいっていた実習について教えてくれる？」

❷〔 ⑨ 〕**クエスチョン**

例）患者「今日はとても憂うつで何もする気がおきません」
看護師「あなたが望む気分を 10 としたら，今はどれくらいですか」

❸〔 ⑩ 〕**クエスチョン**

例）患者「もうどうしようもありません。私には何もしようがないのです」
看護師「絶望しそうな気持ちのなか，今日ここで話されるまで，どうやってがんばり続けられたのですか」

・何を目標におくかを患者と共有するために「（患者が）どのようになったらよいと考えているか」を尋ねる。
➡この質問をされることで，改めて解決像を考え始める。

・「解決への手がかりを引き出す質問」の技法を用いて，患者自身が有効な解決策を見つけたり，こちらから別の提案をしたりする。
➡提案をするときは，患者の了解を得てから提案すること，代替案は〔 ⑪ **1つに絞る・選択肢がある** 〕とよい。

III 精神障害をもつ人との関係の振り返り

A 振り返ることの意味

精神看護学❷
精神障害をもつ人の看護 p.215-216

・経験から知識を得るため，自らの実践を一定の方法を用い意識的に振り返るプロセスを〔 ❶ 〕とよぶ[3]。

・**行為〔 ❷ について・のなか 〕の ❶**：看護師が新たに出会う状況や問題を認識し，行為しているなかでそのことを考えるプロセス。
・**行為〔 ❸ について・のなか 〕の ❶**：看護行為を後から思い起こし，分析し，解釈することで，知識を明らかにするために行う。

➡実践の基となる「行為〔 ❹ **について・のなか** 〕の ❶」をより有効なものにしていくためには，「行為〔 ❺ **について・のなか** 〕の ❶」のトレーニングを積む必要がある。

B プロセスレコード

精神看護学❷
精神障害をもつ人の看護 p.216-217

・プロセスレコードとは，患者と看護師の〔 ❶ **治療・対人関係** 〕場面を振り

MEMO

返り，記述する記録様式である。

・看護理論家の〔❷　　　　　　〕により開発され，アイダ・J・オーランド，アーネスティン・ウィーデンバックによって洗練されていった。

・オーランドは❷が示した「患者の反応」「看護師の反応」をさらに細かく吟味(ぎんみ)できるよう枠組みをつくった。

➡「看護師の反応」を，看護師が「〔❸　　　　　〕こと・〔❹　　　　　〕こと」と「看護師の行為」に分けた。

・ウィーデンバックはプロセスレコードを用いた振り返りを"場面の〔❺　　　　〕"とよんだ。

C プロセスレコードの書き方と振り返りの実際

精神看護学❷
精神障害をもつ人の看護 p.217-223

1. プロセスレコードの書き方

① 再構成する場面を選択する際の注意点

・どんな看護場面を選択してもよいが，より効果的にするためには，自分の知識や技術の限界に直面している場面である"今一番気になっている看護場面"を選択するとよい[4]。

② 場面を書き起こす際の注意点

・看護場面を書き起こす際は次のような点に注意する。

・自分の「知覚」「思考・感情」「行為」を〔❶　**起こった順・思い出した順**　〕に記載する
・非言語的表現について〔❷　**も記載する・は記載しない**　〕
・そのとき，考え，感じたままに記載する
・思い出せなくても気にしない

③ 場面を自己評価する際の注意点

看護場面を自己評価する際は次のような点に注意する。

・この場面を選択した理由・場面の背景を考える
　➡理由を意識化することで検討すべき問題が絞られる
・自分が「患者の反応」「考えたこと・感じたこと」「自分の反応」を一つ一つ評価する
　① 自らの「考えたこと・感じたこと」と「自分の反応」が〔❸　　　　〕しているか確認する
　② 「自分の反応」が患者に及ぼした影響と，「患者の反応」から自らに生じた影響を吟味する
　③ 自らの「考えたこと・感じたこと」から，自分自身や，自らの対人関係の〔❹　　　　〕について考える

④ 自らの「考えたこと・感じたこと」から，患者の言動の意味を読みとる
⑤ 看護の意味を考え，次の実践にどう生かすかを考える
・「場面全体をとおしての振り返り」を行う

MEMO

2. プロセスレコードによる振り返りの実際

・以下の場面について，自分が実際にプロセスレコードを書いていると想定して空欄を埋めてみましょう。

〈プロセスレコード〉

場面			
担当患者Aさん。統合失調症，40歳代，男性。実習初日。 朝9時に訪室したが，眠そうにしていたため，昼食後に訪室すると伝えていた。初めて患者と2人で会話をする場面である。			
患者の反応（言動・表情・状況など）	**自分が考えたこと・感じたこと**	**自分の反応（言動・声の調子など）**	**言動の振り返り**
①ベッドで臥床されているが，開眼し天井を見ている。	②表情に大きな変化がないため，かかわるタイミングが難しいな。	③「失礼します。Aさん，今から少しだけお話を伺ってもよろしいですか？」	相手のタイミングがわからないからこそ，確認したことは良かった。
④「はい，良いですよ。」無表情でチラッとこちらを見る。臥床したまま。	⑤よかった。あまりお話できる時間がないし，入院生活について簡単に聞きたい。	⑥ベッドサイドにしゃがむ。「Aさんの1日の生活について，おうかがいしたいのですが，音楽療法とか参加されないんですか？」	自分の焦りが言動に現れていたかもしれない。⑥で，なぜ1日の生活を知りたがっているのかAさんに伝える必要があった。
⑦天井を見たまま，「はい，参加したことないです。ずっと座っとくのが，しんどいので……。」	⑧カルテにも書いてあったな。でも歩いているときはスムースだったし，立つのは大丈夫なのかな。	⑨「あっ，そうなんですね。立っているのはしんどくないんですか？」	❺
⑩「はい，立っとくのは全然。」	⑪なら，体育館で運動することはできるかもしれない。	⑫「あっ，じゃあ，スポーツとかはお好きですか？」	⑥⑨⑫と質問攻めになってしまっている。
⑬「……。」天井を見つめたまま。	⑭返事に困っている。スポーツは気がのらないのかな。	⑮「あんまりお好きじゃないですかね。」	❻
⑯「いや，嫌いってことはないです。中高でバスケをやっていたので。」こちらの目を見て話す。	⑰好きなことが聞けた！自分からバスケやってたって言ってくださったし，会話を弾ませるチャンスかもしれない。	⑱「バスケやっていたんですね，すごいですね。バスケって難しいですよね。私，あまり得意じゃないんです。」	
⑲「あの，すみません。今日はもういいですか。」腕時計をチラッと見ながら「時間短いですけど。しんどいので。」	⑳無理に話をさせてしまっていたんだ。話をすることしか考えてなくて，Aさんのしんどさを考えられてなかった。早く退出しなきゃ。	㉑「あっ，そうですね。すみません，じゃあ退出しますね。ありがとうございました。」急いで退室する。	❼
場面全体をとおしての振り返り：「情報収集がしたい」という気持ちが優先され，私のペースで会話が進んでいた。話す時間がないという焦りから，質問攻めになってしまっており，1日中，幻聴に悩まされ，自室にこもっていることの多いAさんにとって，会話がどのような体験であるか考えることができていなかったと思う。この会話の後，嫌われたと思い，次に話しかけるのが恐くなっていたが，Aさんが「もういいですか」と会話を中断されたことは，マイナスなことだけではなく，自身の体調を他者に伝えることができる強みととらえられる。また，この場面では，焦っていて意識できていなかったが，「すみません」や「時間短いですが」と気遣ってくださっている。			

❺

❻

❼

文献

1) 本田美和子, 他：ユマニチュード入門, 医学書院, 2014.
2) O'Hanlon, B., Beadle, S. 著, 宮田敬一, 白井幸子訳：可能性療法；効果的なブリーフ・セラピーのための51の方法, 誠信書房, 1999.
3) 東めぐみ：看護リフレクション入門；経験から学び新たな看護を創造する, ライフサポート社, 2009, p.28.
4) Burns, S., Bulman, C. 編, 田村由美, 他監訳：看護における反省的実践；専門的プラクティショナーの成長, 第2版, ゆみる出版, 2009, p.19.

参考文献

・Liberman, R. P., 他著, 池淵恵美監訳：精神障害者の生活技能訓練ガイドブック, 医学書院, 1992.
・Schön, D. 著, 佐藤学, 秋田喜代美訳：専門家の知恵；反省的実践家は行為しながら考える, ゆみる出版, 2001.
・Wiedenbach, E.：Meeting the realities in clinical teaching, Springer Publishing Company, 1969.
・鈴木丈, 伊藤順一郎：SSTと心理教育, 中央法規出版, 1997.
・野坂達志：新訂 統合失調症者とのつきあい方；対人援助職の仕事術, 金剛出版, 2014.
・宮本真巳：援助技法としてのプロセスレコード；自己一致からエンパワメントへ, 精神看護出版, 2003.
・中井久夫, 山口直彦：看護のための精神医学, 第2版, 医学書院, 2004, p.151.
・Marriner–Tomey, A., Raile Alligood, M. 編著, 都留伸子監訳：看護理論家とその業績, 医学書院, 2004, p.384.
・Erikson,E.H. 著, 仁科弥生訳：幼児期と社会1, みすず書房, 1977.
・Regan, M. 著, 前田ケイ監訳：ビレッジから学ぶリカバリーへの道；精神の病から立ち直ることを支援する, 金剛出版, 2005.
・小島義郎, 他編：英語語義語源辞典, 三省堂, 2004.
・Stuart, G.W., 他著, 安保寛明, 宮本有紀監訳：精神科看護；原理と実践, 原著第8版, エルゼビア・ジャパン, 2007, p.49.
・星野欣生：人間関係づくりトレーニング, 金子書房, 2002, p.43.
・世界大百科事典, 第2版, 平凡社, 2006.
・Mehrabian, A. 著, 西田司, 他訳：非言語コミュニケーション, 聖文社, 1986.
・昼田源四郎：分裂病者の行動特性, 金剛出版, 1989, p.26.
・Harvey, P. D., Sharma, T. 著, 丹羽真一, 福田正人監訳：統合失調症の認知機能ハンドブック；生活機能の改善のために, 南江堂, 2004.
・Uvnäs–Moberg, K. 著, 瀬尾智子, 谷垣暁美訳：オキシトシン；私たちのからだがつくる安らぎの物質, 晶文社, 2008.
・白井幸子：臨床にいかす心理療法, 医学書院, 2004.
・Burns, S., Bulman, C. 編, 田村由美, 他監訳：看護における反省的実践；専門的プラクティショナーの成長, 第2版, ゆみる出版, 2009, p.19.
・宮本真巳：看護場面の再構成〈感性を磨く技法1〉, 日本看護協会出版会, 1995, p.2.
・Peplau, E. H. 著, 稲田八重子, 他訳：ペプロウ人間関係の看護論；精神力学的看護論の概念枠, 医学書院, 1973, p.323.
・Orlando, I. J. 著, 池田明子, 野田道子訳：看護過程の教育訓練；評価的研究の試み, 現代社, 1977, p.29.
・Wiedenbach, E. 著, 外口玉子, 池田明子訳：臨床看護の本質；患者援助の技術, 改訳第2版, 現代社, 1984, p.109.
・長谷川雅美, 白波瀬裕美：自己理解・対象理解を深めるプロセスレコード；プロセスレコードが書ける, 読める, 評価できる本, 日総研出版, 2001, p.12.
・宮本真巳：感性を磨く技法としての異和感の対自化, 日本保健医療行動科学会雑誌, 31(2)：p.31-39, 2016.

第6章 精神障害をもつ人への看護援助の展開

MEMO

Ⅰ 看護援助の基本構造

A 看護過程の展開

精神看護学❷
精神障害をもつ人の看護 p.226-235

1. アセスメント

1 心の正常と異常のアセスメント

・精神障害をもつ人の正常と異常の区別は，身体疾患のように外からは見えない。
➡外に現れた〔❶　　　　〕を手掛かりにして情報収集を行い，その人の周囲の状況のなかで〔❷　　　　〕があるかどうかということを判断基準として，看護師自らがその判断基準に基づいてアセスメントを行うことが必要となる。

2 心の健康のアセスメント

・看護師が心の健康のアセスメントを行うためには，精神障害をもつ人との何らかのかかわりをとおして，「他人の〔❸　　　　〕のただ中に自己を投入」し，「その顔つきに現れるあらゆる〔❹　　　　〕」を読み取り，観察することで情報収集を行うことが求められる。

3 受動的・能動的なかかわりをとおした観察

・看護過程の展開は，まず，全体的な印象についての〔❺　　　　〕から始める。
・いつもと異なる反応が認められたときは，反応の〔❻　　　　〕について推測し，看護記録などから❻となる出来事の有無を確認する。

4 統合アセスメントによる全体像の把握

・全体像を描くための基本的情報として年齢，性別，診断名，入院形態，家族構成（キーパーソンとなる重要他者はだれか），職業がある。
・さらにどのような〔❼　　　　〕の段階で発症し，どのような家族や社会のなかで，どのような〔❽　　　　〕をもちながら生活してきた人が，現在，精神障害のどのような段階にあるのかという点に着目して，全体像を描いていく。
➡比較対照として年齢や性別が〔❾ 同じ・異なる 〕人間一般の全体像を思い描くことで，患者の全体像の特徴を見出しやすい。
・生活歴や家族構成などの社会・経済的側面，血液データや身体合併症の有無などの身体的側面，精神状態や情緒などの精神的側面，ドロセア・E・オレムの〔❿　　　　〕理論やオレム・アンダーウッド理論に基づく〔⓫　　　　〕面についての❿レベルのアセスメントを進め，それらを〔⓬　　　　〕するこ

MEMO

とで，より緻密な全体像を描いていく。

・アセスメントを行う際は，〔⑬　　　　〕変動を踏まえ，週単位，年単位など経時的な変化をとらえることが大切である。

5 精神健康度のアセスメント

・重度，中等度，軽度の３段階で判断し，健康度に合わせて，精神障害をもつ人の強み（ストレングス）を生かした看護ケアを行う。

〈精神健康度のアセスメントと看護〉

精神健康度	看護ケア
〔⑭　重度・軽度　〕	・⑩に保護的にかかわる ・現実見当識を高めるために時間の流れを伝える
中等度	・〔⑮　　　　〕法などを効果的に用いる
〔⑯　重度・軽度　〕	・退院時に必要な⑩を積極的に促進する

⑭

⑮

⑯

6 自我の防衛機制とアセスメント

・看護師は，精神障害をもつ人の自我の防衛機制の表現を，自我を守るための〔⑰　対処・問題　〕行動としての表現ととらえることが大切である。

〈精神疾患をもつ人の自我の防衛機制の表現〉

防衛機制	表現および状態
否認	「私は病気じゃない。病気なのは母親だ」 「どこも悪いところはないから早く出してくれ」
〔⑱　　　〕	不安，苦痛などの感情を無意識に抑えるため四角四面の人間関係をもつ
〔⑲　　　〕	馬鹿ていねいで礼儀正しく几帳面だが，無意識には攻撃性がある
退行	**病的退行**：年齢不相応の話し方など **健康的退行**：レクレーションではしゃぐなど
取り入れ・同一化（同一視）	**取り入れ**：他者の特性や属性を身につける **同一化**：相手にあやかる（価値，基準，趣味を取り入れる）
置き換え	子どものいない夫婦が犬をかわいがる
分離	相手に対してお世辞を言うが，陰で悪口を言う
打ち消し	自分の受け入れにくい思いを消すために強迫的に手洗いする
自己への敵対	自分の罪意識を自分で罰する
〔⑳　　　〕	衝動のエネルギーを生産的な形に使用する
〔㉑　　　〕	欲求不満による葛藤の隠蔽，幼児的な欲求や感情を抑圧して知的に理解したり処理する

出典／Stuart, G. W., Laraia, M. T. 著，安保寛明，宮本有紀監訳，金子亜矢子監：精神科看護；原理と実践，原著第８版，エルゼビア・ジャパン，2007，p.371をもとに作成.

⑱

⑲

⑳

㉑

7 精神障害をもつ人に対する看護過程

・看護過程は「アセスメント（情報収集を含む）⇒〔㉒　　　　〕⇒〔㉓　　　　〕⇒実施と評価」のサイクルが，らせんを描きながら展開するプロセスである。

➡チーム医療のなかで看護の方向性を共有するために，アセスメントを行うときには，その枠組みとして〔㉔　　　　〕を用いる。

2. 看護診断

・「個人・家族・集団・地域社会（コミュニティ）の健康状態／生命過程に対する反応およびそのような反応への脆弱性についての臨床判断である」と定義されている[1]。

・看護診断には，次の３タイプがある。

> ・〔㉕　　　　　　〕**型看護診断**：個人・家族・集団・地域社会（コミュニティ）の健康状態／生命過程に対する好ましくない人間の反応についての臨床判断。
>
> ・〔㉖　　　　　　〕**型看護診断**：個人・家族・集団・地域社会（コミュニティ）の健康状態／生命過程に対する好ましくない人間の反応の発症につながる脆弱性についての臨床判断。
>
> ・〔㉗　　　　　　　　　〕**型看護診断**：安寧の増大や人間の健康の可能性の実現に関する意欲と願望についての臨床判断。

・看護診断においては，看護問題にのみ着目するのではなく，健康的な側面に目を向け，〔㉘　　　　　　　　〕（強み）を伸ばす視点も不可欠である。

・強みと弱みは表裏一体の関係にある。

➡看護師が精神障害をもつ人の言動をどうとらえるかによって，弱みも強みに変わる。

3. 看護計画

・看護計画の立案には，患者と家族，看護師や多職種の同意のもとに，協働して問題解決を目指した援助の方向性を導くことが重要である。

➡このような看護計画の作成方法を〔㉙
　　　〕という。

➡精神障害をもつ人のもてる力と強みを生かしながら，長期目標や短期目標を設定する。

4. 看護計画の実施と評価

・ナイチンゲールによれば，患者の生命力の消耗を最小にするよう〔㉚　**医療体制・生活過程**　〕を整えることが看護である[2]。

➡精神看護においては，身体への小さな看護ケアの積み重ねが，心のケアにもつながることを忘れてはならない。

・評価は，目標をどこまで達成できたか，看護を適切に展開できたかを中心にみる。

➡看護ケアの評価においては，精神障害をもつ人や家族の〔㉛　　　　〕が最も信頼できるアウトカムの評価である。

・評価は定期的に〔㉜　**単独・複数**　〕の観点から行うことが必要である。

・評価の結果は，次の看護過程を展開する新たなスタートとなり，看護過程は，らせんを描きながら〔㉝　　　　〕する。

MEMO

MEMO

5. 記録

・精神科病院で採用されている記録様式は，アセスメントが難しいという理由から，SOAP 様式ではなく〔㉞　　　　　〕様式[3] が採用されているところもある。

・㉞様式は，コラム形式の患者の系統的な経過記録方法である。

> ・**フォーカス**：次のシフトの看護師に伝えたい患者の最も強調される出来事や検査・処置の理由と患者の反応
> ・**D**（**Data**）：フォーカスを支持する主観的・客観的〔㉟　　　　〕
> ・**A**（**Action**）：看護師の判断行動，計画
> ・**R**（**Response**）：患者の反応や看護師が実施した〔㊱　　　　〕

・SOAP 様式の場合は以下の形式で記録する。

> ・**S 情報**：〔㊲　**看護師が観察した・患者や家族からの**　〕情報
> ・**O 情報**：〔㊳　**看護師が観察した・患者や家族からの**　〕情報や非言語的メッセージ，検査結果など

・精神科看護においては，看護師のかかわりが人的な治療的環境として回復過程に大きく影響することから，日々のささいな〔㊴　　　　〕を記録に残していくことが重要である。

・精神科看護においては，法律を基に看護ケアを実施しているとはいえ，人が人に対して行動制限を行うことを余儀なくされることも多い。

➡〔㊵　　　　〕的感性をもって看護を展開し，その実践記録においても㊵的配慮を十分行うことは必要不可欠である。

B 精神看護におけるアセスメントと看護計画

1. 安全への支援－タイダルモデル

精神看護学❷
精神障害をもつ人の看護 p.235-238

・タイダルモデルは，イギリスで提唱された〔❶　　　　〕を基盤とした実践的ケアモデルであり，〔❷　　　　　　　〕を発見するための哲学である。

・心病（や）む人自身が自らの〔❸　　　　〕をもう一度取り戻し，最終的には自らの〔❹　　　　〕を取り戻すために，看護師からのどのような援助を必要とするかについて具体的に述べられている[4]。

・タイダルモデルは，患者の「〔❺　　　　〕」として表現された考えを尊重しながら，看護師がどのように助けることができるかと〔❻　　　　〕ことから始まる。

・自傷行為や自殺のリスクがある場合には，個人の安全保障プランとモニター評価により，患者のセルフケアを促す支援をする。

・個人の安全保障プランは次のとおりである[5]。

MEMO

① 患者のさらなる安全・安心のために〔❼　　　　　　〕ができるかもしれないことは何か
② 患者のさらなる安全・安心のためにほかの人（〔❽　　　　　〕，家族など）が助けることができるかもしれないことは何か

・モニター評価は，気分，安全感，スタッフに可能な援助，自傷他害のリスク，リスク軽減のためのサポート，などの視点で行う。
・タイダルモデルで大切にしていることは，患者自身が表現する言葉を引き出し，尊重し，それらの言葉が紡ぐ語りを心からの関心をもって聴くことである。なぜなら患者は患者自身の〔❾　　　　　〕だからである。
・タイダルモデルでは，「どうして今，こんなことが起こっているのか」「何が役に立つのか」「患者が自分自身の問題をどのようにとらえているのか」「どのようにして〔❿　　　　〕を少なくするか」というプロセスを踏む。

2. 日常生活支援

・精神障害をもつ人は，精神症状のために，自らが本来有する〔⓫　　　　　〕能力を発揮することができない。
・「私は〔⓬　　　　　　　〕である」という認識から，「私は精神疾患を〔⓭　　　　　　〕」という認識にとらえ方を変える（リフレーミング）[6] ことで，自己を取り戻し，自分の人生を歩むことができる。
・たとえ生活すべてを自力で行うことができなくとも，自分でニーズを認識し，他者に支援を受けながら生活することを自己決定する。これも⓫である。
➡精神障害という危機を乗り越えて回復する力である〔⓮　　　　　　〕は，すべての人に備わっている。

3. 危機時の支援

・リスク防止においては継続した援助が必要不可欠であるが，抱えた苦悩に患者が一人で対処することができず，自傷・他害行為へと行動化することがある。
➡このような危機を回避するためには，患者の小さな変化に気づく〔⓯　　　　〕が重要である。

II　精神障害をもつ人のセルフケアの援助

A セルフケアとは

精神看護学❷
精神障害をもつ人の看護 p.238-241

1. 保健行動とセルフケア

・保健行動とは〔❶　　　　　〕保持，増進および不健康からの回復を目的として行う行動である。

MEMO

・セルフケアとは個人のイニシアチブで行う保健行動である。

・ドロセア・E・オレムのセルフケア理論では，セルフケアを，〔❷　　　　　〕の助けを活用して本人が行動することとしている。

2. オレムのセルフケア理論

・ドロセア・E・オレムのセルフケア理論（看護のセルフケア不足理論）は次の３つの理論から構成されている。

〈オレムのセルフケア理論の構成要素〉

理論	内容
セルフケア理論	セルフケアの〔❸　　　　〕を述べた
セルフケア不足理論	〔❹　　　　〕の必要性を述べた
看護システム理論	ケアを受ける患者と看護師の〔❺　　　　〕を述べた

❸

❹

❺

・上記３つの理論は互いに関連している。

・オレムは，ニードを健康を維持・回復するために行わなければならないことという意味で「〔❻　　　　　　　　〕」と表現している。

1 セルフケア理論

・セルフケアはニードを満たすために行われる。

・ニードは次の３つの領域で構成されている。

領域	内容
〔❼　　　　〕セルフケア領域	すべての年齢において共通な，健康や安寧の基本となる行動
〔❽　　　　〕セルフケア領域	発達段階に伴って起こる心理社会的な問題への対応に必要なセルフケア
〔❾　　　　〕に関するセルフケア領域	個人の健康状態や治療状況によって変わるセルフケア

❼

❽

❾

2 セルフケア不足理論

・セルフケアの必要性が対象者のセルフケア能力を〔❿　上・下　〕回っている場合，または，近い将来においてそうなることが予測される場合に，看護が必要になる。

3 看護システム理論

・情緒的な関係性を基盤に看護師が行う看護ケアの計画・実施をとおして，患者－看護師関係が形成され，患者と看護師は共に患者のセルフケアに責任をもつ。

・援助のレベルは，次の３つのシステムに分類できる。

	全代償システム	一部代償システム	支持・教育的システム
行為の責任	〔⓫　看護師・患者　〕	患者・看護師（責任の割合は変化する）	〔⓬　看護師・患者　〕
患者の行動	可能であれば行動の意思決定をするが，行動はしない，または看護師の援助で行動する	主な部分を行えるが十分ではないため，一部を看護師によって代償されることを受け入れる	教育，支持を受けて自分でセルフケア欲求を満たすために行動する

⓫

⓬

看護師の行動	患者に意思決定と行動を働きかけながら援助し，セルフケア欲求を満たす	患者が何をどれくらいできるのかを常に見極め，できないことを援助し，できることを実施するよう働きかける	教育によって患者のセルフケア能力を訓練し，発達させる。また，支持によって患者が不快な状況や意思決定を避けることを防ぐ

・〔⓭ 〕とは，セルフケアの行動を起こすまでのプロセスを的確に進めることができる個人の能力である。

➡それを補完するものが〔⓮ 〕とよばれる看護を提供する看護師の能力である。

MEMO

B 精神科看護におけるセルフケア理論

1. オレム・アンダーウッドモデル

精神看護学❷
精神障害をもつ人の看護 p.241-244

・パトリシア・R・アンダーウッドは，オレムのセルフケア理論を精神科看護に適用するため，オレムの理論に修正を加え，「オレム・アンダーウッドモデル」を開発した。

・セルフケア理論に関する修正では，普遍的セルフケア領域を整理した。

〈アンダーウッドによる普遍的セルフケア領域〉

普遍的セルフケア領域	セルフケアの概要
空気・水・食物（薬）の摂取	生命を維持し，健康を維持するために必要なものを過不足なくからだに取り込めることと，その意識
排泄と排泄のプロセス	老廃物の体外への排泄と排泄行動プロセスと，その意識
〔❶ 〕と個人衛生の維持	❶を適切に保ち，清潔を維持することと，その意識
活動と休息のバランス	身体的活動および回復のための休息のバランスと，その意識
孤独と人とのつき合いのバランス	1人でいる時間の過ごし方および人との交流状況と，その意識
〔❷ 〕を保つための能力	上記5つの項目において，身体的・精神的な❷・安寧が保てない可能性

❶

❷

・セルフケア不足理論に関する修正では，精神疾患および長期入院によってセルフケアが阻害される場合，セルフケア能力として最も影響を受けるのは「〔❸ 〕能力」であるとして，セルフケア不足理論を❸能力に働きかける理論として修正を加えた。

➡❸能力に影響を与えている要因を「〔❹ 〕の要因」として整理した。

・看護システム理論に関する修正では，看護システムという表現を「〔❺ 〕レベル」と言い換えて，レベル1からレベル3とし「自立的レベル」を含めて4レベルとした。

2. 自己決定能力への働きかけ（オレム・アンダーウッドモデルの援用）

・オレム・アンダーウッドモデルでは，精神疾患をもつ人がセルフケア行動に至るプロセスの各段階において，❸能力に働きかけることを重視している。

➡セルフケア行動に至るプロセスは，①普遍的セルフケア領域における〔❻

〕，②セルフケアへの〔❼　　　　〕，③行動の選択・決定，④セルフケア行動の４段階からなる。

MEMO

Ⅲ 精神障害をもつ人のセルフマネジメント(自己管理)

A セルフマネジメントの背景

精神看護学❷
精神障害をもつ人の看護 p.247-249

1. 患者によるセルフマネジメント

・患者によるセルフマネジメントは，〔❶　**急性・慢性**　〕疾患患者が増えている現在では，重要な概念になっている。

・病気のセルフマネジメントには，服薬や食事療法などの治療を実施すること（医療的管理），人生において意義ある役割や行動を維持・変更・創出したりすること（〔❷　　　　〕管理），疾患から生じる怒り，不安，葛藤，挫折，抑うつなどの感情をうまく処理すること（〔❸　　　　〕管理）が含まれる。

2. セルフマネジメントの発展

・セルフマネジメントの概念が発展した背景には，医療の進歩に伴う疾病構造の変化がある。

・医療の進歩や高齢化に伴い，慢性に経過する様々な生活習慣病が主要な課題となってくると「〔❹　**学習援助・指導**　〕型の教育」から，「〔❺　**学習援助・指導**　〕型の教育」へと発展していった。

➡患者が病気の知識だけでなく，できるだけ症状を軽減して良い状態を維持できる方法を学び，生活のなかで実行していくというセルフマネジメントが重視されるようになった。

3. 精神医療におけるセルフマネジメントの重要性

・病気のセルフマネジメントの知識と実践は，陽性症状の緩和，主観的〔❻　　　　〕（生活の質）の向上，うつ病患者の〔❼　　　　〕リスクの軽減と関連していることが報告されている。

・セルフマネジメントに焦点を当て過ぎると，セルフマネジメント自体が〔❽　**目的・手段**　〕化してしまう恐れがある。

➡当事者がセルフマネジメントを活用して夢や目標を達成できるような支援が重要である。

4. 患者－医療者関係からみたセルフマネジメント

・コンプライアンスは〔❾　　　　〕という意味である。

・この考え方の前提は医療者の判断は常に正しく，医療者が決めたことを患者が守るのが当然という考えがあり，患者の意向は考慮されていない。

MEMO

・患者は〔⑩　**主体・受動**　〕的な立場であり，コンプライアンスは〔⑪　**学習援助・指導**　〕型の教育に通じる概念といえる。
・WHO（世界保健機関）はアドヒアランスを「患者が医療者の提案に〔⑫　　　〕して，薬物治療，食事療法，もしくはライフスタイルを変えるといった行動をおこすこと」と定義している。
・アドヒアランスは，患者と医療者は〔⑬　　　　　　〕であり，効果的な実践には医療者との良好な〔⑭　　　　　　　　〕が不可欠であるとする[7)]。
・コンコーダンスは〔⑮　　　　〕，調和という意味であり，患者と医療者が意見を⑮させる，調和させるという意味合いをもつ。
・アドヒアランスでは「服薬する」ことが前提としてあるのに対し，コンコーダンスでは患者と医療者が〔⑯　**共通・それぞれ**　〕のゴールをつくりだすという点で異なっている。

B セルフマネジメントのための疾病教育

精神看護学❷
精神障害をもつ人の看護 p.250-251

1. 疾病教育の発展

・疾病教育は，日本では「心理教育」として広がり，患者の〔❶　　　　〕予防に効果があることが報告されている。
・近年は，統合失調症をもつ患者本人や，気分障害，摂食障害など様々な疾患をもつ患者や家族を対象に行われるようになってきている。

2. 構造化されたプログラム

・〔❷　　　　〕（自立生活技能プログラム）はロバート・P・リバーマンらが開発した SST によるプログラムであり，服薬自己管理モジュール，基本会話モジュール，症状自己管理モジュールの 3 つで構成されている。
・〔❸　　　　〕（疾病管理とリカバリー）はアメリカ連邦保健省薬物依存保健サービス部（SAMHSA）が編集したプログラムである。
➡このプログラムで取り上げられている疾患や対処法についての知識は，従来の心理教育に共通する部分が多いが，従来のプログラムとの違いは〔❹　　　　〕が中核的な概念となっていることである。

C 服薬自己管理

精神看護学❷
精神障害をもつ人の看護 p.251-253

・精神科の治療は，身体的・心理的・社会的側面のそれぞれから行われるが，身体的側面においては薬物療法が中心となる。
・薬物療法では，服薬を中断したり不規則になったりすることも多いため，服薬自己管理においては，患者が服薬〔❶　　　　〕の必要性を理解し，服薬を❶しようという意思をもつという，服薬〔❷　　　　　　　〕が重要となる。

MEMO

1.服薬自己管理に向けたアセスメント

・患者が入院したばかりの急性期においては，一般的に，〔❸　患者・看護師　〕が服薬を管理する。

・急性期から徐々に落ち着きを取り戻すと，服薬〔❹　　　　　〕に向けた支援が始まる。

2.服薬アドヒアランスを高める支援

①教育的介入

・患者が病気や薬に関する知識を学ぶことで，服薬継続の必要性を理解できるように支援する。

・グループで行われる〔❺　　　　　〕などで提供される場合が多い。

②情緒的介入

・精神障害を受け入れることは容易なことではなく，不安や葛藤が生じ，これらは服薬アドヒアランスを〔❻　上昇・低下　〕させる要因となる。

・看護師は患者のこのような不安や葛藤の表出を〔❼　促し・抑制し　〕，軽減できるように支援していく。

③行動的介入

・症状安定のために規則正しい服薬が大切であるが，処方された薬が余ってしまう場合も多く，その最大の理由は〔❽　　　　　〕である[8)]。

・服薬量や回数，薬の特性や処方形態などが，服薬アドヒアランス❻の要因となっている場合もある。

➡服薬を継続しやすい方法について〔❾　看護師が一方的に指導・患者と共に検討　〕する。

D 当事者によって編み出されたセルフマネジメント

精神看護学❷
精神障害をもつ人の看護 p.253

・精神障害をもつ当事者は，自身の病気との付き合いの経験をとおして，病気・健康と生活をセルフマネジメントする方法を編み出している。

〈当事者による病気のセルフマネジメントの方法(例)〉

本人が認識する病気の特徴	セルフマネジメントの方法
雑音や余計な刺激を濾過することが困難で，そのため混乱し，不安や短気になったり，いらいらしやすい	・刺激をできるかぎり減らす
視線が苦痛である	・時々自分を励まして上方を見る ・1人になる ・同じ興味や体験をもつ人と交流する ・サポートグループに入る

集中力や記憶が低下しているうえ，考えがまとまらないことが結構ある	・重要なことは〔❶ 〕にして書き出す ・相手に，簡単，明瞭，具体的に話してくれるように頼む
自信を喪失している	・自分のなかの内なる〔❷ 〕に打ち克つ ・自分の〔❸ 〕を見つける ・自分の人生に責任をもつ ・仕事に就く

出典／Leete, E : How I perceive and manage my illness. Schizophr Bull, 15 (2) : 197- 200, 1989 をもとに作成.

MEMO

❶

❷

❸

文献

1) Hardman, T.H.，上鶴重美原著編，上鶴重美訳：NANDA–I 看護診断 定義と分類2018－2020，原著第11版，医学書院，2018，p.42.
2) Nightingale, F. 著，薄井担子，他訳：看護覚え書，改訳第7版，現代社，2011，p.15.
3) Lampe，S. 著，岩井郁子監訳：フォーカスチャーティング；患者中心の看護記録，医学書院，1997，p.87–104.
4) Barker，P. J.：The Tidal Model；A Guide for Mental health Professionals, New York，2005，p.47.
5) 前掲書4)，p.96.
6) 村瀬智子，村瀬雅俊：未来から描くケア共創看護学；自然・生命・こころ・技の循環，大学教育出版，2021，p.1–12.
7) World Health Organization：Adherence to long–term therapies；evidence for action，2003.
8) 池淵恵美監：精神障がい者の生活と治療に関するアンケート；より良い生活と治療への提言，全国精神保健福祉会連合会，2011，p.46.

参考文献

・Orem, D. E. 著，小野寺杜紀訳：オレム看護論；看護実践における基本的概念，第4版，医学書院，2005.
・Stuart, G. W, Lavaia, M. T著，安保寛明，宮本有紀監訳：精神科看護；原理と実践，原著第8版，エルゼビアジャパン，2007.
・Underwood, P.：第4章オレム理論の概観，看護研究，18 (1)：81–92，1985.
・宇佐美しおり，他：オレムのセルフケアモデル；事例を用いた看護過程の展開，第2版，ヌーベルヒロカワ，2003.
・川上千英子監著：精神看護に活かすフォーカスチャーティングの実践，アウトカム・マネジメント出版局，2004.
・加藤敏，他：レジリアンス；現代精神医学の新しいパラダイム，金原出版，2009.
・小玉正博：へこんでも折れない レジリエンス思考；復元力に富む「しなやかな心」のつくり方，河出書房新社，2014.
・野中猛：図説リカバリー；医療保健福祉のキーワード，中央法規出版，2011.
・南裕子，稲岡文昭監，粕田孝行編：セルフケア概念と看護実践；Dr. P. R. Underwoodの視点から，へるす出版，1987.
・宗像恒次：保健行動学から見たセルフケア，看護研究，20 (5)：20–29，1987.
・山本勝則，他編：看護実践のための根拠がわかる精神看護技術，第2版，メジカルフレンド社，2015.
・木村敏：心の病理を考える，岩波書店，1994，p.4–7.
・Holman, H.R., Lorig, K.: Patient self–management; a key to effectiveness and efficiency in care of chronic disease. Public Health Rep, 119：239–243, 2004.
・Lorig, K.R., Holman, H.：Self–management education；history, definition, outcomes, and mechanisms. Ann of Behav Med, 26 (1)；1–7, 2003.
・吉田亨：健康教育の潮流；その過去・現在・未来，保健婦雑誌，51 (12)：931–936，1995.
・安保寛明：詳説コンコーダンス；患者と医療者の心がともにあることの意味，精神科看護，38 (11)：5–12，2011.
・池淵絵美，他監：日本語版SILS自立生活技能プログラム，丸善出版，2013.
・アメリカ連邦保健省薬物依存精神保健サービス部 (SAMHSA) 編，日本精神障害者リハビリテーション学会監訳：IMR 疾病管理とリカバリー本編；アメリカ連邦政府EBP実施・普及ツールキットシリーズ5–Ⅰ，地域精神保健福祉機構，2009.
・アメリカ連邦保健省薬物依存精神保健サービス部 (SAMHSA) 編，日本精神障害者リハビリテーション学会監訳：IMR・疾病管理とリカバリーワークブック編；アメリカ連邦政府EBP実施・普及ツールキットシリーズ5–Ⅱ，地域精神保健福祉機構，2009.
・佐藤光源，他編，精神医学講座担当者会議監：統合失調症治療ガイドライン，第2版，医学書院，2008，p.100.
・長嶺敬彦：予測して防ぐ抗精神病薬の「身体副作用」，医学書院，2009，p.173.
・池淵恵美監：精神障がい者の生活と治療に関するアンケート；より良い生活と治療への提言，全国精神保健福祉会連合会，2011，p.46.

第7章 精神障害をもつ人への看護

MEMO

Ⅰ 精神科病棟における事故防止・安全管理と倫理的配慮

A 精神科看護における安全管理

精神看護学❷
精神障害をもつ人の看護 p.258

・患者や医療者が安全で安心して治療や業務に専念できる環境を提供することは，病院管理者の責務といえる。

・患者の心身の安全を守るための強制的な入院が，もし正当な根拠がなければ心身の自由の権利の侵害すなわち重大な〔❶　　　〕侵害に直結する。

・精神科医療機関における安全管理については，適切な安全管理により患者の❶を守ること，また患者と医療者の❶を同時に守るように体制を整備していかなければならない。

B 病棟環境の整備

精神看護学❷
精神障害をもつ人の看護 p.258-261

1.療養環境の整備

・療養環境としての病棟および病室の空間は，空調，照明，ベッド，収納棚，ドア，カーテン，テーブルや椅子（いす）など，〔❶　　　〕と〔❷　　　〕の両方から生活の場として適切であることが求められる。

2.危険物の管理

・患者の入院が決まった段階で，入院時〔❸　　　〕を実施する。

・❸では不安で先の見通しをもつことができずにいる患者を安心させつつも，入院にあたって危険物を所持していないか患者の持ち物を確認する。

➡患者の所有している物を預かったり制限する行為は，患者の〔❹　　　〕を侵害することでもあることに留意すべきである。

・制限される患者自身の不快感や不信感，不安などを想像しつつ，持ち込み品の紛失や，危険性を回避したいためなどの説明をし，〔❺　　　〕に対応することが基本的姿勢として求められる。

・荷物のチェックを行う際には〔❻　1人・2人　〕の看護師で実施するとよい。

・患者にとって何が危険物かの判断は〔❼　一律に・個別性を考慮し　〕決定する。

3. 災害時の精神科病棟の安全管理

MEMO

1　備品・備蓄品の準備の必要性

・災害が発生した場合に備えて，精神科病院では災害時の避難誘導，安全確保について日頃から病院全体で対応策を検討し，誰もが共有できる〔❽　　　　　　〕として整備しておく必要がある。

・一般的には災害時の必要物品（ヘルメット，ライト，担架，ラジオ，毛布，災害持ち出し袋，入院患者名簿など）を持ち出せるように準備しておく。

➡「❾　　　　　　」は毎日最新の状況が反映されているものを用意しておく。

・ライフラインが確保されるまでの〔❿　　　　〕や〔⓫　　　　〕の備蓄も必要である。

➡一般的には患者数および職員数の〔⓬　　　〕日分程度を確保しておく必要がある。

2　定期的な避難訓練の必要性

・緊急事態時には迅速に行動ができるように，定期的に患者の誘導および避難訓練が必要になる。

➡災害が発生したときに精神科病棟の入院患者に予測される問題や課題，また患者の〔⓭　　　　　　〕反応やそのケアに関する知識や技術に関する教育研修の機会をもち，備えることが重要となる。

・定期的な避難訓練は年〔⓮　　　〕回，実際に屋外まで患者を誘導し避難してみる練習が必要である。

・夜間の場合，多くの患者が〔⓯　　　　　　〕の影響で十分覚醒できない状況が予測される。

➡日頃からの鍵の開錠および患者への声かけ，患者の安否確認方法の明確化や複数の避難場所の決定を行い，訓練を実施する必要がある。

3　関係機関のネットワーク整備の必要性

・しばしば医療者自身も被災者になることから，自身の備えを考えておくことと，支援にあたる医療者の〔⓰　　　　　　〕反応についても学ぶ必要がある。

・近隣の病院や施設，警察や消防などの関係機関とのネットワークを整備し，患者の移送や避難誘導についても協力し合える体制をつくっておくことが求められる。

C 自殺・自殺企図・自傷行為

精神看護学❷
精神障害をもつ人の看護 p.261-265

1　精神疾患と自殺

・WHO（世界保健機関）によると，自殺者の〔❶　　　〕割以上に何らかの精神障害の診断に該当する状況があったという。

・自殺のリスクの背後に潜んでいる精神障害を早期に診断して，適切な治療を集中的に実施できれば，自殺予防の効果が期待できる[1]。

・精神科に限らず，悩んでいる人に気づき，見守り，必要な支援につなげ，自殺予

MEMO

防の一端を担う〔❷ 〕として，多くの人が自殺の危険因子を理解し，自殺のサインに気づくことが確実な予防につながる。

2 自殺の危険因子の評価

・自殺の危険因子としては次のようなものがあげられるが，なかでも最も重要なものは〔❸ 〕である。

・そのほかの一般的な自殺の危険因子としては，近親者の離別・死別があった際の〔❹ 〕体験や〔❺ 〕の不足，性別や年齢などがあげられる。

3 自殺の危険因子を減少させる精神科病院における取り組み

・調査結果から，精神科病棟のありかたが自殺の危険因子の増減に影響することが示されている[2)]。

・一度起こった自殺や自殺未遂をきちんと〔❻ 〕することにより，病棟ごとに起こる自殺・事故の特徴や傾向を踏まえることができる。

➡特に入院して〔❼ **3か月以内の・1年以上たつ** 〕患者や，〔❽ **退院直前・退院後** 〕の患者の自殺には注意を要する。

4 希死念慮のある患者への対応

・希死念慮（きしねんりょ）や自殺企図（きと）のある患者については，入院中は継続的な〔❾ 〕が必要となる。

・看護師は心配していることを明確に伝え，患者の思いを受け止める。

・希死念慮を強く訴えたり，持続してほのめかす場合には，周囲の環境調整を行い，看護師による〔❿ 〕および〔⓫ 〕アセスメントを継続する。

・希死念慮の強い場合，外出や散歩，レクリエーションへの参加は〔⓬ **積極的に行う・控える** 〕。

・適切な薬物の服用の支援や，必要時には隔離や身体拘束を〔⓭ **医師の指示のもと・看護師の判断で** 〕実施する。

5 事故発生時の対応

・自傷や自殺の手段としては縊首（いしゅ）（首つり），飛び降り，過量服薬などがあげられる。

・縊首による自殺を発見したときは，直ちに〔⓮ **ひもの結び目を解き・ひもを切断し** 〕，救急救命処置を行う。

➡応急処置および〔⓯ 〕への報告後，院内での救急救命が困難な場合には救急対応病院へ搬送する。

➡死亡確認の際には〔⓰ 〕へ通報する。

・向精神薬の大量服薬の場合には，まず〔⓱ **薬物の種類や量などを確認する・咽頭を刺激し吐き出させる** 〕。

・事故発生時の看護記録には，発見時の場所，時間，応急処置の内容と経過，症状，家族への連絡，医師の説明などを記載する。

6　自殺のもたらす影響への対応

・患者の自殺が病棟で起こった場合には，ほかの入院患者に何事もなかったような対応をすべきで〔⑱　ある・はない　〕。

➡自殺した患者と親しかった患者には，注意深いサポートが必要となる。

・病棟での〔⑲　　　　　　　　　〕などで事故を取り上げ，悲しみやつらさなどの感情を患者間で表現できるような機会をもつことが重要となる。

・病棟で自殺が起こった場合，自殺や自殺未遂事故を発見したり，緊急事態に対応した看護師に〔⑳　　　　　　　　〕が発生することが多い。

・病棟の看護チーム全体にも怒りや自責感，抑うつ感といった事故による心理的な影響が生じる。

D　攻撃的行動・暴力・暴力予防プログラム

精神看護学❷
精神障害をもつ人の看護 p.265-268

1　暴力とは

・暴力には，殴(なぐ)る，蹴(け)るなどの〔❶　　　　〕的暴力，暴言，誹謗(ひぼう)，中傷などの言葉により個人の尊厳や価値を貶(おとし)めるもの，不快感や嫌悪感をもたらすようなセクシュアル・ハラスメント，そして恐怖心を与えるような威嚇(いかく)や脅迫(きょうはく)といった〔❷　　　　〕的暴力がある。

・言語的暴力は，しばしば❶的暴力が出現する前に起こり，危険性が増す徴候の一つといえるため，重要なサインとみることができる。

・暴力に影響する要因としては，精神科病棟に入院したことによる〔❸　　　　〕的ストレス要因，医療スタッフとの〔❹　　　　　　　　〕の質に関連したストレス要因，患者自身のもつ〔❺　　　　〕的要因があり，これらが絡み合った結果，患者の認知的脅威が増大し，攻撃的言動が引き起こされる。

2　暴力を予防するための対応

・患者の悩みやトラブルについては，日頃から看護師が相談にのることのできる〔❻　　　　　　〕が基本になる。

・問題やトラブルが発生したときは，〔❼　　　　　　　〕ミーティングなどの集団療法的アプローチをとおして，問題について話し合うことのできる場づくりが患者の攻撃性を緩和したり，問題解決方法のモデルを学習する機会を提供することになる。

・日頃のケース検討をとおして〔❽　一律的ケア・個別ケア　〕を柔軟に提供することの意義を，看護師相互で確認しておく必要がある。

3　攻撃的言動や暴力への対応の基本

①医療者側の組織的対策

・入院時の既往歴のなかで過去に他者への攻撃や暴力があった患者については，特に〔❾　　　　〕を十分に行い，暴力的言動に関する情報を看護チーム内で共有し，対応策を講じる。

MEMO

MEMO

・〔⑩ **単独・複数** 〕の看護師で対応し，相手から手の届かない距離を保ち，自身の逃げ場を確保しておく。

➡暴力を受けそうになったら，〔⑪ **暴力を制止する・その場から逃れる** 〕ことが基本である。

➡暴力が引き起こされた場合は，まず，患者と暴力の対象者，周囲の人の身の安全を確保する。

②患者への対応の基本

・暴力的な言動がある患者に対して，患者自身のセルフコントロール感は〔⑫ **大事にすべきである・無視してよい** 〕。

・看護師側の正当な根拠から理詰(りづ)めで患者を説得すると，患者の攻撃性を〔⑬ **エスカレートさせる・落ちつかせる** 〕。

➡落ち着いた声で明確な言葉がけを行い，〔⑭ **身体に触れ安心感を与える・身体的接触は避ける** 〕。

・人は〔⑮ 〕心が傷つけられたときに攻撃性を爆発させることがある。

➡強引な対応をしたり，子ども扱いするような対応は慎むべきである。

4 包括的暴力防止プログラム（CVPPP）

・CVPPPは，主に精神科医療において医療現場で発生する患者からの暴力の予防および防止をするためのプログラムである。

・CVPPPは次の技術から構成される。

①〔⑯ 〕**アセスメント**：攻撃性・衝動性などの暴力のリスクを予測する
②〔⑰ 〕：言語的介入技法。患者の攻撃性を落ち着かせ，受容，共感，信頼関係を構築，交渉などを主としたコミュニケーション技法
③**チームテクニクス**：身体的介入技法。暴力行為のある患者を安全に抑制し移動できる技術。チームで役割分担し，協力して患者の危険な行動を封じこめる
④〔⑱ 〕：突発的に暴力が起きたときに，患者にダメージを与えずに完全に脱出する方法
⑤〔⑲ 〕：暴力収束後の攻撃者・看護師双方のアフターケア

出典／包括的暴力防止プログラム認定委員会編：医療職のための包括的暴力防止プログラム，医学書院，2005，p.46-47. をもとに作成.

Ⓔ 離院

精神看護学❷
精神障害をもつ人の看護p.268-270

・入院中の患者が所定の手続きをとらずに医療者に無断で病院から出て行き，所在がわからなくなることを無断離院という。

・離院の背景には次のようなものがある。

MEMO

①医療者に〔❶　　　　〕できない状況
②医療者に❶をしていたが進展がない状況
③入院していても先の見通しがもてずに絶望感を抱き，〔❷　　　　　　〕がある状況

・特に注意が必要なのは，〔❸　　　　　〕や〔❹　　　　　〕のある入院患者が無断離院をし，その行方がわからなくなった場合である。

➡精神保健及び精神障害者福祉に関する法律（精神保健福祉法）第39条により，警察署に〔❺　　　　　　　〕を出さなければならない。

1　無断離院の状況

・無断離院には様々な理由が考えられるが，次の場合には，離院の危険性が高くなる。

①入院治療への不満や不信感を抱いている場合
②外出したい理由がある場合
③〔❻　　　　　〕の受け入れが悪く，先の見通しが立たない場合
④ほかの患者とのトラブルなど人間関係に問題がある場合
⑤精神状態が安定していない場合
⑥〔❼　　　　　〕障害や見当識障害がある場合

2　無断離院の予防

・日頃から患者の感じているつらさや悩みを看護師が知る努力や，語ってもらえる〔❽　　　　　　　〕が基本になる。

・無断離院には患者なりの理由や意味があってのことが多い。

➡患者なりの思いや願いを看護師がどれだけつかむことができているかが重要となる。

3　無断離院発生時の対応

①患者の捜索

・一看護師だけあるいは病棟の看護師だけで探さずに，速やかに〔❾　　　　　〕者および〔❿　　　　　　〕者に連絡し，組織的な対策を実施することが基本である。

②患者の所在確認および帰院時の対応

・患者の所在が確認でき帰院した場合には，無断離院を理由に行動制限をするなどの懲罰的対応が〔⓫　**必要である・あってはならない**　〕。

➡看護師は，患者が無事に帰ってきたことの安堵の気持ちや喜びを伝え，落ち着いた対応をすべきである。

・身体の損傷の有無の確認，精神状態のアセスメント，飲食物の提供などをとおし，患者が心身共に〔⓬　　　　　　　〕できるように環境を整える。

③再発防止に向けての対応

・〔⓭　**帰院後すぐに・落ち着いた頃**　〕に，今回の離院の状況について患者から

MEMO

話を聞く。

➡離院の背後にあった患者の思いや希望を確認する。

・無断離院という1つの事故をとおして，患者が自分のことを気にかけてくれる人がいることを知り，医療者との信頼関係を築くためのきっかけとして生かしていくことが重要となる。

・医療チーム内では，関連職種との事例の振り返りをとおして，〔⑭　　〕を検討する。

F 隔離・身体拘束

精神看護学❷
精神障害をもつ人の看護 p.270-274

・隔離(かくり)や身体拘束(こうそく)などの行動制限は，〔❶　ほかの方法に優先して・ほかに代替方法がない場合に　〕行う制限である。

➡リスクについて看護師は十分認識しておかなければならない。

・隔離を〔❷　　〕時間を超えて行う場合や，身体拘束を行う際には，原則として〔❸　　〕の診察に基づく指示が必要となる。

➡排泄・入浴・食事時などの看護ケア時に，隔離を一時的に中断することは，看護師の判断で〔❹　行うことができる・行ってはならない　〕。

・やむを得ず，隔離や身体拘束を行う際は，患者に理由を〔❺　説明しなければならない・説明する必要はない　〕。

1　保護室での安全対策

・保護室は患者にとって〔❻　刺激の強い・低刺激な　〕環境につくられている。

・隔離中の観察は個々の患者の状態や必要度に合わせて，最低でも30分に1回以上の観察をきめ細やかに行わなければならない[3)]。

2　身体拘束時の安全対策

・身体拘束とは，一時的に患者の身体を拘束し，その運動を抑制する行動の制限である。

➡患者の〔❼　　〕の危険，重大な身体的損傷を予防し安全を確保するために行われる。

・身体拘束は隔離と比較して，制限の度合いは〔❽　強・弱　〕く，患者の精神的・身体的苦痛は〔❾　大きい・小さい　〕。

・注意すべき問題は，身体拘束による二次的な障害を引き起こす可能性である。

➡可能な限り早期にほかの方法に切り替えるように努める。

・身体拘束中に生じる危険性については以下のとおりである。

〈身体拘束中に想定される危険性と対策〉

拘束中の危険性	原因
〔⑩　　〕症 （下肢静脈血栓・肺塞栓）	長時間の安静後に下肢にできた深部静脈血栓が遊離して肺動脈を閉塞して発症する。 生命に直結する疾患であり早期の発見・対処が求められる。

⑩

窒息，〔⑪　　　　〕性肺炎，沈下性肺炎	不適切・不完全な拘束により首に拘束帯が引っかかったり，過度に締めつけたりすることにより呼吸抑制や窒息を起こす危険性がある。仰臥位の状態で拘束が続くと気管内分泌物や吐物の喀出が困難となり⑪性肺炎や窒息に至ることがある。
ストレス性潰瘍，〔⑫　　　　〕	臥床の長期化や向精神薬の有害作用により腸蠕動の低下が起こり，便秘・⑫のリスクが高まる。
尿路感染，ルートトラブル感染	尿量の減少により，尿路感染が生じやすく，また末梢静脈ルートや尿道カテーテルなどのルートからの感染のリスクがある。
関節・筋肉痛	臥床の持続や車椅子への固定により筋力の低下が急速に起こる。同一体位を強いられることによる。
血行障害・神経圧迫症状	四肢の拘束帯を強く締めすぎた結果，末梢の血行障害や神経麻痺が起こる。
転倒・転落	離床する際や不十分な拘束のために転倒・転落が起こる可能性がある。

MEMO

⑪

⑫

・他者の身体を拘束することは憲法で保障されている〔⑬　　　　　　　　〕の侵害に当たる。

➡正当な理由があり治療として行う場合でも，身体拘束は必要最小限でなければならず，実施に当たっては〔⑭　　　　　　　　〕法の規定に定められた手続きに従い，患者の⑬の尊重に十分留意すべきである。

➡日本では，診療報酬制度による〔⑮　　　　　　　　〕委員会設置の義務づけにより，基本指針の整備，⑮委員会による月1回の評価，職員を対象とした年2回の研修の実施が定められている。

II　事例で学ぶ：精神疾患／障害をもつ人への看護

A 統合失調症

精神看護学❷
精神障害をもつ人の看護 p.274-288

1. 急性期から回復期にある統合失調症をもつ人への看護

① 急性期の特徴と対応

・急性期においては，幻覚妄想，滅裂（めつれつ）思考，興奮，昏迷（こんめい）などの〔❶　陽・陰　〕性症状が激しいことが多い。

・❶性症状による体験を他者と共有することができないために，患者は強い〔❷　　　　〕感と〔❸　　　　〕感を感じることになる。

・回復過程を順調に経過して回復期へと移行していけるように，まずは安心と安全を保障し，不足するセルフケアを〔❹　**積極的・保護的**　〕に援助し，十分な休息がとれるよう支えることが重要である。

・患者は自身の飲食，排泄，身体の状態などに注意を向けるゆとりがないことも多いため，水分出納バランスや全身状態の観察を十分に行う必要がある。

② 回復期の特徴と対応

・回復期になると，〔❺　**陽・陰**　〕性症状や〔❻　　　　〕機能障害による生活への影響が目立つようになる。

➡生き生きとした感情を失う感情の〔❼　　　　〕化や，ものごとに取り組む

MEMO

意欲がわいてこない〔❽　　　　〕性の低下，人とかかわることが億劫になる〔❾　　　　〕は，患者にとって活動範囲や他者との交流が制限されるつらい症状である。

・回復期の前半は，急性期に大量のエネルギーを消耗した疲労がまだ残っており，頭がぼんやりし，からだが動かない状態が続くため，十分な〔❿　　　　〕をとりながら少しずつ活動を広げていくことが大切である。

・回復期におけるケアは，患者が〔⓫　　　　　　〕をどの程度行えるかということに合わせて変化させていく必要がある。

➡患者の話をよく聴いて退院後のその人らしい生活をイメージし，それに合わせて活動の拡大や服薬継続方法，症状への対処，〔⓬　　　　　　〕の活用などについて一緒に考えていくことが大切である。

2. 慢性期にある統合失調症をもつ人への看護

・慢性化は，発病し回復していく過程のどの段階であっても起こる。

➡契機として，個人的・社会的自己の喪失や絶望，退屈があげられる。

・慢性期にある統合失調症は，感情の〔⓭　　　　〕化，〔⓮　　　　〕性の低下，自閉などの〔⓯　**陽・陰**　〕性症状が主体となることが多い。

・セルフケアは⓯性症状や抗精神病薬の有害作用，社会との接点が少なく制限が多い入院生活などの影響で〔⓰　**向上・低下**　〕している。

・慢性期には，患者が安心して退院を含めた将来の希望について考えられるように，様々な〔⓱　　　　　〕の機会を提供，尊重し，活動や他者との交流を〔⓲　**増や・減ら**　〕し，できていることを評価することによって，患者が自信と希望を取り戻せるように支援する必要がある。

B 妄想性障害

精神看護学❷
精神障害をもつ人の看護 p.288-293

・妄想性障害は，現実の生活のなかで起こり得る状況に関する誤った思い込み（妄想）が，少なくとも〔❶　　　〕か月間持続するのが特徴である。

・まずは〔❷　**訴えの真偽・患者の不安や苦痛**　〕に目を向けて，患者と信頼関係を構築していく。

C 双極性障害

精神看護学❷
精神障害をもつ人の看護 p.294-300

・双極性障害とは，次の2つの病相を交互に呈する疾患の総称である。

・**うつ状態**：主に過度に気分が塞（ふさ）ぎこむ〔❶　　　　　〕気分，意欲の低下，活動性の減少など
・**躁状態**：気分の〔❷　　　　〕，活動性の〔❸　　　　〕など

・典型的な躁状態とうつ状態を交互に繰り返すが，うつ状態の有無は問わない〔❹　　　　〕型障害と，軽躁状態とうつ状態を繰り返す〔❺　　　　〕型障害に分類される。
・入院治療中に患者の病相が転換する場合もある。
➡うつ状態と躁状態とでは，必要となる看護ケアが〔❻　**同様である・異なる**　〕。
・患者がうつ状態のとき，看護師は患者との心的距離を感じることがあり，一方，躁状態のときは患者に激しい感情をぶつけられて，ケアに影響することもある。
➡患者が呈している状態は〔❼　　　　〕のためであることを理解して，患者が安心できる関係を構築することも大切である。

MEMO

D うつ病

精神看護学❷
精神障害をもつ人の看護 p.300-304

・うつ病の主な症状には，〔❶　　　　〕気分，興味と喜びの喪失，気力の減退，思考力の減退，罪責感と無価値観，運動抑制，睡眠障害，食欲不振，希死念慮（きしねんりょ）などがある。
・うつ病の急性期には〔❷　　　　〕をしっかりとり，回復前期には活動を少しずつ広げ，回復後期には〔❸　　　　〕しないための生活の工夫を考えられるように支援することが重要である。
・朝は❶的，夕方には少し楽になるという〔❹　　　　〕変動を生かした援助を考えることも大切である。
・〔❺　　　　〕をほのめかす言動の有無にかかわらず，❺のリスクがあると想定してかかわらなくてはならない。
➡回復するにつれて行動化する危険性が〔❻　**高くなる・低くなる**　〕。

E アルコール依存症

精神看護学❷
精神障害をもつ人の看護 p.305-310

・アルコール依存症は，様々な身体合併症による身体的問題や，うつ病，不眠などの精神障害，家庭や社会関係の破綻という社会的問題を引き起こす。
・〔❶　　　　〕がこの疾患の特徴であり，患者は「アルコール依存症ではない」「あの人に比べれば自分は軽症だ」などと述べる。
➡患者の❶を打破しようとするのではなく，揺れ動きながら進む〔❷　　　　〕過程の第一歩としてとらえ，患者を支えることが重要である。
・患者にとって，断酒を継続することは簡単なことではない。
➡患者の再飲酒があった場合は，患者自身の失望を理解し，また回復に向かうことができるという態度で見守る。
・患者を支えたいという思いが過ぎて，患者の主体性や責任を尊重できなくなる関係性は〔❸　　　　〕につながる。

MEMO

➡客観的な視点を保持できるように〔❹　　　　　〕で患者を支える体制をとることが必要である。

➡生涯続く断酒の支えとなる〔❺　　　　〕会や〔❻　　　〕といった，代表的な自助グループなどについての情報を提供することが重要である。

F 認知症

精神看護学❷ 精神障害をもつ人の看護 p.310-316

・認知症は，いったん正常に発達した認知機能が〔❶　　　〕の障害によって慢性的にあるいは進行的に減退するものである。

・症状は，記憶，見当識，思考，判断力などの障害や失行・失認・失語など高次脳機能障害を含む〔❷　　　　〕症状と，それらに起因する精神症状や行動障害を含む〔❸　　　　〕症状（行動・心理症状；BPSD）に分けられる。

・BPSDの要因として，❶の障害のほかに，脱水，便秘，持病の悪化などの身体的な不調，寝たきりやひきこもりなどに由来する〔❹　　　　　〕の低下，人間関係や生活環境の変化，不適切なかかわり方なども考えられる。

III 事例で学ぶ：精神疾患／障害をもつ子どもへの看護

A 自閉症スペクトラム障害

精神看護学❷ 精神障害をもつ人の看護 p.316-322

・自閉スペクトラム症／自閉症スペクトラム障害（ASD）は，〔❶　　　　〕障害の一つである。

・スペクトラム（連続体）と表されるように，社会生活に特に支障のない軽度のものから，生活に支援を必要とする重症のものまでその範囲は広く，時には〔❷　　　〕障害も併存するなど関連要因は複雑である。

・特徴としてはコミュニケーションの障害，他者の心情についての想定や理解の障害があり，しばしば感覚〔❸　　　　〕を伴う。

・対人関係が苦手，周囲に合わせることができない，同じように行動できないという状況に陥る。

➡社会生活場面では「問題行動」としてとらえられることがあるが，故意にそうしているのではなく，本人が〔❹　　　　　　〕を感じている。

・家族にとっても養育や対応は困難となるが，対応法を変えていくことや，本人を取り巻く〔❺　　　　〕を調整することが，本人の強みや能力の発揮につながる。

B 注意欠如・多動性障害

精神看護学❷ 精神障害をもつ人の看護 p.322-328

・注意欠如・多動症／注意欠如・多動性障害（ADHD）は，〔❶　　　　　〕，

〔❷　　　　〕，〔❸　　　　〕の障害の３つを特徴とする。

➡３つの障害すべてを有する場合もあれば，どれか１つの障害が顕著である場合もある。

・背景には〔❹　**記憶・実行**　〕機能障害などがあるが，３つの障害により，特に集団行動や対人関係が重視される社会生活への適応が困難となる。

➡❹機能障害にかかわる個々の特性をふまえたアプローチが必要とされる。

C 強迫性障害

精神看護学❷
精神障害をもつ人の看護 p.328-333

・強迫性障害は，〔❶　　　　〕により強迫行為を繰り返すことで生活に支障をきたす障害である。

➡本人はその強迫行為が無意味あるいは過剰であるとわかって〔❷　**いる・いない**　〕。

・強迫行為を行わなくても自然に不安が軽減されることを経験・認知し，新たな健康的な〔❸　　　　〕を獲得することが治療と看護の目標となる。

➡〔❹　　　　〕療法やSSRI（セロトニン再取り込み阻害薬）が治療として有効とされている。

D 神経性やせ症摂食制限型

精神看護学❷
精神障害をもつ人の看護 p.333-337

・〔❶　**児童／思春・壮年**　〕期の摂食障害は，ふとした失敗体験や他者からの評価がきっかけとなって発症することがある。

➡自分自身では対処しきれない問題によって不安が増強し，コーピングとして〔❷　　　　〕を行い，やせていることや食事摂取量が自己評価の指標として優先される。

・飢餓（きが）症候群やボディイメージについての〔❸　　　　〕の歪（ゆが）みもあり，本人は治療の必要性を認識していないことも多々ある。

・治療にあたっては，鑑別診断や身体状況の詳細なアセスメントが必要である。

・再栄養では〔❹　　　　〕症候群が起きやすいので注意する。

・健康的なコーピングとして，本人が感情や困っていることを認識し，〔❺　　　　〕で表出し，ストレスや困難に対処できるように支援することが必要である。

IV 事例で学ぶ：身体疾患を合併している患者への看護

A がん

精神看護学❷
精神障害をもつ人の看護 p.337-342

1 精神疾患とがんの合併

・統合失調症をはじめとする精神疾患患者は，運動不足や偏った食生活，飲酒，妊

MEMO

MEMO

娠・出産経験や授乳歴がないことなど，がん発症の様々な〔❶　　　　　　　　〕を有しやすい傾向がある。

・統合失調症患者ががんを発症した場合の死亡率は，統合失調症をもたないがん患者の死亡率よりも〔❷　**高い・低い**　〕[4)~11)]。

・精神疾患患者において，がんの早期発見やがんの適切な治療・ケアが困難になる要因には様々なものがある[12),13)]。

➡要因の一例としては，向精神薬の〔❸　　　　〕効果により痛みを感じにくくなっている点や〔❹　　　　　　　　〕能力の低下により痛みの訴えが少ない点などがあげられる。

・精神疾患をもたないがん患者と精神疾患をもつがん患者とでは，受けることのできるがん治療の〔❺　　　〕に格差が生じていることも指摘されている[14),15)]。

・対象者が円滑に検査を受け，自分らしい意思決定を行って治療を受けられるように，個々の対象者の〔❻　　　　　　　〕（強み，長所）とともに，治療やケアが困難となる要因についても様々な視点から把握し，〔❼　**一律・個別的**　〕に支援していくことが大切である。

2 アセスメントと看護ケア

・精神疾患とがんが合併している患者は症状を的確に〔❽　　　　〕することが難しいため，いつもと違う様子や気になる言動がないかに注意する。

・身体所見でしこりが観察されても「これは大切なものなのだから，病院なんて行きません」と拒否があるなど，身体症状の受け止め方は〔❾　　　　　　〕の影響を受けやすい。

・患者の訴えによく耳を傾け，言動を注意深く観察する。

➡奇妙な言動に思えることでも，患者にとっては症状の本人なりの表現であるかもしれない。

・〔❿　　　　〕を生かしたていねいなフィジカルアセスメントを行う。

・患者の思いの把握と，受診の必要性を説明する。

B 肺炎

精神看護学❷
精神障害をもつ人の看護 p.342-346

1 精神疾患と肺炎の合併

・精神科臨床で経験する肺炎の多くに〔❶　　　　〕性肺炎がある。

➡❶性肺炎は，加齢や長期臥床により起こる摂食嚥下（えんげ）機能の障害が原因となって発症する肺炎である。

・向精神薬全般の作用や副作用により，催眠や鎮静，運動機能の変調などが出現する。

➡ドパミンの4つの経路のうち黒質線条体系が遮断されることによって〔❷　　　　　　　〕症状が出現し，舌の動きや飲み込みなどの運動機能が障害される。

➡服用中の患者に対する〔❸　　　　　　　〕機能のアセスメントはとても重要

である。

・❶性肺炎のケアのポイントは「〔❹　　　　〕」と「〔❺　　　　〕」である。

・医療スタッフが食事介助を必要と判断した場合には，介助の方法や食器の工夫が必要である。

・食事介助の方法によっては誤嚥を誘発させてしまう可能性があるため，ゆっくりと患者の〔❻　　　　〕の高さで食事介助を行う。

・❶性肺炎の初期症状には，〔❼　　　　〕や痰がらみの〔❽　　　　〕がある。

➡初期では明らかな肺雑音が聴取されないことがあるが，看護師は聴診や視診などを含む〔❾　　　　〕のチェック，〔❿　　　　〕アセスメントを行っていく必要がある。

➡それでも疑わしい場合は，〔⓫　　　　〕検査をし，軽症のうちに処置や治療などの対応ができれば重症化しない。

MEMO

C 骨折

精神看護学❷
精神障害をもつ人の看護 p.347-352

1 精神疾患と骨折の合併

・精神科病院に入院している患者の骨折は，これまでは〔❶　　　　〕症の患者が多い病棟でよくみられた。

・精神科臨床における骨折の原因には，日常生活における姿勢の保持やバランスの障害から引き起こされる〔❷　　　　〕や，自傷行為や器物破損から起こる打撲・外傷も含まれる。

2 アセスメントと看護ケア

・まずは，患者の転倒・転落の危険度をアセスメントするために必要な情報が収集されなければならない。

➡精神科の場合，患者が入院する前の〔❸　　　　〕や活動状況などに関する情報は，予防に極めて役に立つ。

・精神科で用いられる治療薬の多くは，強力な鎮静や催眠作用をもち，薬剤によっては錐体外路症状や起立性〔❹　　　　〕などを起こしやすい。

・転倒・転落の予防対策は，看護師だけでなくすべての医療スタッフによって実施されることが大切である。

・転倒・転落には患者側の要因以外にも，施設や看護師側の要因がある。

演習課題

● **患者の転倒·転落について,施設や看護師側の要因として考えられるものをあげてみましょう。**

要因：

・転倒や転落が発生した場合の対応における評価のポイントをあげる。

・1人で対応せずにスタッフの応援を要請
・患者の意識状態，外傷の程度と部位，疼痛（とうつう）の有無，関節可動域の確認，バイタルサインなどの観察

MEMO

・出血がある場合，速やかな患部の止血
・本人または周囲の患者から状況の情報収集
・医師への報告と指示による検査・処置
・〔❺　　　　　〕マネジャーへの報告
・家族への説明
・院内の対応が困難な場合は専門機関へ救急搬送
・転倒・転落が発生した時間，〔❻　　　　〕，巡回時間などについて看護記録へ詳細に記載
・〔❼　　　　　〕書の作成と提出
・事故後の〔❽　　　　　　　　〕開催と，原因や〔❾　　　　　　〕策の検討とその周知

(2)骨折が疑われる場合

・骨折は，多くは患者が強い〔❿　　　　〕を訴えることで気づくことができる。
➡精神科臨床では，❿を自ら訴える患者は少なく，入浴や排泄のケアの際に発見される場合もある。
・骨折が疑われる場合，局所の〔⓫　　　　〕に努め，速やかに医師に報告し，適切な処置が行われなければならない。

文献

1) 高橋祥友：医療者が知っておきたい自殺のリスクマネジメント，第2版，医学書院，2006，p.8–9.
2) 森隆夫，他：愛知県内精神科病院の実態調査に基づく自殺リスク要因の評価，愛知県精神科病院協会：自殺防止マニュアル；精神科病院版，2012，p.20–21.
3) 日本医療機能評価機構：病院機能評価 機能種別版評価項目 精神科病院 評価項目改定案，2021.
4) Catts, V. S., et al.：Cancer incidence in patients with schizophrenia and their first–degree relatives；a meta–analysis，Acta Psychiatrica Scandinavica，117(5)：323–336，2008.
5) Chou, F. H., et al.：The incidence and relative risk factors for developing cancer among patients with schizophrenia；a nine–year follow–up study，Schizophrenia Research，129(2–3)：97–103，2011.
6) Hendrie, H. C. et al.：Comorbidity profile and health care utilization in elderly patients with serious mental illness，The American Journal of Geriatric Psychiatry，21(12)：1267–1276，2013.
7) Leucht, S., et al.：Physical illness and schizophrenia；a review of the literature，Acta Psychiatrica Scandica，116(5)：317–333，2007.
8) Howard, L. M., et al.：Cancer diagnosis in people with severe mental illness；practical and ethical issues，The Lancet Oncology，11(8)：797–804，2010.
9) Bushe, C. J., et al.：Schizophrenia and breast cancer incidence；a systematic review of clinical studies, Schizophrenia Research，114(1–3)：6–16，2009.
10) Crump, C., et al.：Comorbidities and mortality in persons with schizophrenia；a Swedish national cohort study，America Journal of Psychiatry，170(3)：324–333，2013.
11) Kredentser, M. S. et al：Cause and rate of death in people with schizophrenia across the lifespan；a population–based study in Manitoba, Canada，The Journal of Clinical Psychiatry，75(2)：154–161，2014.
12) 前掲書7).
13) Irwin, K. E., et al.：Cancer care for individuals with schizophrenia，Cancer，120(3)：323–334，2014.
14) Bergamo, C. B., et al.：Inequalities in lung cancer care of elderly patients with schizophrenia；an observational cohort study，Psychosomatic Medicine，76(3)：215–220，2014.
15) Domino, M. E., et al.：Heterogeneity in the quality of care for patients with multiple chronic conditions by psychiatric comorbidity，Med Care，52(suppl 3)：S101–S109，2014.

参考文献

田中美恵子監，日本精神保健看護学会災害支援特別委員会編：精神科病院で働く看護師のための災害時ケアハンドブック．https://www.japmhn.jp/carehandbook（最終アクセス日：2022/10/30）／Goffman, E. 著，石黒毅訳：アサイラム；施設被収容者の日常世界，誠信書房，1984.／Jones, M. 著，鈴木純一訳：治療共同体を超えて；社会精神医学の臨床，岩崎学術出版社，1977.／Schultz J.M., Videbeck S.L.: Lippincott's Manual of Psychiatric Nursing Care Plans，Ninth edition，LWW，2012.／Tobin R.M.，House A.E. 著，高橋祥友監訳：学校関係者のためのDSM–5. 医学書院，2017.／World Health Organization 著，国立精神・神経医療研究センター精神保健研究所自殺予防総合対策センター訳：自殺を予防する；世界の優先課題，2014，p.1–88.／掛田崇寛，山勢博彰：静脈血栓塞栓症の予防法；間歇的空気圧迫法，EBNursing，7(3)：56–68，2007.／粕田孝行編：セルフケア概念と看護実践：Dr. P. R. Underwood の視点から，へるす出版，1987.／神山真生，他：精神科独自の転倒転落アセスメントスコアシートの開発，日本精神科看護学術集会誌，56(3)：73–77，2013.／川合厚子：精神障害者も禁煙したい，禁煙できる！；新しい禁煙治療薬への期待，日本禁煙推進医師歯科医師連盟学術総会ランチョンセミナー，2009.／川田和人，佐藤ふみえ編：実践！ 精神科における転倒・転落対策，中山書店，2008.／金吉晴：災害時の精神保健医療対応と平時の備え，厚生労働省東海北陸厚生局．https://kouseikyoku.mhlw.go.jp/tokaihokuriku/photo/documents/kouenshiryou.pdf.（最終アクセス日：2022/10/30）／栗

田大輔, 竹林淳和：精神科でできる神経性やせ症の身体治療；浜松医大式入院治療プログラムの有用性と課題, 精神科治療学, 33(12)：1419–1423, 2018.／志馬伸朗：重症度設定の意義, 医学のあゆみ, 265(3)：202–206, 2018.／高野政則："あれ"と"これ"だけやればいい！ 誤嚥性肺炎のケア(その1)誤嚥性肺炎になったら最低限これをする！, 精神看護, 12(5)：56–65, 2009.／高野政則："あれ"と"これ"だけやればいい！ 誤嚥性肺炎のケア(その2)「徴候」をどのように発見するか；初期対応の基本, 精神看護, 12(6)：81–86, 2009.／高野政則："あれ"と"これ"だけやればいい！ 誤嚥性肺炎のケア(その3)治療と再発予防；ポイントはここ！, 精神看護, 13(1)：116–122, 2010.／高山恵子監：イライラしない, 怒らない ADHDの人のためのアンガーマネージメント, 講談社, 2016.／滝川一廣：子どものための精神医学, 医学書院, 2017.／竹田壽子：法律に基づく身体拘束について；精神科病棟の拘束を通して看護場面の身体拘束を考える端緒として, 共創福祉, 10(1)：43–57, 2015.／都立病院医療安全推進委員会：転倒・転落防止対策マニュアル(予防から対応まで)〈医療事故予防マニュアル〉, 2017. http:// www.byouin.metro.tokyo.jp/hokoku/anzen/documents/jikoyobo0801.pdf(最終アクセス日：2022/10/30)／中井久夫：精神医学の経験；分裂病〈中井久夫著作集1巻〉, 岩崎学術出版社, 1984.／中谷江利子, 他：強迫性障害(強迫症)の認知行動療法マニュアル(治療者用). https://www.mhlw.go.jp/file/06–Seisakujouhou–12200000–Shakaiengokyokushougaihokenfukushibu/0000113840.pdf(最終アクセス日：2022/10/30)／日本医師会：転倒転落防止マニュアル〈医療従事者のための医療安全対策マニュアル〉, 2007. http://www.med.or.jp/anzen/ manual/menu.html(最終アクセス日：2022/10/30)／日本精神科看護技術協会監, 大塚恒子, 他編：改訂精神科ビギナーズ・テキスト身体管理編；身体をみるための基礎知識と技術, 精神看護出版, 2014.／八田耕太郎, 他：身体合併症医療の実態と展望；東京都における前向き全数調査から, 精神神経学雑誌, 112(10)：973–979, 2010.／八田耕太郎：身体合併症の望ましい方向性と人材育成, 精神医学, 60(6)：653–656, 2018.／細井匠, 牧野英一郎：わが国の精神科病床における転倒事故実態調査, 精神障害とリハビリテーション, 12(2)：163–170, 2008.／本多和子：発達障害の子の遂行機能「何度言ったらわかるの？」を「できた！」に変える上手な伝え方, 学研教育みらい, 2018.／松田優二：精神科病院入院患者の無断離院防止のための対応策に関する文献研究；1987年〜2012年における先行研究からの検討, 東北文化学園大学看護学科紀要, 3(1)：3–14, 2014.／松本俊彦：薬物依存とアディクション精神医学, 金剛出版, 2012.／文部科学省：発達障害を含む障害のある幼児児童生徒に対する教育支援体制整備ガイドライン；発達障害等の可能性の段階から, 教育的ニーズに気付き, 支え, つなぐために, 2017. https://www.mext.go.jp/component/a_menu/education/micro_detail/__icsFiles/afieldfile/2017/10/13/1383809_1.pdf(最終アクセス日：2022/10/30)／山﨑祐嗣：転倒・骨折〈高齢者に起こりやすい急変とその対応⑦〉, Nursing Today, 29(2)：37–39, 2014.／山田秀則：精神科病院からの搬送を断らないERから学ぶ；精神科で見逃されがちな身体の急変, 精神看護, 15(6)：16–27, 2012.／厚生労働省：医療法改正の概要(平成18年6月公布, 平成19年4月施行). http://www.mhlw.go.jp/shingi/2007/11/dl/s1105–2b.pdf(最終アクセス日：2022/10/30)／包括的暴力防止プログラム認定委員会編：医療職のための包括的暴力防止プログラム, 医学書院, 2005, p.46–47.／日本医療機能評価機構：病院機能評価機能種別版評価項目精神科病院〈3rdG:ver.2.0〉評価の視点／評価の要素, 2017年10月1日版, p.22. https://www.jq–hyouka.jcqhc.or.jp/wp–content/uploads/2017/07/20170701_P.pdf(最終アクセス日：2022/10/30)／平田豊明, 分島徹編：精神科救急医療の現在〈専門医のための精神科臨床リュミエール13〉, 中山書店, 2009, p.157–160.／野田哲朗：行動制限と人権擁護, 臨床精神医学, 43(5)：615–620, 2014.／Priebe, S., et al.：Patients' views and readmissions 1 year after involuntary hospitalization, The British Journal of Psychiatry, 194(1)：49–54, 2009.／Katsakou, C., et al.：Psychiatric patients' views on why their involuntary hospitalisation was right or wrong；a qualitative study, Social Psychiatry and Psychiatric Epidemiology, 47(7)：1169–1179, 2012.／国立精神・神経医療研究センター精神保健研究所精神保健計画研究部：精神保健福祉資料(令和2年度630調査). http://www.ncnp.go.jp/nimh/seisaku/data/(最終アクセス日：2022/10/30)／国立がん研究センター：最新がん統計. https://ganjoho.jp/reg_stat/statistics/stat/summary.html(最終アクセス日：2022/10/30)／齋藤暢是, 塩田勝利：単科精神病院における統合失調症患者の終末期について, 精神科, 24(6)：691–695, 2014.／Mitchell, A. J., et al.：Prevalence of metabolic syndrome and metabolic abnormalities in schizophrenia and related disorders；a systematic review and meta–analysis, Schizophr Bull, 39(2)：306–318, 2013.／Tworoger, S. S., et al.：A 20–year prospective study of plasma prolactin as a risk marker of breast cancer development, Cancer Research, 73(15)：4810–4819, 2013.／Harvey, P. W., et al.：Adverse effects of prolactin in rodents and humans；breast and prostate cancer, Journal of Psychopharmacology, 22(2 Suppl)：20–27, 2008.／金原佑樹, 他：精神科病院入院中に身体合併症で救命救急センターに救急搬送された患者の特徴, 日本臨床救急医学会雑誌, 17(5)：675–679, 2014.／厚生労働省政策統括官(統計・情報政策担当)：平成30年我が国の人口動態；平成28年までの動向, 厚生労働統計協会, 2018.／長嶺敬彦：錐体外路症状〈抗精神病薬の「身体副作用」がわかる；The third Disease〉, 医学書院, 2006, p.112–127.／厚生労働省：平成29(2017)年患者調査の概況, 2019.／釜英介：「リスク感性」を磨くOJT；人を育てるもうひとつのリスクマネジメント, 日本看護協会出版会, 2004, p.11–14.／日比野壮功：高齢者の救急患者評価はABCDEアプローチ, でもその前にまずは第一印象！, エマージェンシー・ケア, 31(8)：710–712, 2018.

第8章 精神障害をもつ人の地域における生活への支援

MEMO

Ⅰ 地域生活の再構築と社会参加

・日本の精神病床の平均在院日数は世界において〔❶ 突出している・非常に短い 〕。

・精神障害をもつ人々には地域生活への移行のための〔❷ 〕を行うと同時に，生活の場の確保や，障害がありながらも自身の疾患を管理しつつ，地域で日常生活を再び送れるようになるという生活の再構築が必要である。

A 日本における精神障害者へのケアシステムと支援に関する法制度

精神看護学❷ 精神障害をもつ人の看護 p.356-363

1. 精神障害にも対応した地域包括ケアシステム

・2004（平成16）年の「精神保健医療福祉の改革ビジョン」において「入院医療中心から〔❶ 〕中心へ」という理念が示され，様々な取り組みが実施された。

・2005（平成17）年，知的，身体，精神の3障害を対象とした〔❷ 〕法も公布されたが，入院患者の❶への移行は進まなかった。

・厚生労働省は，地域移行のさらなる推進を目的として，2014（平成26）年に「〔❸ 〕の地域移行に向けた具体的方策の今後の方向性」をとりまとめた。

➡地域においては，居住の場の確保，❶を支えるサービスの確保，そのほかの精神障害者本人および家族への支援があげられた。

・2017（平成29）年には，『精神障害にも対応した〔❹ 〕』の構築が，日本の精神保健医療福祉の目標として明確化された。

➡これは，精神障害者が地域の一員として安心して暮らすことができるような地域づくりを推進するものであり，また，精神障害者のみならず，住民一人ひとりの暮らしと生きがい，地域を共につくる「〔❺ 〕社会」の実現にも寄与するものとされている。

2. 障害者総合支援法による自立支援給付と地域生活支援事業

・障害者自立支援法は，2012（平成24）年に障害者総合支援法へと改名および改正がなされた。

MEMO

➡障害者のみならず〔❻　　　　　　　〕を対象とすることなどの変更がなされ，これまで含まれていなかった〔❼　　　　　〕患者も障害者として支援の対象とすることや，支援の拡充などが追加された。

・障害者総合支援法による支援内容（サービス）は，自立支援給付と地域生活支援事業に大別される。

・自立支援給付は，自立のための支援を行うものであり，介護給付，訓練等給付，相談支援，自立支援医療，補装具が含まれる。

➡自立支援給付（介護給付，訓練等給付）は，障害のある人々に対し〔❽　**一律・個別**　〕に支給決定が行われるサービスであり障害福祉サービスとよばれる。

➡自立支援給付を受けるためには，障害者基幹相談支援センターや福祉事務所，〔❾　　　　　　　〕協議会などの相談窓口をとおして，市役所などの障害福祉課や保健所の保健予防課などにサービス利用申請を行う。

➡その後，〔❿　　　　　　　　〕認定を受け，受給者証の発行，サービス等利用計画作成，そしてサービス利用といったプロセスを経る。

・地域生活支援事業は「障害者及び障害児が，自立した日常生活又は社会生活を営むことができるよう，地域の特性や利用者の状況に応じ，柔軟な形態により事業を効果的・効率的に実施するもの」であり，実施主体は，〔⓫　　　　　　〕と〔⓬　　　　　　　〕の２つとなる。

B 地域生活への移行と生活支援（衣食住と医職住）

精神看護学❷
精神障害をもつ人の看護 p.363-368

1．生活の場づくりと日々の生活の立て直し

1 生活の場である住居の確保

・まずは生活の場である住居を確保し，そのうえで日常生活を整えていくことが必要である。

・障害者総合支援法における自立支援給付の相談支援事業の一つである〔❶　　　　　〕支援を用いて，住居の確保や地域生活に移行するための活動に関する相談などが利用可能である。

・同じく自立支援給付の共同生活援助に位置づけられ，障害者に対し，主に夜間において共同生活を営む住居で，日常生活上の援助を提供するものを〔❷　　　　　　　〕という。

2 支援を活用した日常生活の立て直し

・日常生活支援については，障害者総合支援法の自立支援給付のサービスのうち，介護給付にあたる〔❸　　　　　　　〕（ホームヘルプ）などを利用することができる。

➡〔❹　　　　　　　　〕（ホームヘルパー）が対象者の自宅を訪問し，入浴，排泄，食事の介護，調理，洗濯，掃除などの家事，生活に関する相談など生活全般にわたる支援を行うものである。

MEMO

・障害者総合支援法改正により，新たに施行されたサービスの訓練等給付のうち，〔❺　　　　　　〕援助を用いることも可能である。

➡❺ 援助では，施設やグループホームから独居への移行を希望する障害者などを対象として，実際に利用者宅を訪問し，家事や公共料金などの支払い，体調や受療状況，地域住民との関係などについて確認し，必要に応じて連絡調整を行う。

・地域生活継続のために，〔❻　　　　　　〕支援を利用することもできる。

➡❻ 支援では，独居あるいは家族と同居であっても，緊急時の支援が見込めない障害者を対象に，常時の連絡体制の確保や，緊急時の対応などがなされる。

・生活のための経済的支援としては，〔❼　　　　　　〕，特別障害者手当，障害年金，特別障害給付金制度などがある。

➡精神障害者〔❽　　　　　　〕の交付を受けることにより，障害等級にもよるが各種税金の控除または減免，公共交通機関の運賃割引，生活保護の障害者加算などを受けることができる。

2. 生活の場を中心とする疾患管理

1 外来診療

・精神科病院や診療所の外来で行われる治療である。

2 精神科デイケア／ナイトケア／デイ・ナイト・ケア／ショートケア

・外来治療の一環であり，診療の一つであるため，〔❾ **医療扶助・自立支援医療** 〕や健康保険の対象となる。

3 在宅医療

① 訪問診療／往診／オンライン

・障害や疾患をもつ人が自宅などで受けられる医療である。

・2018（平成 30）年 4 月，日本においても，情報通信機器をとおして患者の診察や診断などを行う「〔❿　　　　　　〕診療」が保険適用となり，合法的に診療行為として認められた。

② 訪問服薬指導

・通院困難な患者に対し，在宅訪問薬剤管理指導として〔⓫ **看護師・薬剤師** 〕が処方医師の指示のもと管理計画を作成し，それに基づいて患者宅を訪問し調剤済みの薬剤を届ける，あるいは薬歴管理，服薬指導，服薬支援などを行う。

③ 訪問看護

・訪問看護とは，「疾病又は負傷により居宅において継続して療養を受ける状態にある者に対し，その者の居宅において看護師等が行う療養上の世話又は必要な診療の補助」である[1)]。

・サービス内容は健康状態のアセスメント，〔⓬ **社会資源利用の決定・医療的ケア** 〕，日常生活支援などである。

・精神科訪問看護は，保健師，看護師，准看護師，作業療法士または精神保健福祉

MEMO

士が，精神疾患を有する入院中以外の患者または家族などの了解を得て患者宅を訪問し，〔⑬ **精神科医師の指示のもと・各自の判断で** 〕個別に患者またはその家族に対して看護および社会復帰指導を行う。

・2012（平成24）年より〔⑭ 〕も訪問看護の対象となっている。

➡⑭が行う服薬管理や再発予防の対応などが非常に重要となることから対象となった。

④ACT

・ACTは，比較的〔⑮ **重・軽** 〕度の精神障害者を地域生活の場で支援するため，医療・福祉などの〔⑯ 〕によって提供される包括型地域生活支援である。

・日本のACTの特徴は，以下のとおりである[2)]。

・看護師・精神保健福祉士・作業療法士・精神科医からなる⑯アプローチであること。 ・利用者の生活の場へ赴く〔⑰ 〕（訪問）が支援活動の中心であること。 ・365日24時間のサービスを実施すること。 ・スタッフ1人に対し担当する利用者を〔⑱ 〕人以下とすること。

・支援の理念としては，障害をもつ当事者の〔⑲ 〕を尊重し，当事者の強みである〔⑳ 〕や〔㉑ 〕に着目し，活用するアプローチである。

4 自立支援医療

・障害者総合支援法における受療支援に，自立支援給付の一つである自立支援医療がある。

・心身の障害を除去・軽減するための医療について，医療費の〔㉒ 〕を軽減する公費負担医療制度である。

➡精神〔㉓ 〕医療，更生医療，〔㉔ 〕医療の3つがある。

C 社会参加への支援

精神看護学❷
精神障害をもつ人の看護 p.368-371

1. 地域での居場所づくり

1 地域活動支援センター

・地域活動支援センターは，障害者総合支援法に基づき〔❶ 〕が主体となって基準などを定め，〔❷ 〕が実施主体として地域活動支援センター機能強化事業を担う。

・障害者総合支援法による事業のため，〔❸ **精神障害を有する人のみ・3障害の障害を有する人** 〕が利用可能である。

・具体的な活動内容は，パソコン操作練習，手工芸，食事会，スポーツなど様々である。

MEMO

2 クラブハウス

・1940年代にニューヨーク市にて，精神障害をもつ人たちが自身の居場所としての〔❹　　　　　　〕活動を始め，クラブハウスを設立した。

・メンバーとスタッフは〔❺ **上下・同僚** 〕の関係にあり，ユニットに分かれて分担制で仕事や作業を行う。

2. 就労への準備と継続支援

・精神障害にも対応した地域包括ケアシステムの構築に，社会参加としての就労を目指すことが示されている。

・〔❻　　　　　　〕は就労の全過程を通じて支援を行い，障害者専門窓口の設置，❻インターネットサービスなどを提供している。

・〔❼　　　　　　　　〕センターは障害者雇用促進法に基づいて設置されており，職業生活における自立を図るために就業および日常生活を利用者の身近な地域で支援するものである。

・〔❽　　　　　　〕センターは障害者雇用促進法に基づき，独立行政法人高齢・障害・求職者雇用支援機構が設置するものである。

➡障害者に対する専門的な職業リハビリテーションサービス，事業主に対する障害者の雇用管理に関する相談・援助などを行う。

D 当事者の力量を生かす相互支援

精神看護学❷
精神障害をもつ人の看護 p.371-374

1 ピアグループ活動

・精神障害をもつ人のピアグループとして，〔❶　　　　〕会やクラブハウスなどがある。

・日本では1991（平成3）年に全国ネットワークである全国自立生活センター協議会が設立された。

➡当事者どうしのカウンセリングである〔❷　　　　　　　　〕が導入され，カウンセラー養成のための研修が行われている。

2 ピアサポート，ピアスタッフ

・日本におけるピアサポートは，自立生活センターでの❷養成や，精神障害者退院促進事業の推進役スタッフとして，当事者を「〔❸　　　　　　　　〕」として雇用したことが普及の背景にあるといわれる。

・❸の活動例は，以下のようなものがある。

> ・自身が地域活動支援センターの利用者として所属しながら，要請を受けて対象者宅に訪問し〔❹ **カウンセリング・医療的ケア** 〕を行う。
> ・病院からの要請により入院病棟に出向き，入院患者や家族，病院スタッフなどを対象に退院や地域生活の経験を話して〔❺ **地域移行を推進する・入院生活の重要性を伝える** 〕。

・厳密な定義はないが，ピアスタッフというのは，❸活動により賃金を得ている当事者である。

➡活動内容は❸と重なることが多いが，組織の〔❻　　　　〕にかかわる業務などもある。

3　家族ピア活動

・家族のピア活動には，〔❼　　　　　〕など精神障害者を家族にもつ人によって組織されるものや，病院や保健所などにより組織されるものがある。

➡❼の活動内容としては患者をとりまく精神保健医療福祉の改善，自身の体験や気持ちの語り合い，情報交換や研修会開催などがある。

Ⓔ 誰もが暮らしやすい地域づくり

精神看護学❷
精神障害をもつ人の看護 p.374-377

1. 地域との協働をとおした社会資源の活用

・障害者自助活動組織や地域活動支援センターなどの生活支援組織が，地域の既存の組織や住民と協働し，地域住民と積極的に交流することにより，障害者への偏見や差別も軽減し，障害の有無にかかわらず，人々が〔❶　　　　〕で共に暮らすことが当たり前という意識の形成にもつながる。

2. 地域資源の創出と涵養

・日本の精神医療福祉においては，地域の住まいや居場所，就労支援のための資源が不足しており，それが入院精神障害者の〔❷　　　　〕困難の理由でもあった。

・地域に資源を創出し，地域を涵養（かんよう）していくことが求められている。

1　病院・診療所主導の地域づくり

・病院・診療所主導で展開されている地域資源の創出とメンタルヘルスシステムづくりとして，「旭モデル」や「錦糸町モデル」がある。

➡いずれも〔❸　**街のなかに暮らしながら・街とは距離を置いても**　〕医療が受けられる地域をつくり出した。

2　福祉主導の地域づくり

・福祉が主導となるケースとしては，〔❹　　　　〕の有無にかかわらず共に働く就労の場であるスワンベーカリーや，地域支援施設が法制化される以前に地域にケアの場を創出してきた「かがやき会」などがある。

・また，当事者の家族が地域を切り拓き，資源を創出し，地域住民にも資する活動を行ってきた例として，特定非営利活動法人スペースぴあの活動がある。

➡スペースぴあの資源は〔❺　**障害をもつ人のみが・地域住民にも**　〕利用してもらいたいとの願いで開設されている。

MEMO

MEMO

II 精神障害をもつ人の地域生活支援の実際

A 地域生活支援における保健師の役割

精神看護学❷
精神障害をもつ人の看護 p.377-381

・都道府県の保健所や市町村の保健福祉センターなどで働く〔❶　　　　〕保健師は，病気や障害の有無にかかわらず家庭訪問，健康相談・教育を実施し，個人，家族，そして地域の〔❷　　　　〕を高める活動をしている。

・精神保健福祉分野では，1965（昭和 40）年に精神衛生法が改正され，保健所が地域における活動の〔❸　　　　〕機関として位置づけられ，その後，1999（平成 11）年の精神保健福祉法の一部改正により日常的な相談や支援が保健所から〔❹　**都道府県・市町村**　〕に移行された。

・現在，精神障害をもつ人（以下，対象者）への支援は「入院医療中心から〔❺　　　　〕支援」への移行が進められ，❶保健師は精神保健福祉に関する相談を受けるなど地域を担当する専門職として保健師活動を展開している。

1. 治療につなげるための支援

・家族や地域住民から行政機関に寄せられる相談内容の一つとして〔❻　　　　〕に関する相談がある。

➡❻とは医療受診による治療が必要と判断した場合，家族などの同意を得て，医療機関への受診に結びつける行為である。

・❻により治療へつなげる行為には，本人の意思を尊重し，〔❼　　　　〕に配慮した対応が必須であり，慎重な判断が必要となる。

2. 対象者へのサポート体制の構築

・対象者の地域生活への移行および支援のためには，行政機関，精神科病院と関係機関が，顔の見える関係づくりをし，役割を相互に理解し，対象者にかかわることが重要である。

・精神科病院は，相談員などが，対象者の状況を多角的にとらえながら退院の意欲を引き出し，対象者の生活を調整するとともに家族へのサポートに取り組む。

・〔❽　　　　〕センターでは，対象者の再発を予防し，問題があった場合には早期介入することにより，対象者の地域生活を支える役割を担っている。

➡対象者の〔❾　　　　〕の場を提供する役割もある。

・〔❿　　　　〕では，対象者の再発予防にかかわりながら地域生活を支える。

➡対象者の生活支援，家族支援および近隣の地域住民への〔⓫　　　　〕活動に取り組んでいる。

・❶保健師は，関係機関に対して支援内容の情報共有・調整，専門的な知識・技術の助言などを行い従事者の〔⑫　　　　〕軽減を図ること，さらに〔⑬　　　　〕な立場で関係機関に負担が偏らないように調整を図ることなどの役割がある。

3．行政保健師が行う対象者宅への訪問支援

・訪問支援は，対象者の生活実態を把握できる最も重要な❶保健師の援助技術である。

演習課題

●訪問の際の観察のポイントとして，どのようなものが考えられるかあげてみましょう。

4．対象者を取り巻く家族への支援

・対象者を支える家族の思いを支え，支援することは❶保健師の役割である。

・家族に対する支援としては，「直接的な不安や悩みの軽減」と「人的・物的・経済的な支援体制づくりの調整」が考えられるが，〔⑭　**前者・後者**　〕のほうが家族の不安や悩みの軽減につながる。

5．地域住民の理解と支援へのネットワークづくり

・〔⑮　　　　　　　　〕が豊かな地域は，対象者を支援する体制ができやすい環境があり，地域で生活する安心感が得られやすいと考えられる[3)]。

・❶保健師は地域における支援者の〔⑯　　　　　　〕をつくることや，地域に不足している〔⑰　　　　〕を開発するといった，地域全体をみて，必要な支援体制を構築していく役割も重要となる。

B　多職種連携による地域生活支援

精神看護学❷
精神障害をもつ人の看護p.381-386

1．精神障害をもつ人とその家族を支援する人々と組織

・精神障害をもつ人とその家族を支援する保健・医療・福祉には多くの専門家や人々と組織がかかわり，〔❶　　　　〕チーム（MDT）・〔❷　　　　〕チーム（MAT）によって支援が行われている。

・日常生活の場である地域の近隣住民や自治会なども，保健活動にかかわる人的な〔❸　　　　〕であるととらえることができる。

・医療機関である病院／診療所においては，精神科医師，看護師以外にも，次のような様々な医療専門職が携わる。

・〔❹　　　　　　　　〕（PSW）：入院医療においては，退院後生活環境相談員として退院支援を行い，院内外との多職種や組織との調整を行う。
・〔❺　　　　　　　〕（OT）：病棟のみではなく，外来，訪問での作業療法のサービスを提供する。

MEMO

観察のポイント：

MEMO

・〔❻　　　　〕**心理士**・〔❼　　　　〕**心理師**：心理検査のほか，各種心理的治療を提供する。

・近年では精神障害をもつ当事者が，専門家やスタッフとしてサービスを提供するピアスタッフの雇用も増えている。
・福祉では障害者総合支援法に基づく相談支援事業に係る〔❽　　　　〕専門員や，居宅介護支援の〔❾　　　　〕，就労支援関連の専門家などが携わる。

2. 医療機関における多職種チームによる介入

・外来あるいは救急，そして一般科より精神科への急性期治療などを経て，ふたたび地域生活へと復帰するプロセスにおいて，多くの職種や部門がその支援に携わっており，〔❿　　　　〕のない支援が必要とされる。

3. 入院から地域移行・定着支援までのケアと多職種連携の概要

・早期の地域移行・定着を実現するための支援としては，〔⓫　**入院前・入院してある程度経過して**　〕から，当事者や家族，そして医療者，行政，福祉，勤務先や学校，近隣の関係者らと，入院の目標／目的・期間，退院後の生活の場所や復職・復学あるいは就労などについて具体的に検討し，共有することが重要である。
➡入院は，〔⓬　**地域生活をより良く継続する・病院で暮らす**　〕ために行うものであることを再度認識し，退院後の生活について具体的に予定しておく。
・多職種・チームによる支援の実践では，チーム全体で理念を〔⓭　　　　〕することが重要である。
➡常に〔⓮　**医療者・当事者**　〕中心という意識をもつ。
・「サービスを受ける側」「サービスを提供する側」といった〔⓯　**区別を明確にして・二項的に考えず**　〕，障害をもつ人々と〔⓰　　　　〕するチームとしての実践が求められる。

C 長期入院患者の地域生活への移行支援

精神看護学❷
精神障害をもつ人の看護p.386-396

1. 長期入院患者の地域生活移行支援の背景・経緯

・日本の精神医療においては，欧米諸国と比較して病床数が〔❶　**多・少な**　〕く，平均在院日数が著しく〔❷　**長・短**　〕い。
➡多くのいわゆる〔❸　　　　〕的入院の患者を生み出している。
・このような課題に対して，厚生労働省は「精神保健医療福祉の改革ビジョン」のなかで，「受け入れが整えば退院可能な者（いわゆる❸的入院患者）」の地域生活への移行を図ることを目標とした[4]。

➡ 2009（平成 21）年には〔❹　**大きく改善された・大きな改善はみられなかった**　〕。

MEMO

2. 長期入院患者の地域生活移行にかかわる方向性

・2014（平成 26）年 7 月に公表された「長期入院精神障害者の地域移行に向けた具体的方策の今後の方向性」[5] において，精神医療の将来像として，次のようなことが盛り込まれた。

> ・長期入院患者の〔❺　　　　　〕に働きかけ，本人の意向に沿って地域生活への移行を進めること。
> ・精神医療の質を良質かつ適切なものとするために，不必要な〔❻　　　　　〕を削減していくといった病院の構造改革を進めていくこと。

3. 長期入院患者の地域生活移行を困難にしている要因

・病棟において，長期入院患者の退院および地域生活への移行が困難であるとされる理由は様々である。

➡理由として，患者の治療（通院，服薬など）に対する〔❼　　　　　〕が不良である，日常生活上の〔❽　　　　　〕能力が低下している，〔❾　　　　　〕が疎遠となってサポートがない，医療者の退院支援に対するモチベーションが低下しているなどがある。

4. 長期入院患者の地域生活移行支援の方法

1 | 第 I 段階：地域生活に向けた患者家族の考えや状況を把握する

①患者の希望や意向の把握

・患者の退院に対する希望や地域生活へ戻ることに対する考えなどについて確認し，患者の意向や希望に沿って，退院支援を進めていくことが大切である。

・長期入院患者を対象とした調査では，対象者の 8 割以上が〔❿　**退院・入院の継続**　〕を希望している。

➡一方で，退院について自分から医療者へは相談していないことも示された[6]。

・患者が退院に対する希望を明確に言語化しない背後には，退院後の生活に対する様々な不安や心配がある。

➡退院希望を言わない，あるいは言えない理由を探っていくと，そこに地域生活への移行に対する真の患者の〔⓫　　　　　〕が隠れていることがある。

②家族の意向や希望の把握

・長期にわたって患者不在の状態で家庭内が安定していると，〔⓬　　　　　〕は家族にとって大きなストレスになり得る。

・家族の「受け入れが悪い」と思われる場合でも，実は家族なりに患者の回復を願

MEMO

い，できる範囲のサポートをしていることもある。

・家族は，患者に対する〔⑬　　　〕感をもっていたり，社会の〔⑭　　　〕にさらされていたりと，傷つき苦労している場合もある。

・看護師は家族を直接的な看護の〔⑮　　　〕であると認識して，家族の話を傾聴するとともに，家族が患者の地域生活移行へのサポートに参加できるよう後押しするなど，家族の不安を軽減し，退院への抵抗感を和らげるかかわりが必要である。

③各専門職による情報収集とアセスメント

・医療者側の予期的不安や諦観（ていかん）に影響された主観的な判断は，長期間安定した入院生活から地域生活へと変化することへの医療者の〔⑯　　　〕[7]ともとらえることができ，退院支援を阻（はば）む要因の一つになり得る。

・専門性の違いにより患者をとらえる視点が異なり，退院支援のポイントが異なるのは当然のことである。

➡各職種がとらえた情報を共有して患者の〔⑰　　　〕をとらえることが大切である。

2 第2段階：退院支援計画を立案する

①病院内の多専門職チームによる情報共有と退院支援計画の立案

・患者の支援にかかわる多職種が集まって〔⑱　　　〕を開催して，患者の退院支援を進めていくことを共通認識にする。

・情報・アセスメントを基に，リカバリーを支援するという観点から〔⑲ **医師の意向・患者の希望** 〕を中心において，地域生活移行に向けた支援の方針と具体的な支援計画を立て，各職種の役割分担を明確にする。

・精神保健福祉士は，患者の〔⑳ **入院生活をサポート・退院先を調整** 〕したり，地域生活を維持するための各種社会資源やサービスの調整などを行う。

・入院が長期化している患者が，地域で生活している精神障害者である〔㉑　　　〕サポーターと実際にかかわる機会をもつことは，地域生活に対する不安を解消することに役立っている。

②患者と共に退院支援計画を具体化

・地域生活移行に向けた退院支援計画が検討されたら，患者と共にその計画を具体化させていく。

・長期入院患者の場合，患者のストレングス（強み）を尊重し，ライフスキルやセルフマネジメント能力など，患者の〔㉒ **もてる力を生かす・不足する力を補う** 〕ことに焦点を当てることは重要である。

3 第3段階：退院支援計画を実施・評価・調整する

①患者・家族・関係機関間における実施状況の共有・評価

・第２段階で患者と共に具体化した退院支援計画を実践していく段階である。

➡定期的に本人や家族，多職種で〔㉓　　　〕会議を開催し，実施状況について確認・評価し，必要に応じて計画を微調整しながら進める。

②長期間にわたる退院支援・地域生活移行支援の停滞や困難への対応

・あるとき突然に患者の気持ちが揺れたり，一時的に精神症状が悪化したりして支援が停滞したり，それに伴い患者の退院へのモチベーションが低下してしまうこともある。

〈退院支援の停滞や困難に関する対応のコツ〉

停滞・困難から〔㉔　　　〕を発見して，退院支援計画を微調整する	・ピンチはチャンスととらえる ・支援スピードを微調整する ・㉑サポーターを投入してみる
チーム内の〔㉕　　　〕を促進する	・意見の多様性を重視する ・コミュニケーションを工夫して信念対立を低減する
チーム内の〔㉖　　　〕を高める	・チームメンバー間の相互の信頼 ・効果の実感や喜びを言語化

出典／石川かおり，他：精神科長期入院患者の地域生活移行支援における効果的なIPW（専門職連携）の要素〈第６回保健医療福祉連携教育学会学術集会抄録・プログラム集〉，79，2013をもとに作成.

・長期入院患者の心理的側面は，退院への自信と退院後の生活に対する不安が共存し，その間を揺れ動く葛藤（かっとう）状況が生じることがある[8)]。

➡このような心理的葛藤は，〔㉗　**当然のこと・問題のある状態**　〕として受け止め，患者の状況を再アセスメントする。

・停滞や困難も支援計画を見直す良い機会ととらえ，退院支援計画を微調整して最適化することで，その後の退院支援が促進される。

4　第４段階：退院に向けた最終調整を行う

・退院先や具体的な退院の日程が確定したら，患者・家族と病院の〔㉘　　　〕チーム，地域の地域移行支援チームが一堂に介して退院前の〔㉙　　　〕会議を開催する。

➡訪問看護や精神科デイケアなどの医療サービスの利用，通院や服薬方法，退院後のサービスの利用計画などについて共有，最終確認を行う。

D 訪問看護をとおした地域生活支援

精神看護学❷
精神障害をもつ人の看護p.396-404

1. 訪問看護の目的

・精神科訪問看護（以下，訪問看護）は，医療保険の〔❶　　　〕制度に規定された活動である。

・保険医療機関もしくは〔❷　　　〕の看護師などが，精神疾患をもつ入院中以外の患者またはその家族などを対象に支援を行う。

2. 関係性の構築

・利用者にとって，訪問看護を受け入れ，看護師が生活の場に入ってくることは〔❸　**安心感や満足感・緊張感や負担感**　〕をもたらす。

MEMO

㉔

㉕

㉖

MEMO

➡看護師が様々な看護技術を用いて利用者との関係性を築くことにより，利用者の生活における支援が可能になっていく。

3. モニタリング機能

・訪問看護では，患者の生活能力や病状の変化を継続的に〔❹　　　　〕しながら，援助のレベルを調整し，極端な〔❺　　　　〕を防ぐために予防的に介入していくモニタリング機能がある。

・モニタリング機能には以下のようなものがある[9)]。

①症状モニタリング
②〔❻　　　　〕作用モニタリング
③薬効モニタリング
④〔❼　　　　〕行動のモニタリング
⑤悪くなる〔❽　　　　〕のパターン把握

4. セルフマネジメントへの支援

・訪問看護では，病気や薬に関する〔❾　　　　〕を提供したり，〔❿　　　　〕や困り事への対処方法を一緒に考えることで，利用者のセルフマネジメントの力を高める支援を行う。

5. 日常生活の支援

・利用者に身だしなみの乱れや不衛生な環境，偏った食生活などがあったときに，一般常識や看護師としての価値観に基づいて支援することは，〔⓫ **最終的には患者のためになる・価値観の押しつけとなり得る**〕。

➡こうした事実を念頭に置き，利用者の価値観や意思を〔⓬　　　　〕しつつ，利用者の健康と生活を支援していく必要がある。

6. 家族に対する支援

・精神疾患をもつ利用者と共に暮らしている家族は，情動的負担として自責感や無力感，孤立無援感，荷重(におも)感をもっている[10)]。

・看護師は家族の話を〔⓭　　　　〕し，ねぎらうとともに，利用者が悪いのではなく病気のために起きているのだということを，病気の説明をとおして理解してもらう。

・家族に利用者の〔⓮ **本来もっている良い所・現在不足している力**〕などを伝えていくと，家族も前向きに考えることができる。

Ⓔ 就労支援

精神看護学❷
精神障害をもつ人の看護 p.404-412

MEMO

1. 就労支援の目指すもの

・"働くこと"は，人とのかかわりや社会とのつながりを実感する社会参加の一形態である。

➡働くことによって，社会への〔❶　　　　〕感を高めることができる。

➡周囲から認められ，自分の〔❷　　　　　　〕を確かめることができる。

・就労支援は，当事者の「働きたい」という思いを実現し，主体的に自分の暮らしを創っていくことを支える〔❸　**地域生活支援・自立支援医療**　〕の一環として位置づけられる。

・就労支援は，一人ひとりが働くことを生活のなかに位置づけ，必要な医療や福祉サービスを活用し地域生活を送っていくための〔❹　**集団・個別**　〕支援に重点が置かれている。

➡当事者の希望する働き方を選択することを支え，働くための条件や環境を整えていくこと（〔❺　　　　　〕配慮）が求められている。

2. 近年の精神障害者雇用をめぐる動き

・2006（平成18）年に「〔❻　　　　　　　　　〕条約」が国連で採択され，日本は翌年に署名し，2014（平成26）年に世界で141番目に批准に至った。

・2013（平成25）年の〔❼　　　　　　　　　　〕法成立に次いで，〔❽　　　　　　　　〕法の改正が行われ，2018（平成30）年より，精神障害者の雇用義務化が定められた。

・共生社会の実現に向けて，〔❾　**一般・福祉的**　〕就労（精神障害者の，企業などでの就労）を希望する動きが高まるとともに，就労の機会と選択肢も広がっている。

・雇用主に対しては「特定求職者雇用開発助成金」や「障害者トライアル雇用助成金」などの助成金制度や税制上の優遇措置が講じられている。

➡これらの動きによって，公共職業安定所における精神障害者の求職件数は著しく〔❿　**増加・減少**　〕した。

・他方で，職場においては様々な課題が浮上し，具体的な支援が求められた。

➡2018（平成30）年より「〔⓫　　　　　　　　　　〕事業」が障害者総合支援法に基づき創設され，関係機関との連携をとおして精神障害者が働き続けることを支援している。

・障害者総合支援法により，以下の支援事業が制度化され，65歳未満の求職者は❾就労へのチャレンジが奨励されている。

・**就労継続支援事業A型**：企業等への就労が困難な65歳未満の障害者を対象に，雇用契約に〔⓬　**基づき・基づかず**　〕，生産活動等の機会の提供や，就労に必要な知識および能力の向上のための訓練を行う。

MEMO

・**就労継続支援事業 B 型**：通常の事業所に雇用されることが困難な障害者のうち，就労移行支援によっても ❾ 就労に至らなかった者や 50 歳に達している者に，雇用契約に〔 ⓭　**基づき・基づかず** 〕，生産活動などの機会の提供や就労に必要な訓練を行う。

・**就労移行支援事業**：就労を希望する 65 歳未満の障害者で，通常の事業所に雇用されることが〔 ⓮　**可能・困難** 〕と見込まれる者を対象に，❾ 就労等への移行に向けて，事業所内や企業における作業や実習，適性に合った職場探し，就労後の職場定着のための支援を行う。

・**就労定着支援事業**：就労移行支援事業などの利用を経て ❾ 就労し，〔 ⓯　　　〕か月が経過した障害者で，❾ 就労に伴う環境変化などにより生活面の課題が生じている者を対象に，個別相談による支援や，企業や関係機関との連絡調整など，課題解決に向けて必要となる支援を行う。

3. 職場における困難さの乗り越え方と支援の方向性

1　福祉的就労の場における困難さ

・精神障害をもつ人は対人関係における〔 ⓰　　　　　　　　〕が苦手なことが多く，周囲の反応に脅かされ，孤立感・疎外感を高めやすい。

➡支援者が別の見方やとらえ方を伝えることによって，自分への〔 ⓱　　　　〕的な見方を和らげることができる。

・当事者が気がかりを表現することによって，気がかりや懸念（けねん）に折り合いをつけ，もちこたえていく〔 ⓲　　　　　　　　〕が動機づけられる。

・当事者は，ほかの人と比較したり，ありたい自分と比べて，できて〔 ⓳　**いる・いない** 〕ことを強調しがちである。

➡支援者は，当事者のがんばりを認めていることを伝え，充実感をもてるようにかかわる必要がある。

・働き続けるためには，自分の状態の変化を自覚して早めに受診するなど，医療を〔 ⓴　　　　〕的に活用していく力が求められる。

2　一般就労の場での困難さ

・安心して仕事に臨めるように〔 ㉑　　　　　　　　〕として支援するなど，就労支援サービスを当事者が主体的に活用していくための支援が求められる。

➡ ㉑ とは，職場内外の支援環境を整え，職場適応に向けた支援を提供する専門職のことである。

・当事者は働く場で不利益を被るのではないかという懸念から，困り事を伝えることを躊躇（ちゅうちょ）してしまいがちである。

➡支援者は，〔 ㉒　**一般・福祉的** 〕就労の場で培った「大変さを安心して表現できる人」としての関係を生かして，直面した困難さへの対処方法を提案し，乗り越えることを支えることができる。

・当事者が周囲との折り合いのつけられなさを〔 ㉓　**自分の課題・周囲の問題** 〕であると認めていくことができるよう，支援者が当事者と繰り返し課題を確かめ

MEMO

合い，どのような場面や条件ならば折り合いをつけて働くことができるか検討し合う。

・精神障害者の就労支援は，働く場で当事者の直面している困り事に目を向け，その表現を支え，共に解決を考えていく〔㉔　**集団・個別**　〕支援のプロセスである。

➡支援者は，一人ひとりがもつ"〔㉕　　　　〕"に焦点を当て，当事者との二人三脚で働き続ける生活を支える視点が重要である。

III 精神障害をもつ人をケアする家族への支援

・2014（平成26）年の精神保健福祉法の改正をもって〔❶　**保護者・成年後見**　〕制度は廃止され，家族が，治療を受けさせたり，財産上の利益を保護したり，医師に協力したりするなどの義務はなくなった。

➡しかし，これまでと変わらず家族は精神障害者のケアの主たる担い手である。

➡その一方で，家族は，〔❷　　　　〕を必要とする存在でもある。

Ⓐ 精神障害の家族への影響

精神看護学❷
精神障害をもつ人の看護p.413-417

1．家族によるケア提供

・家族によるケア提供の内容には，次の３つがある。

・**治療継続と病気のセルフマネジメントへの支援**：家族は〔❶　　　　〕会や家族教育の場に積極的に参加し，精神疾患や治療への理解を深め，ケア提供上の多彩な問題や問題への対応方法などについて学ぶ。

・**生活上の自立に向けた支援**：家族は〔❷　　　　　　　　〕（ADL）や家事における援助をしている。

➡収入が少なかったり，機能障害のため就労できなかったりする障害者も多いため，多くの家族が〔❸　　　　〕的な支援もしている。

・**社会参加への支援**：家族は，障害者が社会との接点を少しずつ広げることができるよう支援するとともに，障害者がそれぞれ望む生活を実現できる社会を創るため，精神障害への理解を広げる啓発活動や，〔❹　　　　〕への働きかけをしている。

2．家族のケア負担

1 ケア負担とは

・精神障害者のケアは長期にわたることが多いうえ，急性期や再発時には精神症状や予測のつきにくい行動上の問題などに翻弄されることもあるため，家族の生活や心身に大きな負荷（ケア負担）がかかることがある[11),12)]。

演習課題

- **ケア負担として，具体的にどのようなものが考えられるか。「生活上の負担」「心身の負担」の二つの側面からあげてみましょう。**

MEMO

生活上の負担：

心身の負担：

2 ケア負担に関連する要因

・ケア負担に関連する要因として，患者の症状や障害，精神障害に対する〔❺　　　　〕，病気やケアに関する知識・情報の不足などがある[13)]。

・一方，負担感を軽減する要因として，家族・親族の協力，友人・近隣・専門家からのサポート，障害者本人に対する好ましい気持ちや本人との気持ちの通い合い，障害者本人と共に成長してきた歴史，障害者のより良い未来の実現への思いなどがある[14)]。

3. 家族それぞれの立場からみた体験

・精神障害者家族の体験は，家族内の立場（親，兄弟姉妹，子ども）により異なる面もある[15)]。

①親の立場から

・親は，ケアを続けるなかで様々な苦悩を抱える[16), 17)]。

➡発病当初は了解不能な言動に混乱し，不安を募らせ，子どもの病気は自分の〔❻　　　　〕が悪かったせいではないかと罪悪感・自責感をもつ。

・こうした反応は，時間の経過や症状の変動などに伴い変化する。

➡ケアを継続する過程で，本人のおかげで多くの人に出会えたなど〔❼　　　　〕的な体験をする家族も多い。

②兄弟姉妹の立場から

・子ども時代にきょうだいが発病した場合，両親のケアが十分に行き届かなくなったり，親に〔❽　　　　〕ことができなくなったりする。

・きょうだいの病気が就職や結婚の足枷（あしかせ）なることもある[18)]。

・親が高齢になってくると，ケアは兄弟姉妹に引き継がれることが多く[19)]，きょうだいのケアと自分自身の家族への責任の両方を果たそうとして〔❾　　　　〕になることもある。

③子どもの立場から

・子どもは，親の精神疾患・障害によって心身の発達や社会的発達に深刻な影響を受けることがある[20)～23)]。

➡親の病状によっては育児放棄や〔❿　　　　〕が生じたり，親の発病をきっかけに夫婦間の不和や家族葛藤が顕在化し，結果的に〔⓫　　　　〕機能が低下し，子どもの養育がおろそかになることもある。

・家族や専門家の関心が親ばかりに向きがちで，子どもの存在は忘れ去られることも多い。

B 家族への支援

精神看護学❷
精神障害をもつ人の看護p.417-422

MEMO

1. 家族心理教育

1 家族の感情表出

・家族心理教育（FPE）は，家族の〔❶ 〕（EE）研究の成果を受けて発展した。

➡家族の❶とは，家族の患者に対する感情の表現のしかたを指す。

➡批判的コメント・敵意・過度な情緒的巻き込まれといった❶の強さ（高EE）は，家族が〔❷ 〕下にあることを示す危機信号と認識されている。

・高EEは，病気や症状に関する知識がない場合，問題が家族の対処能力を超える場合や問題が慢性的に続く場合，家族が家族内や専門家から協力を得られない場合などに現れ〔❸ **やす・にく** 〕い。

2 家族心理教育の概要

・EE研究の成果を踏まえて開発された家族介入プログラムの一つが家族心理教育である。

➡家族心理教育は，疾患や治療などに関する〔❹ 〕・〔❺ 〕を提供し，諸問題への対処や問題解決を習得するための心理社会的治療プログラムである。

・家族心理教育の目標は，家族の精神疾患・治療に関する知識と理解を深め，家族の不安やストレスを緩和し，家族がより効果的に治療・ケアに〔❻ **参加できる・かかわらずに過ごせる** 〕ようになることである。

・家族心理教育の効果として，家族の不安や負担感の軽減，家族の患者への安定した接し方の維持，家族関係の改善，再発率減少，服薬〔❼ 〕の向上，精神症状の減少，患者の社会的機能の向上などが検証されている[24)～27)]。

3 家族心理教育の基本的構成

・効果的な家族心理教育に共通する援助は，関係構築，〔❽ 〕，心理教育，〔❾ 〕演習，問題解決演習から構成されている[28)]。

2. 障害者のケアと家族自身のケアの両立への支援

・精神障害者をケアする家族は，ケア提供者として障害をもつ本人のwell-being（身体的精神的社会的に良好な状態）と〔❿ 〕を保障する一方で，家族自身のwell-beingと❿を維持するという2つの課題を抱えている[29)～31)]。

➡家族支援の目標は，家族がこの2つの課題の間でバランスをとれるようにすることである。

・家族支援においては，個々の家族に対する個別支援と複数の家族に対するグループ支援〔⓫ **から選択・を併用** 〕すると効果的である。

➡グループ支援では主に教育的・支持的アプローチを用いる。

MEMO

➡個別支援では，アセスメントから計画，実施，評価まで，すべての過程で〔⑫ **本人と医療者のみで・家族を含めて** 〕行うことが重要である。

・家族への支援にあたり最も重要なことは，家族成員の病気に胸を痛め，様々な苦悩を生きてきた家族の心情に配慮しつつ，障害者のために道を切り開いてきた家族に〔⑬ 〕を払い，地域生活支援の専門家としての家族から〔⑭ 〕，家族と共により良いケアを考える姿勢である。

3. 社会資源・制度の充実

・全国精神保健福祉会連合会[32), 33)]は，精神障害者の家族が直面してきた困難を7つにまとめ，それに基づき7つの克服すべき課題を提言している。

家族の困難	克服すべき課題
①病状悪化時に必要な支援がない	本人・家族のもとに届けられる〔⑮ 〕型の支援・治療サービスの実現
②困ったとき，いつでも〔⑯ 〕でき問題を解決してくれる場がない	24時間365日の⑯支援体制の実現
③本人の回復に向けた〔⑰ 〕による働きかけがなく家族まかせである	本人の希望にそった個別支援体制の確立（包括的回復志向の支援，日中活動の場の提供，復学・復職支援など）
④〔⑱ 〕中心の医療になっていない	本人・家族が治療計画に積極的にかかわれる医療体制の実現
⑤多くの家族が情報を得られず困った経験をもつ	家族に対する適切な情報提供（学校，職場，地域における継続的な〔⑲ 〕活動）
⑥家族は身体的・精神的〔⑳ 〕への不安を抱えている	家族自身の身体的・精神的⑳の保障
⑦家族は仕事を辞めたり，〔㉑ 〕的な負担をしている	家族自身の就労機会および㉑的基盤の保障

⑮
⑯
⑰
⑱
⑲
⑳
㉑

文献

1) 厚生労働省：訪問看護，社会保障審議会介護給付費分科会第142回参考資料，2017. https://www.mhlw.go.jp/file/05-Shingikai-12601000-Seisakutoukatsukan-Sanjikanshitsu_Shakaihoshoutantou/0000170290.pdf（最終アクセス日：2022/10/30）
2) 地域精神保健福祉機構・COMHBO：ACTガイド；包括型地域生活支援プログラム. https://www.mhlw.go.jp/bunya/shougaihoken/cyousajigyou/jiritsushien_project/seika/research_09/dl/result/07-02b.pdf（最終アクセス日：2022/10/30）
3) 地域保健対策におけるソーシャルキャピタルの活用のあり方に関する研究班：住民組織活動を通じたソーシャル・キャピタル醸成・活用に係る手引き，平成26年度厚生労働科学研究費補助金（健康安全・危機管理対策総合研究事業），2015.
4) 厚生労働省精神保健福祉対策本部：精神保健医療福祉の改革ビジョン，2004.
5) 厚生労働省：長期入院精神障害者の地域移行に向けた具体的方策の今後の方向性，2014.
6) 石川かおり，他：精神科長期入院患者の退院支援の状況；入院期間1～5年未満の患者を対象としたアンケート調査，日本看護科学学会第29回学術集会講演集，2009，p.502.
7) 石川かおり，葛谷玲子：精神科ニューロングステイ患者を対象とした退院支援における看護師の困難，岐阜県立看護大学紀要，13(1)：55–66，2013.
8) 石川かおり：精神科ニューロングステイ患者の入院生活の体験，岐阜県立看護大学紀要，11(1)：13–24，2011.
9) 萱間真美：精神分裂病者に対する訪問ケアに用いられる熟練看護職の看護技術；保健婦，訪問看護婦のケア実践の分析，看護研究，32(1)：53–76，1999.
10) 岩﨑弥生：精神病患者の家族の情動的負担と対処方法，千葉大学看護学部紀要，20：29–40，1998.
11) 前掲書10).
12) 宮﨑澄子，他：精神障害者を家族にもつ男性家族員のケアの内容及びケア提供に伴う情緒的体験と対処，千葉大学看護学部紀要，23，2001，p.7–14.
13) 前掲書10).
14) 岩﨑弥生，他：精神障害者の家族のケア提供を支える要因；聞き取り調査の定性分析，病院・地域精神医学，45(4)，2003，p.90–97.
15) Family Mental Health Alliance (FMHA)：Caring Together: Families as partners in the mental health and addiction system，2006. https://ontario.cmha.ca/documents/caring-together-families-as-partners-in-the-mental-health-and-addiction-system/（最終アクセス日：2022/10/30）
16) 前掲書10).
17) 前掲書12).
18) 伊藤逞子，他：障害のある人のきょうだいへの調査報告書，国際障害者年記念ナイスハート基金，2008. https://niceheart.or.jp/blog/wp-content/uploads/2020/07/hohkokusho_kyoudai.pdf（最終アクセス日：2022/10/30）
19) 前掲18).
20) 前掲15).
21) Foster, K., et al.：Addressing the needs of children of parents with a mental illness：Current approaches, Contemporary Nurse, 18, 2004, p.67–80.

22) Harstone, A., Charles, G.：Children of parents with mental illness；young caring, coping and transitioning into adulthood, Relational Child and Youth Care Practice, 25 (2)：14–27.
23) National Alliance on Mental Health (NAMI)：How siblings and offspring deal with mental illness, 2016. http://namimd.org/uploaded_files/496/Siblings___Offspring_KSF.pdf (最終アクセス日：2022/10/30)
24) Dixon, L., et al.：Evidence-based practices for services to families of people with psychiatric disabilities, Psychiatric Services, 52 (7)：903–910, 2001.
25) McFarlane, W.R., et al.：Family psychoeducation and schizophrenia；A review of the literature, Journal of Marital and Family Therapy, 29 (2)：223–245, 2003.
26) McFarlane, W.R.：Family interventions for schizophrenia and the psychoses；A review, Family Process, 2016, p.1–23.
27) Glynn, S.M., et al.：New challenges in family interventions for schizophrenia, Expert Review of Neurotherapeutics, 7 (1)：33–43, 2007.
28) Murray-Swank, A.B., Dixon, L.：Family psychoeducation as an evidence-based practice, CNS Spectrums, 9 (12)：905–912, 2004.
29) 前掲 15).
30) 岩﨑弥生：精神科看護と家族との関わり，精神科看護，27 (2)：8–12, 2000.
31) 岩﨑弥生，他：精神障害者の家族のケア提供上の対処；家族の応答性と自己配慮．日本看護科学会誌，22 (4)：21–33, 2002.
32) 全国精神保健福祉会連合会：精神障害者の自立した地域生活を推進し家族が安心して生活できるようにするための効果的な家族支援等の在り方に関する調査研究，2010. https://seishinhoken.jp/files/view/articles_files/src/5.pdf (最終アクセス日：2022/10/30)
33) 全国精神保健福祉会連合会：精神障害者の自立した地域生活の推進と家族が安心して生活できるための効果的な支援等のあり方に関する全国調査報告書ダイジェスト版，2018. https://seishinhoken.jp/files/view/articles_files/src/a1f6a8406fc0cd9a10fe8806593dc616.pdf (最終アクセス日：2022/10/30)

参考文献

Ahern, L., Fisher, D. 著，齋藤明子，村上満子訳：自分らしく街で暮らす：わたしたち当事者のやり方，RAC 研究会, 2004.／American Psychiatric Association：What is Telepsychiatry?. https://www.psychiatry.org/patients-families/what-is-telepsychiatry (最終アクセス日：2022/10/30)／Anthony, W.：Recovery from mental illness: The guiding vision of the mental health service system in the 1990s. Psychosocial Rehabilitation Journal, 16：11–23, 1993.／Becker, D.R., Drake, R.E 著，大島巌，他訳：精神障害をもつ人たちのワーキングライフ：IPS：チームアプローチに基づく援助付き雇用ガイド，金剛出版，2004.／Brown, C. 編，坂本明子監訳，：リカバリー：希望をもたらすエンパワメントモデル，金剛出版，2012.／Copeland, M. E. 著，久野恵理訳：元気回復行動プランWRAP®，オフィス道具箱，2009.／Fisher, D. 著，松田博幸訳：リカバリーを促す，2011. https://www.power2u.org/wp-content/uploads/2017/01/PromotingRecoveryJapaneseVersion.pdf (最終アクセス日：2022/10/30)／NHS England：MDT Development；Working toward an effective multidisciplinary/multiagency team, 2015. https://www.england. nhs.uk/wp-content/uploads/2015/01/mdt-dev-guid-flat-fin.pdf (最終アクセス日：2022/10/30)／WRAP® ホームページ：http://mentalhealthrecovery.com/ (最終アクセス日：2022/10/30)／相川章子：ピアスタッフの活動に関する調査報告書，2013. https://psilocybe.co.jp/wp-content/uploads/peer2012.pdf. (最終アクセス日：2022/10/30)／青木勉：旭モデル；旭中央病院神経精神科・児童精神科における地域精神保健医療福祉，精神神経学雑誌 117 (7)：538–543, 2015.／青木勉：5 総合病院での実践〈窪田彰編：多機能型精神科診療所による地域づくり；チームアプローチによる包括的ケアシステム〉，金剛出版，2016, p.227–238.／井伊久美子，他編：新版 保健師業務要覧，第3版 2019 年版，日本看護協会出版会，2019.／石川かおり，他：精神科長期入院患者の退院を支援する看護の検討，岐阜県立看護大学紀要，14 (1)：131–138, 2014.／伊藤順一郎編・監：研究から見えてきた，医療機関を中心とした多職種アウトリーチチームによる支援のガイドライン，国立精神・神経医療研究センター，2015. https://www.ncnp.go.jp/nimh/fukki/documents/or170817.pdf (最終アクセス日：2022/10/30)／井上新平，他編：精神科リハビリテーション・地域精神医療〈臨床精神医学講座第 20 巻〉，中山書店，1999.／厚生労働省：オンライン診療の適切な実施に関する指針，2018. https://www.mhlw.go.jp/file/05-Shingikai-10801000-Iseikyoku- Soumuka/0000201789.pdf (最終アクセス日：2022/10/30)／厚生労働省：就労定着支援に係る報酬・基準について≪論点等≫，障害福祉サービス等報酬改定検討チーム第 9 回資料 1，2017. https://www.mhlw.go.jp/file/05-Shingikai-12201000-Shakaiengokyokushougaihokenfukushibu-Kikakuka/0000177372.pdf (最終アクセス日：2022/10/30)／厚生労働省：障害福祉サービスについて. https://www.mhlw.go.jp/stf/seisakunitsuite/bunya/hukushi_kaigo/shougaishahukushi/service/naiyou.html (最終アクセス日：2022/10/30)／厚生労働省：自立支援医療制度の概要. https://www.mhlw.go.jp/stf/seisakunitsuite/bunya/hukushi_kaigo/shougaishahukushi/jiritsu/gaiyo.html (最終アクセス日：2022/10/30)／厚生労働省：精神障害者アウトリーチ推進事業の手引き，2011. https://www.mhlw.go.jp/bunya/shougaihoken/service/dl/chiikiikou_03. pdf (最終アクセス日：2022/10/30)／厚生労働省：どこへ相談すればいいか分からない方へ，障害者の方への施策，相談・支援機関の紹介. https://www.mhlw.go.jp/ content/000429416.pdf (最終アクセス日：2022/10/30)／厚生労働省：令和元年度 障害者の職業紹介状況等，2020. https://www.mhlw.go.jp/content/11704000/000797450.pdf (最終アクセス日：2022/10/30)／厚生労働省：平成 30 年度診療報酬改定 II –1–4) 地域移行・地域生活支援の充実を含む質の高い精神医療の評価⑥，2018. https://www.mhlw.go.jp/file/06-Seisakujouhou-12400000-Hokenkyoku/0000197998.pdf (最終アクセス日：2022/10/30)／里中高志：精神障害者枠で働く：雇用のカギ 就労のコツ 支援のツボ，中央法規出版，2014.／澤田優美子：クラブハウスはばたきの取り組みと精神科医に願うこと，精神神経学雑誌，110 (5)：396–402, 2008.／支援の三角点設置研究会編：医療と福祉の連携が見える Book；ニューロングステイを生まないために，南高愛隣会，2014.／かがやき会ホームページ：http://kagayakikai.com/about.html (最終アクセス日：2022/10/30)／末安民生編：精神科退院支援ビギナーズノート，全訂新版，中山書店，2015.／生活クラブ風の村 スペースぴあ茂原ホームページ：https://www.spacepeer.net/ (最終アクセス日：2022/10/30)／スワンベーカリーホームページ：http://www.swanbakery.co.jp/corporate/ (最終アクセス日：2022/10/30)／精神保健医療福祉白書編集委員会編：精神保健医療福祉白書 2018/2019；多様性と包括性の構築，中央法規出版，2018.／全国自立生活センター協議会ホームページ：http://www.j-il.jp/aboutjil (最終アクセス日：2022/10/30)／高瀬健一，他：障害者の就業状況等に関する調査研究，高齢・障害・求職者雇用支援機構，2017.／滝沢武久：精神障害者家族会の組織と活動. リハビリテーション研究，vol.58/59：79–82, 1989. http://www.dinf.ne.jp/doc/ japanese/prdl/jsrd/rehab/r058/r058_079.html (最終アクセス日：2022/10/30)／多機能型精神科診療所を核として街で暮らす患者を支える「錦糸町モデル」，Medical Network vol.14 (3)：8–11，2017. https:// medical.mt-pharma.co.jp/support/mnw/pdf/mnw_vol14/mnw_vol14_03.pdf (最終アクセス日：2022/10/30)／外口玉子，他：精神障害者の職場定着における困難さと就労継続を支える要件に関する研究. みずほ福祉助成財団 平成 25 年度社会福祉助成報告書，かがやき会，2014.／外口玉子：これまでの歩みの中で互いに培ってきた経験と知恵〈社会福祉法人かがやき会 就労センター「街」10 周年の集い冊子；就労センター「街」それぞれにとっての 10 年〉，かがやき会，2011, p.27–32.／ぴあ・さぽ千葉：ピアサポートの人材育成と雇用管理等の体制整備のあり方に関する調査とガイドラインの作成，厚生労働省平成 22 年度障害者総合福祉推進事業，2011.／夏井演，他：受診援助にて入院した精神障害をもつ人の退院後の地域生活支援のしくみづくり，保健医療科学，62 (5)：532–540，2013.／日本クラブハウス連合ホームページ：http://www.clubhouse.or.jp/ (最終アクセス日：2022/10/30)／日本精神保健福祉士養成校協会編：新・精神保健福祉士養成講座，第 4 巻，第 2 版，中央法規出版，2014.／日本メンタルヘルスピアサポート専門員研修機構ホームページ：https://pssr.jimdo.com/ (最終アクセス日：2022/10/30)／日本薬剤師会：薬剤師の病棟業務の進め方 (Ver.1.2)，2016, p.2. http://www.jshp.or.jp/cont/16/0609-2.pdf (最終アクセス日：2022/10/30)／野中猛：図説精神障害リハビリテーション，中央法規出版，2003.／福智寿彦：家族が統合失調症と診断されたら読む本，幻冬舎，2013.／松本浩平ほか：就労センター「街」活動報告〈社会福祉法人かがやき会 30 周年の集い冊子 選択し行動する中で今を生きる：誰もが暮らしやすい地域づくり〉，かがやき会，2018, p.77–99.／池淵恵美：こころの回復を支える：精神障害リハビリテーション，医学書院，2019.／厚生労働省：令和元 (2019) 年医療施設 (動態) 調査・病院報告の概況；病院報告，https://www.mhlw.go.jp/toukei/saikin/hw/iryosd/19/dl/03byouin01.pdf (最終アクセス日：2022/10/30)／厚生労働省：「精神障害にも対応した地域包括ケアシステム」の構築；各自治体における精神障害に係る障害福祉計画の実現のための具体的な取組，社会保障審議会障害者部会第 90 回資料2, 2018, p.3. https://www.mhlw.go.jp/content/12201000/000307970.pdf(最終アクセス日：2022/10/30)／国土交通省, 厚生労働省：あんしんとやすらぎの住生活 国土交通省と厚生労働省, 地方公共団体等の連携によるあんしん賃貸支援事業. https://www.mhlw.go.jp/shingi/2008/09/dl/s0924-9g.pdf(最終アクセス日：2022/10/30)／地域精神保健福祉機構・COMHBO：「全国ACT(包括型地域生活支援プログラム)の質の向上の為の実態調査と新規事業者のデータベース整備・コンサルティング・研修事業」事業報告書, 厚生労働省平成21年度障害者保健福祉推進事業, 2010. https://www.mhlw.go.jp/bunya/shougaihoken/cyousajigyou/jiritsushien_project/seika/research_09/dl/result/07-02a.pdf (最終アクセス日：2022/10/30)／日本薬剤師会：薬剤師の病棟業務の進め方(Ver.1.2), 2016, p.2. http://www.jshp.or.jp/cont/16/0609-2.pdf(最終アクセス日：2022/10/30)／厚生労働省：精神保健医療福祉の更なる改革に向けて, 今後の精神医療保健福祉のあり方等に関する検討会報告書, 2009.／坂田三允：家族と暮らす〈坂田三允編：長期在院患者の社会参加とアセスメントツール〉, 中山書店, 2004, p.33–34.／富沢明美：病棟での退院支援計画とその実施〈井上新平, 他編：精神科退院支援ハンドブック；ガイドラインと実践的アプローチ〉, 医学書院, 2011, p.40.／奥村太志, 渋谷菜穂子：統合失調症患者の「長期入院に関する」認識；統合失調症の語りを通して, 長期入院への姿勢の構成要素を明確にする, 日本看護医療学会雑誌, 7(1)：34–43, 2005.／安西信雄：長期在院患者はどのような人たちか, 集中的リハビリテーションは退院促進にどう役立つか；退院促進研究班の経験から明らかになったこと, 精神科臨床サービス, 9(3)：340–343, 2009.／厚生労働省：「精神保健医療福祉の更なる改革に向けて」(今後の精神保健医療福祉のあり方等に関する検討会報告書) について, 2009. http://www.mhlw.go.jp/shingi/2009/09/s0924-2.html(最終アクセス日：2022/10/30)／瀬戸屋希, 他：精神科訪問看護で提供されるケア内容；精神科訪問看護師へのインタビュー調査から, 日本看護科学会誌, 28(1)：41–51, 2008.／原田誠一：「正体不明の声」ハンドブック；治療のための10のエッセンス, 第3版, アルタ出版, 2009.／きょうされん：障害のある人の地域生活実態調査の結果報告, 2016, http://www.kyosaren.or.jp/wp-content/themes/kyosaren/img/page/activity/x/x_1.pdf(最終アクセス日：2022/10/30)／厚生労働省社会・援護局障害保健福祉部：平成28年生活のしづらさなどに関する調査(全国在宅障害児・者等実態調査)結果, 2018. https://www.mhlw.go.jp/toukei/list/dl/seikatsu_chousa_c_h28.pdf (最終アクセス日：2022/10/30)／Revier, C.J, et al.: Ten-Year Outcomes of First-Episode Psychoses in the MRC ÆSOP-10 Study, Journal of Nervous and Mental Disease, 203(5): 379–86, 2015.／Lehman, A.F., et al.: Practice guideline for the treatment of patients with schizophrenia, 2nd ed., American Psychiatric Association, 2010. https://psychiatryonline.org/pb/assets/raw/sitewide/practice_guidelines/guidelines/schizophrenia.pdf (最終アクセス日：2022/10/30)／The Schizophrenia Commission: The abandoned illness: a report from the Schizophrenia Commission, Rethink Mental illness, 2012. https://www.rethink.org/media/2303/tsc_main_report_14_nov.pdf (最終アクセス日：2022/10/30)／Brown, G.W., et al.: Influence of family life on the course of schizophrenic illness, British Journal of Preventative and Social Medicine, 16：55–68, 1962.／伊藤順一郎, 他：家族の感情表出(EE)と分裂病患者の再発との関連；日本における追試研究の結果, 精神医学, 36：1023–1031, 1994.／大島巌：社会の中の精神障害者・家族とEE研究；CFI面接を通して見えてきたこと, こころの臨床ア・ラ・カルト, 12(1)：13–17, 1993.

第9章 日本の精神看護の発展

MEMO

Ⅰ リエゾン精神看護

A リエゾン精神看護とは

精神看護学❷
精神障害をもつ人の看護 p.428-430

1. コンサルテーション・リエゾン精神医学とリエゾン精神看護学の発展

1 コンサルテーション・リエゾン精神医学の発展

・アメリカでは，〔❶　　　　〕疾患をもつ患者の精神面の問題にかかわるコンサルテーション・リエゾン精神医学は，1902年にアメリカの総合病院に初めて精神科が併設されたことから臨床形態として認知され始めた。

・日本では，1970年代後半になりその概念が紹介された。

・2012（平成24）年度の〔❷　　　　　　〕改定により，多職種で構成された「〔❸　　　　　　　　　　〕加算」が算定できるようになり，MPU病棟（精神障害者身体合併症病棟）といった部署を有する施設も登場するなど，様々な普及への形をみせている。

2 リエゾン精神看護学の発展

・アメリカでは，1930年頃には，一般の看護教育に精神科看護の知識も必要であることが認められるようになった。

・1950年代からは〔❹　　　　〕として，いくつかの専門分野が認定され始めた。

・日本では，1994（平成6）年に日本看護協会で専門看護師認定制度が開始された際に「がん看護」と「〔❺　　　　　〕」の2領域が専門分野として特定された。

➡自身が深めてきた専門性と職場のニーズによって精神看護専門看護師もしくは〔❻　　　　　　　　　〕専門看護師として組織に従事することとなっている。

2. リエゾン精神看護とは

・リエゾン精神看護は，〔❼　　　　〕的疾患が主たる問題とされる領域において，精神科看護の知識・技術を提供し（つなぎ），臨床に看護の“こころとからだ”の包括的な視点を生かす役割をもつ。

・リエゾン精神看護の対象の第1は患者とその家族であり，入院・外来を問わず依頼を受ける。

・看護師自身の〔❽　　　　　　　　　〕維持支援もリエゾン精神看護の役割の一つであり，その直接ケアの対象は看護師となる。

・リエゾン精神看護では，次の3つの目標を基本とする。

MEMO

① 精神看護の知識や技術を，❼疾患を主とする患者および家族のケアに取り入れ，より包括的で質の高い看護実践につなげる。
② 看護師が①のような実践を日々提供できるように支援し，また看護師自身の❽の維持・向上にも働きかける。
③ 精神看護学の視点で〔❾ **新たな看護の創造と開発・従来の看護の維持と継続** 〕に努める。

Ⓑ リエゾン精神看護活動

精神看護学❷
精神障害をもつ人の看護 p.430-439

・ここでは，専門看護師の実践，相談，調整，教育，倫理調整，研究の６つの役割に則り，その具体的な活動について示す。

1. 直接ケア（実践）

1 直接面談の実施

・アセスメントでは，精神の機能と障害について基本的な現象（意識，知能，記憶，知覚，思考，感情，意欲など）をていねいに観察すると同時に，器質的な〔❶ 〕的変化によって精神症状が引き起こされていないか原疾患の経過の観察も行う。
・リエゾン精神看護において，支持的面談とは，「精神領域における基本的なスキルとしての〔❷ 〕技術を使い，精神的に不安定になっている〔❸ 〕疾患をもつ患者に行う」面談とされる[1)]。

2 認知行動療法など治療的技法を用いた直接介入

・必要に応じ，科学的根拠に基づいた安全な治療的技法を，対象に合わせて計画し，実践していく。
➡リエゾン精神看護専門看護師が取り扱うのは，対象の入院治療の主目的が〔❹ 〕疾患であり，その治療過程における抗うつ・抗不安・ストレス予防的効果をねらったものが多く，その際には〔❺ 〕チームの関与など，多職種での介入により質の担保を図る必要もある。

3 リラクセーション

・リラックスした状態とは〔❻ **交感・副交感** 〕神経の興奮が抑えられており，〔❼ **交感・副交感** 〕神経が優位に働き，身体内部調整がとられている状態のことをいう。
・リラクセーション法には，自己暗示によって心身の弛緩（しかん）（リラクセーション）を得て，自律神経系・内分泌系や脳幹部の機能を調整する〔❽ 〕法や，筋肉を弛緩させることで不安や緊張の緩和を促す漸進的（ぜんしん）〔❾ 〕法などがある。

MEMO

2. コンサルテーション（相談）

・コンサルテーションとは，“何かうまくいっていない”〔⑩ 〕（相談者）が，“専門的知識をもって何か支援できそうな”〔⑪ 〕に，事態の改善や解決を目的に依頼する。

➡両者は任意で〔⑫ 〕な循環する関係にあり，事態改善や問題解決に向けて，共に歩む。

3. コーディネート（調整）

・コーディネートでは，調整を必要とされている構造全体について〔⑬ 〕し，達成すべき目標がどこにあるのかを見極め，自身の行動と結果に〔⑭ 〕をもち，それらすべてを考慮しながら活動する。

・かかわる多職種の専門性を理解・尊重し，互いに信頼できる関係が根づくことで，より円滑な調整機能が果たせる。

・精神看護専門看護師には高い〔⑮ 〕スキルと，看護の専門性から多職種協働のなかで〔⑯ 〕シップを発揮できる力，逆にほかの職種の専門性においては〔⑰ 〕シップを発揮できる力，ケース全体を素早く的確に見通して〔⑱ 〕する力が必要とされる。

4. 教育

・現場スタッフからの質疑に答える形での教育的支援を行ったり，直接ケアの提供者として〔⑲ 〕になる場合もある。

・リエゾン精神看護専門看護師は，院内での集合研修で講師やファシリテーターとしての役割を担うことも多く，〔⑳ 〕の組み立てから関与する場合も少なくない。

5. 倫理調整

・日本における看護職の職業倫理を規定するものとしては「看護職の〔㉑ 〕」（日本看護協会，2021）がある。

・看護実践の基礎となる倫理原則としては，サラ・T・フライの「〔㉒ 〕と無害」「正義」「〔㉓ 〕」「誠実」「忠誠」[2)]が用いやすい。

➡患者を中心とした家族員，医療スタッフおのおのにおいて，①価値観が〔㉔ 〕に観察されているか，②目標設定の〔㉕ 〕がとれているか，③最優先で〔㉖ **患者・医療者** 〕が尊重されているか，④医療としての最善がつくされているか，その都度確認することが重要である。

6. 研究

・専門看護師は研究者としての役割もあり，〔㉗ **医療技術・患者ケア** 〕向上の

MEMO

ための研究にかかわっていくことが求められる。

7. 看護師のメンタルヘルスケア

・看護師はめまぐるしく発展・複雑化する現場において，時に感情を揺さぶられ，緊張，罪責感などを感じることもある。

➡陥りやすい状態像としては，次のようなものがあげられる。

・〔㉘　　　　　　　　〕：新卒の医師や看護師といった専門職が数年間，実践活動への準備をしてきたにもかかわらず，実際に仕事を始めるようになって，予期しなかった耐え難い現実に出くわし，身体的，心理的，社会的な様々なショック状態を表すこと。

・〔㉙　　　　　　〕：自分が最善を尽くして努力した仕事，生き方，対人関係などに対して，期待された報酬が得られなかったことによりもたらされる疲弊あるいは欲求不満の状態。

・職場でのメンタルヘルスに関して，2015（平成27）年12月から労働安全衛生法の一部を改正する法律において，従業員数50人以上のすべての事業場に〔㉚　　　　　　　　〕が義務づけられた。

1 個人面談

・対象者からの直接の依頼は，職場の人間関係や職場適応に関することばかりでなく，プライベートな問題，キャリアビジョンについてなど多岐（たき）にわたる。

・リエゾン精神看護専門看護師は安心して話せる場を提供し，内省を助け，看護師自身で〔㉛　　　　　　〕できるようなかかわりを，一貫して提供できるように心がける必要がある。

2 部署のクライシス時の対応

・部署におけるクライシス（危機）になり得る出来事として，医療事故，患者の自殺，患者・家族からの暴言や暴力，職場内のハラスメントなどがあげられる。

・個の対処能力では対応困難な，このような衝撃的なエピソードは，心的外傷体験として，〔㉜　　　　　　　〕反応状態への対応が早急に望まれる。

・リエゾン精神看護専門看護師の活動は，まず精神科医や臨床心理士・公認心理師などの多職種で〔㉝　　　　〕し，早急に今後のケア介入の構造を決定していくことである。

➡〔㉞　　　　　〕への移行を予防するため，時機を逸しない継続的な支援を提供することが求められる。

Ⅱ　司法精神医療と看護

Ⓐ 司法精神医療と司法精神看護

精神看護学❷
精神障害をもつ人の看護 p.443-444

1．司法精神看護の対象

・司法精神看護の対象となる人々は，大別すると 2 つに分かれる。

① 法に触れる他害行為を行ったが，その行為は〔❶　　　　　〕によるものとみなされて法的な責任を問われず，犯罪者として裁かれるのではなく〔❷　　　　　〕障害者として処遇されている人々。
② 法に触れる他害行為の被害に遭い，精神的な打撃を被って何らかの援助を必要としている人々（被害の当事者とその家族など身近な人々が含まれる）。

2．司法精神看護の蓄積

・日本における，法律や制度に支えられた組織的な取り組みは，欧米諸国をモデルにした〔❸　　　　　〕法の施行により始まった。
・日本でも，被害者支援のための活動は続けられてきているが，法律や制度による裏づけは〔❹　十分・不十分　〕である。

3．司法精神看護の役割

・司法精神看護の実践においては，被害者の精神的，社会的な支援はもとより，他害行為を行った者の精神的な〔❺　　　　〕と社会関係の〔❻　　　　〕に向けた支援にも取り組む必要がある[3)]。

Ⓑ 触法精神障害者の処遇としての司法精神医療

精神看護学❷
精神障害をもつ人の看護 p.444-465

1．司法精神医療の法的基盤；医療観察法の基本的性格

1　医療観察法の制定

・精神障害が原因となって法に反する行為を行った人のことを〔❶　　　　　〕障害者とよぶ。
・法的には，精神障害によって「是非善悪」についての判断力を失った状態や，判断力は残っていても自制心を失って行動を制御できないことを意味する「抗拒不能」の状態を〔❷　　　　　〕，判断力や自制心が低下した状態を〔❸　　　　　〕という。

➡ ❷ と ❸ は，それぞれ起訴猶予や減刑の対象となる。

・❶ 障害者の処遇には，治癒や回復に向けた医療的処遇と，更生に向けた司法的処遇の両面から取り組む必要がある。

MEMO

MEMO

・医療観察法の対象となる❶障害者は〔❹　　　　　〕，重大な他害行為は〔❺　　　　　〕とよばれている。

・日本においては，2005（平成17）年の医療観察法施行による本格的な取り組みの開始までは，❶障害者は一般の精神障害者と同様に〔❻　　　　　〕法による医療の対象となっていた。

・❶障害者の処遇のため，2003（平成15）年に医療観察法が制定され，2005（平成17）年に施行された。

➡この法律の目的は次のように規定されている。

「❷等の状態で重大な他害行為を行った者に対し，その適切な処遇を決定するための手続等を定めることにより，継続的かつ適切な医療並びにその確保のために必要な観察及び指導を行うことによって，その病状の改善及びこれに伴う同様の行為の〔❼　　　　　〕の防止を図り，もってその〔❽　　　　　〕を促進することを目的とする」

2　医療観察法による処遇システム

・重大な他害行為を行った精神障害者に対する処遇は，〔❾　　　　　〕1名と〔❿　　　　　〕の資格をもつ精神科医師1名から構成される合議体による審判に基づいて行われる。

➡審判の結果，地方裁判所は，〔⓫　　　　　〕，〔⓬　　　　　〕，〔⓭　　　　　〕のいずれかの決定を下すことになる。

3　司法精神鑑定制度の整備

・司法精神鑑定は，刑事事件について〔⓮　**責任・判断**　〕能力を問う刑事精神鑑定と，成年後見制度の適用をめぐって〔⓯　**責任・判断**　〕能力を評価する民事精神鑑定に大別されていたが，医療観察法の施行に伴って，専門的な司法精神医療を受ける必要性の有無を問う医療観察法鑑定が新たに加わった。

①刑事精神鑑定

・刑事⓮能力の判断は，〔⓰　**現在・犯行時**　〕の精神状態についての精神医学的な診断を基盤に，是非善悪に関する「〔⓱　　　　　〕能力」と違法行為の「〔⓲　　　　　〕能力」に関する心理学的な評価を加味して行われる。

・⓱能力と⓲能力が失われている場合を〔⓳　　　　　〕，それらの能力が低下している場合を〔⓴　　　　　〕といい，前者を責任能力の欠如，後者を責任能力の低下とみなす。

・鑑定医による責任能力の判断を参考にして，最終的な判断は〔㉑　　　　　〕が下す。

②医療観察法鑑定

・医療観察法鑑定においては以下の評価が行われる。

MEMO

- **疾病性**：精神障害の有無についての評価はICD-10やDSM-5の疾病分類に基づいて行われ，障害の重篤度や難治性を含意する疾病性についての評価はICFに基づいて行われる。責任能力の喪失ないし低下の主因となって重大な〔㉒ 〕をもたらした精神病性障害の評価や，人格障害，発達障害，知的障害，物質関連障害などの重複についての評価も重視される。
- 〔㉓ 〕**性**：医療観察法に基づく司法精神医学的な治療およびケアの必要性や有効性についての判断。
- **社会復帰要因**：社会復帰を阻害する環境条件の有無についての判断。

- 最終的な判断は〔㉔ 〕と〔㉕ 〕の合議によって下される。

4 リスクアセスメント・リスクマネジメントの視点

- 的確なリスクアセスメントに基づいて，危機的事態の〔㉖ 〕を図るリスクマネジメントの方法が実施され，効果をあげている。
- 日本では，リスクアセスメントのためのスケールとして，HCR-20を基にしたアセスメント基準である〔㉗ 〕が用いられるようになった。

2. 医療観察法による医療の枠組み

1 医療観察法による医療の理念

- 入院処遇ガイドライン（厚生労働省）には，医療観察法による医療の目標と理念が次のように示されている。

① ノーマライゼーションの観点も踏まえた対象者の〔㉘ 〕の早期実現。
② 標準化された臨床データの蓄積に基づく多職種のチームによる医療提供。
③ プライバシー等の〔㉙ 〕に配慮しつつ透明性の高い医療を提供。

2 司法精神医療の施設環境

①指定入院医療機関の治療環境

- 医療観察法に基づいて設置された医療機関には，指定入院医療機関と指定通院医療機関とがあり，両者を合わせて〔㉚ 〕とよぶ。
- 指定入院医療機関が備えるべき第一の環境条件は，対象者の個別性に見合った多様かつ高度な治療が提供できることである。
- 強制力の強い入院医療であることや，他害行為のリスクが比較的高いことから高度の〔㉛ 〕を求められる一方で，〔㉜ 〕の保たれた治療環境であることも重要な条件である。

②指定入院医療機関の人員配置

- 33床につき医師4人，看護師〔㉝ **13・43** 〕人，臨床心理技術者3人，精神保健福祉士2人，作業療法士2人と一般の精神科医療機関と比べ〔㉞ **手厚い・手薄な** 〕配置が定められている。

MEMO

3 指定入院医療機関の治療構造

①多職種連携によるチーム医療

・欧米諸国の司法精神医療は，各職種の専門性を生かした多職種連携によるチーム医療の展開によって成果を上げてきた。多職種チーム（MDT）の特徴は，以下のとおりである[4)]。

> ①3職種以上による構成。
> ②チームメンバーであることを相互に認知。
> ③定期的なミーティングによる合意形成。
> ④職種の境界を〔㉟ **越えた責任の共有・越えない責任の所在** 〕。
> ⑤職種に限定されないチームリーダー・課題別責任者の指名。
> ⑥〔㊱ **医師が決定権をもつ・担当者への決定権委譲** 〕。

②治療契約のシステム化

・指定入院医療機関における医療は，強制力が大きいが，精神科医療は治療への〔㊲ 〕にもとづく同意と動機づけなしには効果が期待できない。

➡このジレンマを解決するために，入院当日に入院時ミーティングを開き，対象者とMDTを構成する全スタッフとの間で〔㊳ 〕を結ぶというシステムを導入している。

・入院時ミーティングでは，以下のような手続きを踏む。

> ①対象者が〔㊴ 〕法に基づいて入院となったことや，今後どのような処遇が行われるかについて確認を行う。
> ②各スタッフが対象者の〔㊵ 〕に向けて提供できる支援の内容とともに，対象者自身に期待される姿勢や行動目標について説明する。
> ③対象者の希望を聞いたうえで治療への主体的な〔㊶ 〕を促し，入院時点で可能な範囲の合意を取りつける。

・入院時ミーティングでは，心理的な圧迫感を軽減するために，〔㊷ **円卓・ソファー** 〕を用意し，お茶を飲みながら行うなどの工夫が取り入れられている。

・司会は原則として〔㊸ **医師・看護師** 〕が務めることが望ましい。

・医療スタッフと対象者との信頼に基づく援助関係の形成のため，2人の担当看護師は，原則として対象者の入院から2日間は連続の〔㊹ **日勤・当直** 〕とし，緊密なかかわりをとおして入院生活のガイダンスを行う。

③共通評価項目によるアセスメント基準の共有

・共通評価項目は，欧米諸国で〔㊺ 〕の基準として開発されたHCR-20などを参考に，対象者の全体像を統一的に評価するための基準として考案された。

④人権尊重に根ざすリスクマネジメント

・司法精神医療におけるリスクマネジメントは，入院中の〔㊻ 〕行為防止と，退院後の〔㊼ 〕行為防止に大別できる。

・包括的暴力防止プログラム（CVPPP）は，精神疾患に起因する攻撃的行動をマネジメントする方法であり，次の３段階に分けられている。

MEMO

- **ディエスカレーション**：攻撃性の増強を〔㊽　　　　　　　　　　〕によって鎮静し，暴力行為の発生を未然に防止する方法。
- **身体的介入**：身体的攻撃行動を抑止する技術が用いられ，患者から離れるための〔㊾　　　　　　　　　　〕と，複数のスタッフで患者を安全に抑制するための〔㊿　　　　　　　　　　〕がある。
- 〔51　　　　　　　　　　〕：安全が確保された後に一連の経過を患者と共に，あるいはスタッフどうしで振り返る方法。

- 常時観察とは，急性症状が顕在化し，気分や情動の過敏さや不安定さが㊻につながる危険が高い状態にあるとみなされた対象者に対して，看護師が交替しながら24時間切れ目なく〔52　**付き添う・監視モニターによる観察を行う**　〕という方式である。
- 多くの病院では，リスクの事前防止に専念する〔53　　　　　　　　　　〕が，各勤務帯に１～２人配置され，定期的に施錠の確認や施設・設備の点検を行う。

⑤計画的な治療プログラム

- 指定入院医療機関では，治療・教育・リハビリテーションの促進に向けた，計画的な活動を包括して治療プログラムとよんでいる。
- 治療プログラムでは，特に〔54　**個別の治療やケア・小集団によるグループプログラム**　〕を重視している。
- 近年，司法精神医療や薬物・アルコール依存症リハビリテーション専門施設で，治療共同体モデルの効果が注目を浴びている。
- 治療共同体は，グループワークを主体とした様々な活動や話し合いをとおした社会的学習によって，病気からの回復と社会的自立を果たすことを目標に掲げている。

➡近年では，〔55　　　　　　　　　　〕（SST）や認知行動療法など，治療やリハビリテーションを目的としたグループワークが浸透しつつある。

4　入院各期の治療

- 指定入院医療機関では，〔56　　　　〕か月で退院し通院医療に移行することを目安として，入院期間全体を３期に分け，計画的な治療提供を行っている。
- 全職種で共有する各期の治療目標は次のとおりである。

① **急性期**：初期評価と初期計画の立案，病的体験・精神状態の改善，身体的回復と精神的安定，治療への動機づけの確認，対象者との〔57　　　　　　　　〕の構築。

② **回復期**：日常生活能力の回復，病識の獲得と〔58　　　　　　　　　　〕能力の獲得，評価に基づき計画された多職種チームによる多様な治療，病状の安定による〔59　　　　　〕の実施。

③ **社会復帰期**：社会生活能力の回復，社会復帰の計画に沿ったケアの実施，継続的な病状の安定による〔60　　　　　〕の実施。

MEMO

5 対象者への地域支援

①指定入院医療機関における退院調整

・入院期間の長期化を防ぐため，指定入院医療機関では，〔61 **入院の時点・退院の直前** 〕から地域支援を視野に入れた処遇を行っている。

・急性期には，〔62 〕士が中心となり，対象者に対して制度や資源に関する説明・相談や手続きを行うとともに，家族，関係者や，退院後のマネジメントの中心となる〔63 〕官との連携を図る。

・回復期には，退院予定地の社会復帰施設などの職員と共に〔64 〕会議とよばれる退院調整会議を定期的に開催する。

・社会復帰期には，院内および退院予定地への60を通して，地域での自立生活を安定して送れるようにするための支援を行う。

②指定通院医療機関が中心となった地域支援

・医療観察法の対象とされた触法精神障害者のうち，入院処遇の決定を受けた対象者は，退院可能と判断した指定入院医療機関からの要請によって再度審判を受け，退院許可が得られれば指定通院の対象となる。

➡これらの入院処遇の決定や退院許可の審査は〔65 **地方裁判所・精神医療審査会** 〕によって行われる。

・指定通院は原則として〔66 〕年以内とされ〔67 〕年までは延長可能だが，多くの対象者は1年以内に終了し，〔68 〕法に基づく一般の精神医療に移行している。

6 治療プログラムの実際

①疾患や健康に関する教育講座的なもの

・中心的な取り組みは，精神疾患の成り立ちや原因，その治療法や予後の見通し，そして回復と再発予防に向けたセルフマネジメントについての理解を深めるための働きかけであり，〔69 〕教育の名称がつけられている。

②感情のコントロールに向けたアプローチ

・欧米諸国の司法精神医療機関では，攻撃的行動を防ぐための方法として開発された〔70 〕を主体とする〔71 〕療法的なアプローチの重要性が指摘されている。

・71療法は，不快な感情をもたらしがちな思考の〔72 〕を自覚し，合理的な思考への修正を図ることをとおして，情緒的な安定を図る方法として開発され，うつなどの症状改善に有効性が認められている。

・自らの感情体験を察知し，その意味理解を深めながら，率直に表現することを通じて，良好な人間関係を形成する能力のことを〔73 〕能力とよぶことができる。

➡73能力は，援助を受ける側と提供する側の双方に求められる。

③芸術療法とスポーツ，レクリエーション，園芸活動

・音楽，絵画，工芸などの活動に触れて，感性を磨き，表現力・創造力を開発する

とともに，活動過程で達成感や充実感を味わうことを通じて，病状の回復，精神的な安定，社会生活能力の向上を図ることを目的とする療法を〔 ⑭ 〕療法という。

・スポーツ，レクリエーション，園芸活動への取り組みを通じた，心身の健康づくり，リラクセーション，ほかの対象者やスタッフとの〔 ⑮ 〕感の醸成（じょうせい）などが期待できる。

・プログラムは，〔 ⑯ 〕士が主導するのが通例であるが，特定の分野や種目に造詣の深いスタッフが主体となって運営する場合もある。

➡指定入院医療機関では原則として看護師は〔 ⑰ **参加する・参加する必要はない** 〕。

④生活技術の獲得に向けた訓練

・対象者は，成育環境や精神疾患の発病によって，身だしなみ，食生活，住居環境などを整える力や社会生活を営む力の乏（とぼ）しさや衰えから不適応をきたし，触法行為に至っている場合が多い。

・生活技術の習得に向けた訓練プログラムは，SSTなどの知識や技術を学んだ〔 ⑱ **医師・看護師** 〕が主導しながら，主に ⑯ 士との協働によって実施されている。

⑤法律・制度・社会資源の活用に向けた学習支援ならびに就労支援

・法律・制度・社会資源の学習支援においては，対象者が自らの〔 ⑲ 〕を引き受け，治療に取り組むためには，医療を支える法律と制度の理解や，社会資源についての知識を深める必要がある。

・法律・制度・社会資源の活用に関する講座は，〔 ⑳ 〕士が担当するのが通例である。

・就労支援においては，退院後の地域生活の自立にとって重要な要因となる就労準備に向けて支援する。

・看護師は，対象者の作業能力や作業適性についての評価を〔 ㉑ 〕士に求め，労働市場や雇用形態の動向や，援助付就労などの就労支援を担う社会資源についての情報を〔 ㉒ 〕士から得ながら，対象者の希望や意欲に見合った支援を行う必要がある。

7　グループプログラムによる学習効果の汎化

・対象者がグループプログラムを通じて吸収した学習内容を消化し，社会的な自立に生かしていく過程を〔 ㉓ 〕という。

➡その支援を主に担うのは〔 ㉔ 〕であり，他職種からもその役割を期待されている。

8　対象行為をめぐる内省の深化に向けたアプローチ

・殺人など重大事件を引き起こした対象者は，対象行為の否認，対象行為時へのフラッシュバック，自信喪失や自尊感情の低下，希死念慮とうつ状態の遷延（せんえん）などの状態に陥る場合が多く，この状態はPTSD類似の病態と考えることができる。

➡不用意な介入は避けるべきだが，事件を取り上げる時機を逸すると，対象行為

MEMO

MEMO

への持続的な〔㉟　　〕や入院体験への〔㊱　　〕解釈といった症状が出現する。

・欧米諸国の経験によると，対象者の精神状態を的確に〔㊲　　〕し，見通しと計画性を備えた治療プログラムを実施することによって，内省の深化には一定の効果が期待できる。

・内省の深化に向けたプログラムは，主に次の内容から構成されている[5)]。

①〔88　　〕**史の振り返り**：楽しかった体験やつらかった体験を振り返り，他害行為と結びつきやすい態度や性格傾向が形成されていないか検討する。

② **対象行為に至った経緯の振り返り**：一連の経過のなかで折々に抱いた〔89　　〕について本音で語るように促す。

③ **対象行為の影響についての検討**：対象行為が及ぼした影響について検討を加え，被害者の苦痛に〔90　共感・同情　〕することが可能かを確認する。

④ **対象行為と精神疾患との関連についての検討**：とりわけ，怒りの抑圧や不機嫌の持続が暴力行為に結びついた後に，再び怒りの抑圧が怒りの暴発に転じるという，〔91　循環・分裂　〕傾向の有無についての確認が重要である。

⑤ **再他害行為の防止に向けた対応策の検討**：病状の〔92　　〕を防ぐための自己管理の重要性と責任性，有効な工夫などについて話し合う。

⑥ **看護師による内省深化に向けたアプローチ**：再他害行為の防止に有効な深いレベルの内省をもたらすには，対象者への理解と敬意に根ざしながら〔93　　〕を伴う日常的なやりとりが欠かせない。

3. 医療観察法による看護の特徴と看護師の役割

1　指定入院医療機関における看護師の役割の特徴

・病棟管理は，環境整備，スタッフ教育，研究支援，倫理調整，人事調整などの役割からなり，病棟師長のほかに数名の担当者が協力しながらリーダーシップを発揮する。

・リスクマネジメントにおいては，〔94　　〕に基づくセキュリティ確保とアメニティ保障の調整を主な役割とする。

・治療・検査などの関与においては，他職種による医療活動に同席することにより，スタッフと対象者双方のセキュリティと安心感を確保するとともに，他職種による治療的関与を看護師の視点から理解し協力体制を築く。

・指定入院医療機関は，処遇に〔95　強制・自由意思　〕を伴い長期収容が通例という性格から，対象者の身体健康については厳しい医療責任が問われる。

・看護師は他職種と入院各期の治療目標を共有しながらも，看護特有の目標実現に向けて独自の役割を担っている。

➡とりわけ，心身共に病状が不安定な〔96　　〕期の対象者の支援においては看護師の役割が重要であると考えられる。

・従来，地域連携への取り組みを〔97　　〕士に委ねがちだったが，指定入院医療機関では，地域スタッフに対象者の回復状態や抱えている問題について伝え，退院後の支援体制づくりに寄与することは看護師の重要な役割である。

2　多職種連携における看護師の立ち位置

・多職種連携によるチーム医療では，各専門職の〔98　　　　〕な協働と対象者の〔99　　　　〕が大前提となる。

・看護師には対象者ともっとも密接にかかわる機会を持ち得る立場を生かし，看護師独自の視点を提示しながら，時には職種間の認識のずれを調整し，処遇方針を主導する役割を担う場面も出てくる。

MEMO

C 暴力被害者の支援としての司法精神看護

精神看護学❷
精神障害をもつ人の看護 p.466-467

1．被害者とその家族の現状

・暴力事件の被害者は，生命や財産を奪われる，傷害を負わされるといった直接的な被害に加え，様々な精神的苦痛を被る。

➡事件による心身への打撃に加えて，捜査や裁判による精神的負担，マスコミ報道による〔❶　　　　〕侵害，SNSを介した非難・中傷などによる〔❷　　　　〕被害を重ねて被る。

・被害者や家族の多くは〔❸　　　　〕体験を負い，事件の直後から緊張，過敏，不眠，フラッシュバックなど，〔❹　　　　〕（ASD）に当たる症状を呈する。

➡１か月を超えて〔❺　　　　〕に移行する場合も少なくない[6)]。

・このような深刻な被害にもかかわらず，被害者と家族は適切な社会的支援を受けることができず，社会的な〔❻　　　　〕を強いられてきた。

➡特に性暴力の場合，事件が公になる過程での❷被害を恐れ，被害者が届けをためらう場合が少なくない。

2．被害者保護のための法律の施行

・2005（平成17）年に〔❼　　　　〕法が施行された。

➡この法律は「犯罪被害者等の権利や利益の保護を図る」ことを目的と定めている。

・児童虐待については，2000（平成12）年に〔❽　　　　〕法が，DVについては2001（平成13）年に〔❾　　　　〕法が施行されている。

3．被害者支援における看護師の役割

・看護師は，被害者が安心して苦悩を語れるように環境を整え，援助関係を築きながら，〔❿　**精神面を中心とした・心身両面にわたる**　〕支援に積極的にかかわっていく姿勢をもち，看護チームおよび多職種チームとしての支援体制づくりに寄与することが重要である。

MEMO

III 災害時の精神看護

・災害時のストレス反応は多岐にわたり，時間の経過につれ状況が変化することで，精神的ストレスの様相も変わる。

➡災害時のストレスに対する精神的反応は，被災者の多くが経験する「〔❶ **正常・異常** 〕な状況に対する〔❷ **正常・異常** 〕な反応」である。

・災害により治療に困難をきたした精神障害者が適切な治療を続けられるようにサポートしつつ，災害のストレスの影響を少しでも緩和できるよう支援することも重要である。

A 災害とストレス

精神看護学❷
精神障害をもつ人の看護 p.467-470

1. 災害時のストレス

・災害が被災者にもたらすストレスは多岐にわたる。

➡ストレス反応は，身体面，情動面，認知面，行動面に現れる。

・災害の後に，眠れない，食べられない，考えがまとまらないなどの状態に陥ることは，被災者のだれにも起こり得ることであり，〔❶ **一生付き合っていく可能性がある・時間の経過とともに回復する** 〕ことを，必要に応じて伝える。

2. 災害時のコミュニティの反応

・災害に対するコミュニティの反応は，発災前からの時間経過に伴い，警告期，〔❷ 〕期，英雄期，〔❸ 〕期，〔❹ 〕期，再建期に分けられる[7)]（図 9-1）。

3. 災害ストレスへの影響要因

・災害のストレスに影響する要因は，次の 3 つに分けられる[8)]。

・**災害の特徴**：災害の〔❺ 〕，衝撃の激しさ，突発性，成り行きと持続時間，制御の可能性。
・**地域的社会的要因**：被害の規模と性質，被災前の地域資源のレベル，地域の備えの状況，過去の災害の経験，再建のために利用可能な〔❻ 〕の有無，災害に誘発された政治的・社会的騒乱などが含まれる。
・**個人的要因**：喪失や損害の状況，被災以外のストレスレベル，対処の有効性，利用可能な〔❼ 〕サポートの性質と大きさなどが含まれる。

・被災者の精神健康のリスクに影響する要因としては，災害への〔❽ 〕状況（直接被災したのか，被災者と密にかかわったのかなど）がある[9)]。

➡とりわけ，外傷や生命の危機，大きな〔❾ 〕を伴う被災体験は，精神健康問題と高い関連があるとされている。

・被災後のストレスからの回復を促す〔❿ 〕（逆境に対処する能力）

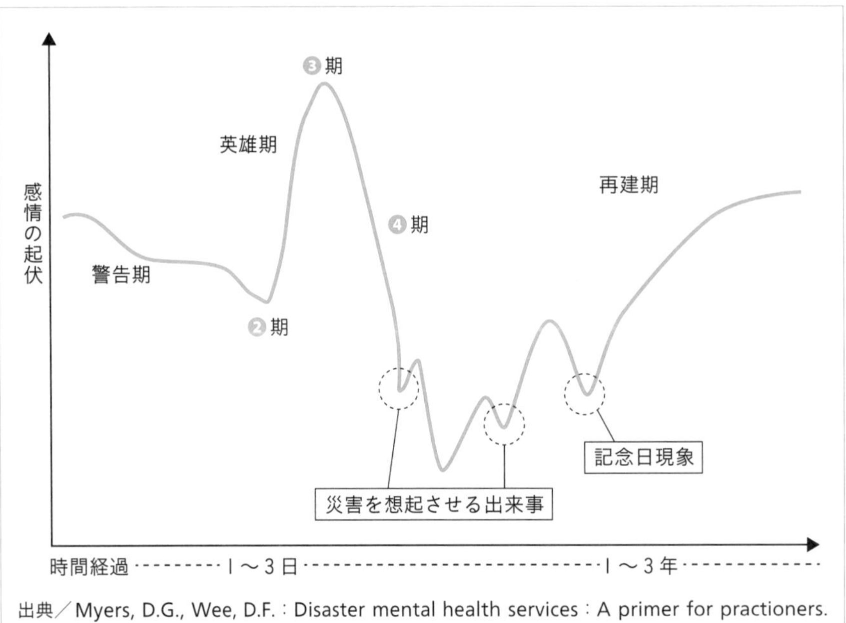

出典／Myers, D.G., Wee, D.F.：Disaster mental health services：A primer for practioners. Brunner-Routeledge. 2005. p. 18をもとに作成.

図 9-1　災害時のコミュニティの反応のフェーズ

要因としては，①問題を解消する実際的な支援などの ❼ サポート，②コミュニティのつながりやコミュニティの豊富な ❻ ，③対処への自信，希望，〔 ⓫ 〕的なとらえ方，住まい・仕事・経済的な ❻ などがある[10]。

B 災害時の精神保健医療活動の基本

精神看護学❷
精神障害をもつ人の看護 p.470-474

1. 災害支援時に基本となるもの

- 災害・紛争などの発生時には，社会的不公正や〔 ❶ 〕侵害の問題が拡大する傾向がある。
- 機関間常設委員会（IASC）は，緊急時の精神保健と社会心理的支援に関するガイドラインを作成し，支援の基本原則を提示した[11]。

〈人道支援の基本原則〉

① ❶ と公平性の保障
② 被災した人々の〔 ❷ **参加・不参加** 〕
③ 害さないこと
④〔 ❸ **地域・被災していない近隣地域** 〕の資源と能力を基盤とした支援の構築
⑤ 支援システムの〔 ❹ **統合と一元化・分散と多元化** 〕
⑥ 重層的な支援の提供

- 人道支援においては意図せずに被災者を傷つけることがある。IASCは，害するリスクを最小にするため次のようなことを勧（すす）めている。

MEMO

・調整グループに参加し，支援の重複や支援の穴をなくすようにする。
・介入計画を立てる際には十分な〔⑤　　　　〕を得る。
・〔⑥　　　　〕に最大限の努力をし，外部からの監視や⑥への風通しを良くする。
・当該地域の〔⑦　　　　〕に対する感受性と⑦的能力を高める。
・効果的な実践に関して根拠に基づく最新情報を常に得る。
・①，被災者と外部から入り込んだ支援者の力関係，参加型アプローチの意義について理解するとともに，常に〔⑧　　　　〕する。

・IASCは，多様なニーズに対応できる相補的な支援を階層的に組み合わせた重層的な支援システムの構築を提唱している。
➡すべての支援が〔⑨　**同時に・段階的に**　〕提供されることが理想であるとしている。

2. 災害派遣精神医療チーム（DPAT）

・〔⑩　　　　〕大震災を契機に，被災地における精神保健医療活動の一元管理の必要性が認識され，厚生労働省は2013（平成25）年，〔⑪　　　　〕チーム（DPAT）の体制と運用のシステムを整えた。

1 活動体制

・DPATは，被災地域の都道府県などからの派遣要請に基づき派遣され，被災地の〔⑫　　　　〕の指示下で活動する。
・発災後〔⑬　　　　〕時間以内に被災地域において活動できる班は先遣隊として派遣され，現地において本部機能の立ち上げやニーズの把握，〔⑭　　　　〕期の精神科医療ニーズへの対応などにあたる。
・重要なことは，支援活動が〔⑮　**自己完結・多組織依存**　〕型であることである。
➡自分たちの健康と安全を自分たちで管理することが求められる。

2 活動概要

・DPATに期待される活動内容は，次のようなものがある。

精神科医療の提供	症状の悪化や急性反応への対応，移動困難な在宅患者の〔⑯　　　　〕など
〔⑰　　　　〕の支援	災害ストレスによって不調をきたした住民への対応，ストレス反応への心理教育など
被災した〔⑱　　　　〕への専門的支援	外来・入院診療の補助など
〔⑲　　　　〕への支援	地域の保健医療従事者，救急隊員，行政職などへの支援
普及啓発	精神保健医療に関する普及啓発

⑯
⑰
⑱
⑲

・派遣チーム内では，被災地への負担を最小限にしながら，後続の派遣チームによる継続的な活動を可能にするため，先発した派遣チームから後続チームへの〔⑳　　　　〕が重要である。

MEMO

3. 心理的応急処置(PFA)

・心理的応急処置（PFA）は，災害など危機状況の急性期に，〔㉑　**精神保健専門家・精神保健専門家以外の人**　〕により提供されるもので，危機状況によって，精神的に傷つきサポートを必要としている人々に対して，〔㉒　**侵襲・非侵襲**　〕的・人道的・実際的・支持的なサポートを提供することを目的としている。

・PFA の基本は被災者の〔㉓　**基本的・生理的**　〕ニーズを満たすことと，安心の提供である。

4. 救援活動に従事する支援者への支援

・過酷な状況下で支援にあたることにより，支援者には無力感や挫折感をはじめ，不安，恐怖，罪悪感，悲しみ，怒りなどの身体的・精神的〔㉔　　　　〕が出ることがある。

・重要なことは，支援者自身が，そうした反応がだれにでも起こり得ることを理解し，自身の㉔に気づき，反応が長引く場合には専門家に相談することである。

C 被災した精神障害者への支援

精神看護学❷
精神障害をもつ人の看護 p.475-479

・高齢者，子ども，乳幼児を抱えた母親，障害者，精神疾患・身体疾患の既往のある人，外国人などは，災害発生時，情報を受け取ったり，状況を把握したり，避難場所へ移動したりすることが困難な場合が多く，〔❶　　　　　　〕者として被災時に特別な配慮が必要になる。

➡精神障害者は，災害の衝撃やストレスによる精神的な影響を受け〔❷　**やすい・にくい**　〕とされており，精神症状の悪化や再発のリスクが〔❸　**高まる・低下する**　〕。

・刻々と変化する被災地の状況に呼応するかのように，精神障害者を含む被災住民の精神保健ニーズも変化する。

➡〔❹　**災害急性・回復**　〕期には，精神障害者の病状悪化や治療・服薬の継続への対応に加えて，新たな発病者の診療が中心となる。

➡〔❺　**災害急性・回復**　〕期では，アルコール依存，抑うつ症状，心身症，PTSD など，被災住民のメンタルヘルス問題が浮上してくる。

・変化する被災状況や被災者のニーズをタイムリーに把握し，柔軟に対応を変更ないし拡大することも必要になる。

・また，精神保健システムや資源が弱体化している災害時こそ，障害をもつ人たちの〔❻　　　　〕保護について考えなくてはならない。

文献

1) 野末聖香編：リエゾン精神看護；患者ケアとナース支援のために，医歯薬出版，2004，p.11.
2) Fry, S.T., Johnstone,M.J.著，片田範子，山本あい子訳：看護実践の倫理；倫理的意思決定のためのガイド，第2版，日本看護協会出版会，2005，p.29.
3) 高橋則夫：対話による犯罪解決；修復的司法の展開，成文堂，2007.
4) 黒田治：イギリス司法精神医療における多職種チームアプローチの実際〈斉藤正彦，他編：精神医療におけるチームアプローチ〈臨床精神医学講座，S5巻〉〉，中山書店，2000，p.31–46.
5) 今村扶美，他：内省・洞察〈日本精神科病院協会，精神・神経科学振興財団編：司法精神医療等人材養成研修会教材集〉，2013，p.302–308.
6) 小西聖子：犯罪被害者の精神健康の状況とその回復に関する研究，厚生労働科学研究研究費補助金こころの健康科学研究事業「犯罪被害者の精神健康の状況とその回復に関する研究」平成17–19年度総合研究報告書，2008，p.3–19.
7) DeWolfe, D.J.：Training manual for mental health and human service workers in major disasters, 2nd ed.,〈U.S. Department of Health and Human Services：Substance Abuse and Mental Health Services Administration〉，Center for Mental Health Services，2000.
8) Centers for Disease Control and Prevention：Disaster mental health primer: Key principles, issues and questions，2005. https://stacks.cdc.gov/view/cdc/29151/cdc_29151_DS1.pdf（最終アクセス日：2022/10/30）
9) National Center for PTSD：Risk and resilience factors after disaster and mass violence. https://www.ptsd.va.gov/professional/treat/type/disaster_risk_resilience.asp（最終アクセス日：2022/10/30）
10) 前掲9).
11) Inter-Agency Standing Committee：IASC guidelines on mental health and psychosocial support in emergency settings，2007.

参考文献

Underwood, P. R. 著，南裕子監：看護理論の臨床活用〈パトリシア・R・アンダーウッド論文集〉，日本看護協会出版会，2003. ／宇佐美しおり，他：抑うつ・不安を有する慢性疾患患者への精神看護専門看護師による介入の評価，日本CNS看護学会誌1巻，2015. ／内富庸介，小川朝生編：精神腫瘍学，医学書院，2011. ／エドランド，B.J. 他：コンサルテーション；よりうまく行うために，INR，18（5）：31–37，1995. ／岡田佳詠：看護のための認知行動療法；進め方と方法がはっきりわかる，医学書院，2011. ／尾崎紀夫，他編：標準精神医学，第7版，医学書院，2018. ／上泉和子：看護組織へのコンサルテーションの実際，INR，18（5）：23–26，1995. ／川名典子：リエゾンナースが行うコンサルテーションの実際，INR，18（5）：13–18，1995. ／黒澤尚，他編：リエゾン精神医学・精神科救急医療〈臨床精神医学講座，第17巻〉，中山書店，1998. ／厚生労働省：心の健康，https://www.mhlw.go.jp/stf/seisakunitsuite/bunya/hukushi_kaigo/shougaishahukushi/kokoro/index.html（最終アクセス日：2022/10/30）／厚生労働省：災害派遣精神医療チーム（DPAT）活動要領2018. https://www.dpat.jp/images/dpat_documents/2.pdf（最終アクセス日：2022/10/30）／厚生労働省：入院処遇ガイドライン，2019. https://www.mhlw.go.jp/content/12601000/000485855.pdf（最終アクセス日：2022/10/30）／小西聖子編著：犯罪被害者のメンタルヘルス，誠信書房，2008. ／サイコオンコロジーの現場からⅠ；緩和ケアにおける精神医学的問題，精神科治療学，26（7），2011. ／サイコオンコロジーの現場からⅡ；心理・精神医学的問題，精神科治療学，26（8），2011. ／佐藤直子：専門看護制度；理論と実践，医学書院，1999. ／島薗安雄，他編者：成人の精神医学A〈図説臨床精神医学講座，第5巻〉，メジカルビュー社，1988. ／日本精神科看護技術協会監：司法精神看護〈実践精神科看護テキスト，第17巻〉，精神看護出版，2008. ／日本専門看護師協議会監，宇佐美しおり，野末聖香編：精神看護スペシャリストに必要な理論と技法，日本看護協会出版会，2009. ／野末聖香：コンサルタントに必要な教育，INR，18（5）：27–30，1995. ／野末聖香，他．がん患者の抑うつ状態に対する精神看護専門看護師によるケアの効果，日本看護科学会誌，36，2016. ／包括的暴力防止プログラム認定委員会編：医療職のための包括的暴力防止プログラム，医学書院，2005. ／宮本真巳：実践力を育てる；精神科看護における実践力育成と感情活用，精神科看護，39（12）：22–35，2012. ／山本和郎：コミュニティ心理学；地域臨床の理論と実践，東京大学出版会，1986. ／山脇成人編：リエゾン精神医学とその治療学〈新世紀の精神科治療，第4巻〉，中山書店，2003. ／吉田智美：オンコロジー分野のコンサルテーション，INR，18（5）：19–22，1995. ／吉永尚紀，他：日本の看護領域における認知行動療法の実践・研究の動向；系統的文献レビュー，不安症研究，6（2），2015. ／宮本眞巳：改訂版 看護場面の再構成，日本看護協会出版会，2019. ／山脇成人：リエゾン精神医学とは〈黒澤尚，他編：リエゾン精神医学・精神科救急医療〈臨床精神医学講座，第17巻〉〉，中山書店，1998，p.4. ／Brown, E.L.：Nursing for the future；a report prepared for the National Nursing Council，Russell Sage Foundation，1948. ／日本看護協会：専門看護師．http://nintei.nurse.or.jp/nursing/qualication/cns（最終アクセス日：2022/10/30）／国立がん研究センター：がん情報サービス；2020年のがん統計予測．https://ganjoho.jp/reg_stat/statistics/stat/short_pred.html（最終アクセス日：2022/10/30）／American Association of College of Nursing：AACN Report from the Task Force on the Implementation of the DNP，2015. ／土居健郎：新訂 方法としての面接；臨床家のために，医学書院，1992，p.63. ／Engel, G.L.：The need for a new medical model；a challenge for biomedicine，Science，196（4286）：129–136，1977. ／川名典子：がん患者のメンタルケア，南江堂，2014，p.128. ／神田橋條治：精神療法面接のコツ，岩崎学術出版，1990，p.29. ／Caplan, G.：The theory and practice of mental health consultation，Basic Books，1970. ／Underwood, P.R.：コンサルテーションの概要；コンサルタントの立場から，INR，18（5）：4–12，42，30，1995. ／Schein, E.H著，稲葉元吉，尾川丈一訳：プロセス・コンサルテーション；援助関係を築くこと，白桃書房，2012. ／Karasek, R.A., Theorell, T.：Healthy work；stress，productivity，and the reconstruction of working life，Basic Books，1990. ／Kramer, M.：Reality shock：Why nurses leave nursing，Mosby，1974. ／Maslach, C., Jackson，S.E.：The Maslach burnout inventory，Consulting Psychologists Press，1982. ／日高経子，他：諸外国における司法精神看護の役割，岡山大学医学部保健学科紀要，14（1）：103–111，2003. ／厚生労働省：入院処遇ガイドライン，2019. ／村上優：司法精神医療の理論と方法〈日本精神科看護技術協会監：司法精神看護〈実践精神科看護テキスト，第17巻〉〉，精神看護出版，2008，p.32–46. ／宮本真巳，他：多職種チームにおける事例検討を通じた継続学習，厚生労働科学研究費補助金障害者対策総合研究事業「医療観察法の向上と関係機関の連携に関する研究」平成25年度総括・分担研究報告書，2014，p.182–198. ／熊地美枝，他：医療観察法病棟における常時観察の運用状況と一般精神医療への還元，日本精神科看護学術集会誌，55（3）：291–295，2012. ／Guha-Sapir, D., et al.：Annual disaster statistical review 2011；the numbers and trends. Université Catholique de Louvain，2012. ／DPAT事務局：DPAT活動マニュアルVer.2.1，2019. ／World Health Organization：Psychological first aid；guide for field workers，2011. ／U. S. Department of Health and Human Services，Substance Abuse and Mental Health Services Administration，Center for Mental Health Services：Tips for oil spill disaster response works；managing and preventing stress for managers and workers，2010. ／高瀬建三：震災体験を通じて考えたこと，病院・地域精神医学，48（2）：112–113，2005. ／門脇裕美子，他：東松島市における精神保健活動について；多職種協働からの学び，病院・地域精神医学，55（4）：318–321，2012. ／米倉一磨：被災地での地域精神医療・保健・福祉の再建と新生；福島県相双地区の活動から，精神障害とリハビリテーション，16（2）：119–124，2012. ／米倉一磨：東日本大震災から3年後の精神科医療保健福祉；福島県相双地区のこれから，日本社会精神医学会誌，23（4）：358–365，2014. ／丹羽真一：福島におけるこころのケアチームの取り組み，精神障害とリハビリテーション，16（2）：129–134，2012. ／金吉晴：東日本大震災への精神医療対応〈精神保健福祉白書編集委員会編：精神保健福祉白書2012年版；東日本大震災と新しい地域づくり〉，中央法規出版，2011，p.28. ／眞崎直子：災害時の要援護精神障害者に対する支援〈精神保健福祉白書編集委員会編：精神保健福祉白書2012年版；東日本大震災と新しい地域づくり〉，中央法規出版，2011，p.32. ／林みづ穂：仙台市における震災後メンタルヘルス対策の取組み〈精神保健福祉白書編集委員会編：精神保健福祉白書2012年版；東日本大震災と新しい地域づくり〉，中央法規出版，2011，p.27.

〈新体系看護学全書〉準拠
精神看護学まとめノート（別冊解答付）

2023年1月20日　第1版第1刷発行　定価（本体1,800円＋税）

総監修｜代表　岩﨑　弥生©　〈検印省略〉

発行者｜亀井　淳

発行所｜株式会社メヂカルフレンド社

https://www.medical-friend.co.jp
〒102-0073 東京都千代田区九段北3丁目2番4号 麹町郵便局私書箱48号
電話｜(03) 3264-6611　振替｜00100-0-114708

Printed in Japan　落丁・乱丁本はお取り替えいたします
印刷・製本｜日本ハイコム（株）
ISBN978-4-8392-1697-9　C3347　107189-166

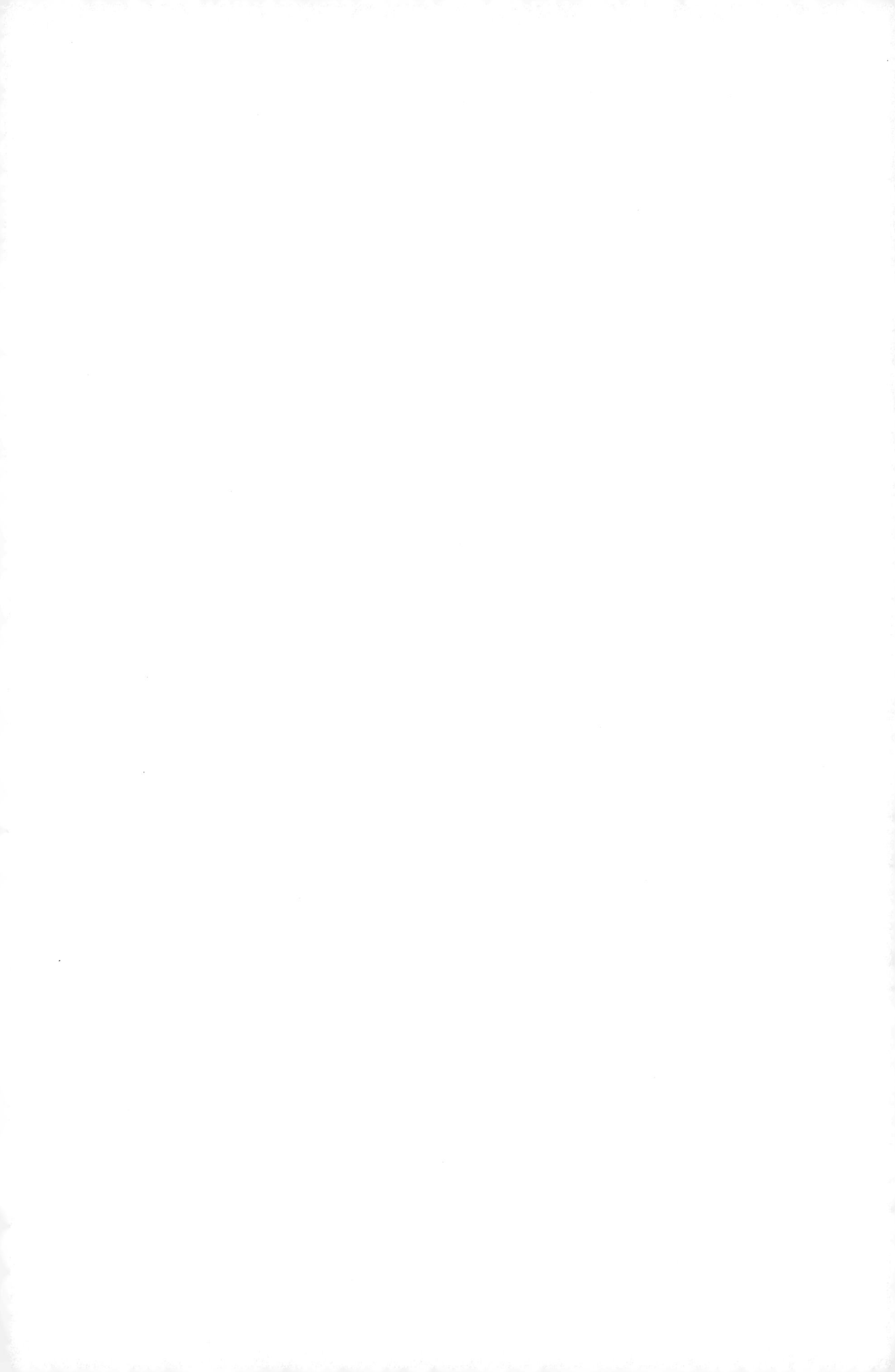

精神看護学
まとめノート

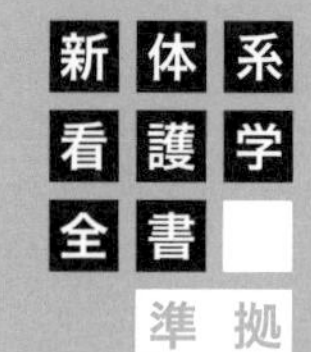

別冊解答

精神看護学概論／精神保健

精神障害をもつ人の看護

メヂカルフレンド社

目次

精神看護学概論／精神保健

序章 「精神看護学」で学ぶこと（p.10）

I

❶精神保健福祉

I-A

❶うつ ❷認知症 ❸3万 ❹高い ❺疾病負担 ❻障害 ❼健康 ❽2～2.5倍 ❾自殺 ❿可能

I-B

❶精神疾患 ❷災害 ❸周産 ❹地域包括 ❺連携

II-A

❶安寧 ❷レジリエンス ❸首尾一貫 ❹情緒 ❺知 ❻社会 ❼統合 ❽身体

II-B

❶心身両面の健康の基盤となる ❷認知 ❸チャンス ❹問題

II-C

❶ストレスとうまく付き合っていく ❷リラクセーション ❸タイムマネジメント

III-A

❶精神保健 ❷社会参加（社会経済活動への参加） ❸精神保健医療福祉の改革ビジョン ❹地域生活 ❺社会

演習課題 解答例　厚生労働省の医療施設（動態）調査・病院報告の概況によると精神病床数は32.7万床（2019年時点），精神病床の平均在院日数は265.8日（2019年時点）である。

III-B

❶障害者権利（障害者の権利に関する） ❷障害者基本 ❸障害者差別解消

III-C

❶（ジェラルド・）カプラン ❷保持増進 ❸スクリーニング ❹危機介入 ❺再発予防教育

III-D

❶和解 ❷人権 ❸批判 ❹尊厳 ❺病気をもちながらも ❻タイダルモデル ❼物語

IV-A

❶精神科 ❷精神 ❸（ヒルデガード・）ペプロウ ❹（ジョイス・）トラベルビー

IV-B

❶自律性 ❷急増 ❸精神科認定看護師

IV-C

❶専門看護師 ❷水準の高い ❸特定行為 ❹医師の指示のもとに ❺医療観察 ❻喪失 ❼耗弱 ❽指定入院医療

※❻❼は順不同

第1章 「精神（心）」のとらえ方（p.17）

I-A

❶ニューロン ❷軸索 ❸樹状突起 ❹シナプス ❺脊髄 ❻中脳 ❼髄脳（延髄） ❽視床下部 ❾下垂体 ❿橋 ⓫上行性脳幹網様体賦活 ⓬脳梁 ⓭脳回 ⓮灰白質 ⓯白質 ⓰中心溝 ⓱前頭葉 ⓲頭頂葉 ⓳後頭葉 ⓴領野 ㉑ブロードマンの脳地図 ㉒海馬 ㉓帯状回 ㉔記憶 ㉕ニューロン ㉖シナプス ㉗神経ネットワーク

I-B

❶認知 ❷神経ネットワーク ❸見当識 ❹覚醒 ❺集中 ❻短期記憶 ❼ワーキングメモリ ❽認知 ❾長期記憶 ❿エピソード ⓫意味 ⓬手続き ⓭保持 ⓮顕在 ⓯潜在 ⓰回想 ⓱展望 ⓲大脳辺縁系 ⓳海馬 ⓴健忘 ㉑左 ㉒音声 ㉓ウェルニッケ ㉔ブローカ ㉕環シルビウス溝 ㉖環・環シルビウス溝 ㉗失語 ㉘知覚 ㉙視空間 ㉚失認 ㉛失行 ㉜神経ネットワーク ㉝情動 ㉞感情 ㉟気分 ㊱心の理論 ㊲ミラーニューロン

I-C

❶外部 ❷内部 ❸後 ❹前 ❺認知 ❻統合 ❼行動計画 ❽内 ❾価値 ❿意識 ⓫一貫

II

❶自我意識 ❷フロイト ❸精神分析

II-A

❶フロイト ❷性衝動 ❸願望 ❹欲求 ❺妨害 ❻後催眠暗示 ❼何らかの役に立っている ❽傾聴 ❾自分 ❿エス

※❸❹は順不同

II-B

❶前意識 ❷無意識 ❸局所 ❹パーソナリティ

❺エディプス ❻潜伏 ❼性器 ❽二相 ❾前

II-C

❶エス ❷超自我 ❸エディプス ❹防衛機制 ❺抑圧 ❻逃避 ❼退行 ❽解離 ❾代償（補償） ❿昇華 ⓫合理化 ⓬分裂 ⓭否認 ⓮パーソナリティ

II-D

❶共感 ❷自己対象 ❸野心 ❹理想 ❺執行 ❻融和

II-E

❶フロイト ❷共時 ❸空間 ❹内在 ❺対話 ❻空想 ❼分割 ❽内 ❾コンテイニング ❿良い面と悪い面の両方がある ⓫時間的連続性 ⓬早期エディプス ⓭迫害 ⓮抑うつ ⓯喪失 ⓰抑うつ ⓱境界 ⓲環境 ⓳失敗 ⓴移行対象 ㉑偽り ㉒一人 ㉓対象 ㉔思いやり

II-F

❶母親 ❷逆転移 ❸喪（も） ❹乏しい

第2章 精神（心）の発達に関する主要な考え方（p.33）

I

❶ライフサイクル ❷漸成（ぜんせい） ❸基本的信頼 ❹不信 ❺自律 ❻恥 ❼疑惑 ❽自主 ❾内面に取り込む ❿超自我 ⓫罪の意識 ⓬勤勉 ⓭社会 ⓮劣等感 ⓯自我同一性 ⓰同一性拡散 ⓱親密 ⓲孤立 ⓳生殖 ⓴自己陶酔 ㉑統合 ㉒絶望

II

❶愛着 ❷母性 ❸アカゲザル ❹本能 ❺アタッチメント ❻その関係を維持 ❼正 ❽安全の基地 ❾悲しむということはない ❿ある程度の時間離れることができる ⓫内的ワーキングモデル ⓬否定的なワーキングモデル ⓭ネグレクト

III-A

❶自閉 ❷共生 ❸ない ❹人見知り ❺基地 ❻分離不安 ❼対象恒常性

III-B

❶新生 ❷中核 ❸主観的 ❹間主観的 ❺情動調律 ❻非言語的 ❼言語的

IV

❶行動 ❷精神分析 ❸人間性 ❹本性 ❺自己実現 ❻生理的 ❼所属 ❽愛 ❾自尊心 ❿社会 ⓫利他 ⓬社会環境 ⓭必ずしもこの順番で出現するわけではない ⓮必要はない

※❼❽は順不同

V

❶感覚運動 ❷運動 ❸感覚 ❹永続 ❺前操作 ❻心的操作 ❼自己中心 ❽形式的操作 ❾同化 ❿シェマ ⓫調節 ⓬体制化

第3章 家族と精神（心）の健康（p.43）

A

❶夫婦 ❷相互依存 ❸衣食住 ❹核家族 ❺成人 ❻拡大 ❼増大 ❽晩 ❾晩 ❿自立 ⓫DINKS（ディンクス） ⓬事実 ⓭非嫡出子

B

❶法律 ❷事実 ❸愛 ❹相互依存 ❺自立 ❻依存 ❼親密性 ❽愛 ❾高 ❿低下 ⓫低 ⓬上昇 ⓭高 ⓮U字 ⓯再分配 ⓰高まり ⓱低下 ⓲性 ⓳情緒

※❺❻は順不同

C

❶ワーキングマザー ❷ワーク・ライフ・バランス ❸肯定 ❹養護 ❺共感 ❻生殖 ❼価値 ❽愛着形成 ❾基本的信頼感 ❿内的ワーキングモデル ⓫基本的信頼感 ⓬肯定 ⓭少ない ⓮低い ⓯高まる ⓰共有型 ⓱気質 ⓲出生 ⓳親と子ども両方 ⓴第2 ㉑自我 ㉒反抗期 ㉓空の巣 ㉔再接近 ㉕逆転

D

❶新婚 ❷離脱 ❸ダブル・ケア

E

❶開かれた

第4章 暮らしの場と精神（心）の健康（p.50）

I

❶分離不安 ❷性徴 ❸アイデンティティ ❹運動 ❺自律神経 ❻不寛容や無理解を助長 ❼孤独 ❽闘争 ❾逃走 ❿助け ⓫身体 ⓬行動 ⓭いじめ ⓮症状 ⓯恐怖 ⓰不安 ⓱怒り ⓲チック

⑲転換性 ⑳過呼吸 ㉑自傷（リストカット） ㉒養護教諭 ㉓カウンセリング ㉔保健室登校 ㉕スクールカウンセラー

※⑮⑯は順不同

II

❶非正規 ❷リーマン・ショック ❸生活困窮者自立支援 ❹自殺 ❺3 ❻アブセンティイズム（absenteeism） ❼プレゼンティイズム（presenteeism） ❽健康経営 ❾認められる場合がある ❿過労死 ⓫働き方改革関連 ⓬45 ⓭360 ⓮100 ⓯80 ⓰パワーハラスメント（パワハラ） ⓱セクシャルハラスメント（セクハラ） ⓲男女雇用機会均等 ⓳マタニティハラスメント（マタハラ） ⓴育児介護休業 ㉑メンタルヘルス ㉒セルフ ㉓ライン ㉔産業保健スタッフ ㉕事業場外資源 ㉖段階 ㉗一次 ㉘開示されることはない ㉙自責感 ㉚他罰感 ㉛産業医 ㉜相談 ㉝安全衛生委員

III

❶健康づくりなど ❷早期発見早期治療 ❸運動 ❹食 ❺英気 ❻ブリーフインターベンション ❼自殺対策基本 ❽自殺総合対策 ❾自殺対策計画 ❿保健所 ⓫精神保健福祉センター ⓬新オレンジプラン ⓭うつ ⓮民生委員 ⓯児童委員 ⓰ゲートキーパー ⓱認知症サポーター ⓲アルコホーリクス・アノニマス ⓳孤独死 ⓴孤立死 ㉑限界集落 ㉒コンパクトシティ ㉓合計特殊出生率 ㉔ベビーブーム ㉕後期高齢者医療 ㉖75 ㉗都道府県 ㉘社会関係資本 ㉙結合 ㉚橋渡し

※❸❹は順不同

第5章　危機状況と精神（心）の健康（p.59）

I

❶発達 ❷状況 ❸ショック ❹消耗 ❺危機 ❻ストレス ❼喪失 ❽衝撃 ❾防御的退行 ❿承認 ⓫適応 ⓬否認 ⓭怒り ⓮取り引き ⓯抑うつ ⓰受容 ⓱茫然自失 ⓲ハネムーン ⓳幻滅 ⓴異常 ㉑正常

II

❶ホメオスタシス ❷ストレッサー ❸社会的再適応評価尺度 ❹神経 ❺内分泌 ❻免疫 ❼適応症候群 ❽警告 ❾ショック ❿抗ショック ⓫闘争 ⓬逃走 ⓭抵抗 ⓮疲憊 ⓯低下 ⓰心身症 ⓱身体科 ⓲認知的 ⓳対処 ⓴解釈 ㉑トランスアクション ㉒一次 ㉓無関係 ㉔肯定的 ㉕二次 ㉖意識 ㉗問題解決 ㉘情動焦点 ㉙認知的再評価 ㉚健康でいられるのか ㉛汎抵抗 ㉜首尾一貫 ㉝把握可能 ㉞対処可能 ㉟有意味 ㊱レジリエンス ㊲ストレングス ㊳強み ㊴自己効力 ㊵成功 ㊶代理 ㊷言語 ㊸回避せずに

※❹❺❻は順不同

III

❶適応 ❷不適応 ❸適応障害 ❹ヤーキーズとドットソン ❺ユーストレス ❻ディストレス

IV

❶感情 ❷リアリティショック ❸燃えつき（バーンアウト） ❹モニタリング ❺ストレスチェック ❻行動 ❼リラクセーション ❽逆効果 ❾安全 ❿健康 ⓫環境 ⓬コアビリーフ ⓭GROW ⓮目標 ⓯選択肢

※❾❿⓫は順不同

第6章　現代社会と精神（心）の健康（p.66）

I

❶日常世界の内 ❷少数者（マイノリティ） ❸共同体

II-A

❶配偶者 ❷恋人 ❸親密なパートナー ❹身体 ❺精神 ❻性 ❼経済 ❽面前 ❾穏やかで愛情が示される ❿増加 ⓫男尊女卑（だんそんじょひ） ⓬抑制

演習課題 解答例　内閣府男女共同参画局の男女間における暴力に関する調査（令和2年度調査）によると約5人に1人（22.5%）が配偶者による暴力を経験している。

⓭女性 ⓮治療

※❶❷は順不同

II-B

❶労働施策総合推進 ❷優越 ❸就業 ❹対価 ❺環境 ❻る ❼派遣切り ❽ブラック ❾労働災害 ❿配慮義務 ⓫防止措置 ⓬可能

II-C

❶身体 ❷性 ❸ネグレクト（育児放棄） ❹心理 ❺増加 ❻児童暴力 ❼養育 ❽核 ❾心理

⑩児童虐待防止　⑪疑い　⑫体罰　⑬マルトリートメント　⑭里親

II-D

①心理　②物理　③心身の苦痛　④内外を問わない　⑤急増　⑥増加　⑦管理　⑧無自覚で　⑨必要　⑩いじめ防止対策推進　⑪はしない

II-E

①6か月　②増加　③長期　④8050

演習課題 解答例　学校や就業場面におけるいじめ，家族関係の問題など

⑤柔らかい監獄　⑥ジョブカフェ　⑦ひきこもり地域支援センター　⑧拡大　⑨選択肢

II-F

①30　②長期間　③家庭　④いじめ　⑤HSC（Highly Sensitive Child）　⑥ごく普通の児童のケースも多い　⑦スクールカウンセラー　⑧孤立　⑨「休息と安静」で安定させる　⑩回復　⑪エネルギー

II-G

①自殺企図　②3　③高い　④孤立　⑤悪い影響をもたらす　⑥自殺対策基本　⑦自殺総合対策　⑧新型コロナウイルス（COVID-19）　⑨ウェルテル

II-H

①非致死　②非致死　③高　④ともない急増　⑤罪悪　⑥伝染現象　⑦飲酒　⑧喫煙　⑨摂食　⑩強み　⑪言語　⑫約束

※⑦⑧は順不同

II-I

①（アルコール）使用障害　②欲求　③自制　④耐性　⑤離脱　⑥酩酊　⑦24～72　⑧離脱せん妄　⑨幻視　⑩職業　⑪否認　⑫社会進出　⑬高齢

演習課題 解答例　飲酒運転による事故，自殺，家庭内暴力，虐待，家庭崩壊，仕事の欠勤，失職，借金など

⑭アルコール健康障害対策基本　⑮アルコール関連問題　⑯受診　⑰自助グループ

II-J

①覚せい剤　②危険　③ベンゾジアゼピン　④減少　⑤増加　⑥若年　⑦常用量依存　⑧離脱　⑨一　⑩二　⑪三

II-K

①嗜癖性　②不適応的賭博　③多い　④辺縁報酬系回路　⑤経済　⑥ギャンブル等依存症対策基本　⑦ギャマノン（Gam-Anon）

II-L

①インターネット使用　②スマートフォン

演習課題 解答例　身体的影響：体力低下，骨密度低下，視力低下，肥満や低栄養状態，栄養の偏り，腰痛，深部静脈血栓など

精神的影響：抑うつ気分，不安，意欲低下，ひきこもり，強迫症状，睡眠障害，昼夜逆転，希死念慮，睡眠障害，意欲低下，食欲低下など

日常生活への影響：遅刻，欠席，不登校，授業・勤務中のいねむり，成績低下，留年，退学，就労困難，仕事の効率低下，欠勤，解雇，家事・育児の放棄などの危険性，収入源がない，浪費，多額の借金，家庭内の暴言・暴力，家族関係の悪化，家庭崩壊，子どもへの悪影響，友人関係の悪化，友人の喪失，対人交流の希薄化など

③認知行動

II-M

①未成年者　②保護者　③家庭　④減少　⑤減少　⑥窃盗　⑦覚醒剤取締　⑧増加　⑨特殊　⑩ストーカー　⑪少年院　⑫約４倍　⑬資格　⑭職業　⑮リスクアセスメント　⑯居場所　⑰出番・役割

第７章　精神保健医療福祉の歴史と現在の姿（p.83）

I-A

①隔離や監禁　②（フィリップ・）ピネル　③モラル・トリートメント（心理的療法）　④社会　⑤早期　⑥同一　⑦精神科病院　⑧共同体　⑨ベスレム　⑩聖ルカ・アサイラム　⑪ヨーク・レトリート　⑫心理的／環境的　⑬無拘束　⑭オープンドアポリシー　⑮脱施設　⑯地域ケア　⑰自身　⑱施設　⑲ホームレス　⑳クラブハウス　㉑ACT　㉒バザーリア　㉓入院　㉔精神科病院　㉕（エミール・）クレペリン　㉖（ジークムント・）フロイト　㉗電気けいれん　㉘修正電気けいれん　㉙ロボトミー　㉚人格　㉛生活　㉜クロルプロマジン　㉝減点　㉞減少　㉟長期　㊱診断基準　㊲DSM-5

I-B

①民間　②京都癲狂院　③東京府癲狂院　④相馬

❺精神病者監護　❻私宅監置　❼呉秀三　❽精神病院長　❾国民優生　❿私宅監置　⓫精神衛生鑑定医　⓬ライシャワー大使刺傷　⓭措置　⓮地域　⓯宇都宮病院　⓰任意入院　⓱精神保健指定医　⓲精神医療審査　⓳精神保健福祉　⓴医療観察　㉑作業　㉒生活　㉓ノーマライゼーション　㉔個々の人生のなかでのその人らしさに着目する　㉕権利

II

❶言葉　❷社会経済活動　❸保護者　❹障害者　❺福祉　❻合理的配慮　❼障害者権利（障害者の人権や基本的自由の享有を確保し，障害者の固有の尊厳の尊重を確保するため，障害者の権利の実現の措置等を規定している国際）　❽障害者自立支援　❾障害者総合支援　❿障害者虐待防止　⓫障害者権利擁護　⓬発見　⓭国及び地方公共団体　⓮3　⓯生活保護　⓰生存　⓱障害年金　⓲障害者雇用促進　⓳成年後見　⓴任意後見　㉑法定後見　㉒医療観察　㉓鑑定入院　㉔精神保健審判員　㉕精神保健参与員　㉖犯罪被害者等基本

III

❶少ない　❷はない

III-A

❶厚生労働大臣　❷人権　❸特定病院　❹制限なし　❺行える　❻行えない　❼本人の意思に基づいた　❽同意書　❾退院　❿1　⓫行うことができる　⓬自傷他害　⓭都道府県知事　⓮精神保健指定医　⓯行われることがある　⓰可能である　⓱定期病状　⓲症状消退　⓳72　⓴都道府県知事　㉑精神保健指定医　㉒後見　㉓保佐　㉔市区町村長　㉕行われることがある　㉖精神医療審査会　㉗定期病状　㉘退院後生活環境相談員　㉙精神医療審査会　㉚公衆電話　㉛72　㉜保健所　㉝保健所職員（保健師）　㉞都道府県知事　㉟病院　㊱障害者総合支援

※㉒㉓は順不同

III-B

❶少ない　❷開放処遇　❸夜間を除き　❹精神保健指定医　❺信書　❻電話　❼面会　❽施錠　❾診療録　❿1　⓫12　⓬精神保健指定医　⓭当たらない　⓮書面　⓯精神保健指定医　⓰診療録　⓱当たらない　⓲精神医療審査会　⓳退院　⓴処遇改善

※❻❼，⓳⓴はそれぞれ順不同

精神障害をもつ人の看護

第1章　精神医療・看護の対象者：精神の病気・障害をもつということ（p.100）

I

❶5大疾病　❷健康　❸自覚的　❹疾患　❺機能

II-A

❶低める　❷望ましくない　❸こころのバリアフリー

II-B

❶不当な差別的　❷合理的配慮

III

❶苦悩

IV

❶（フィリップ・）ピネル　❷医師　❸患者　❹パターナリズム　❺病気の治療　❻希望や生活　❼生活機能　❽リカバリー　❾権利

第2章　精神障害をもつ人の抱える症状と診断のための検査（p.103）

I

❶精神症状　❷カテゴリー　❸外界　❹外部　❺意識清明　❻意識混濁　❼明識困難　❽昏眠　❾昏睡　❿意識変容　⓫意識狭窄　⓬幻覚　⓭夜間　⓮振戦　⓯アメンチア　⓰末梢　⓱高次　⓲錯視　⓳パレイドリア　⓴幻視　㉑幻触　㉒連合弛緩　㉓サラダ　㉔思考散乱　㉕観念奔逸　㉖躁　㉗うつ　㉘一次妄想（真性妄想）　㉙統合失調症　㉚二次妄想　㉛統合失調症　㉜微小　㉝躁　㉞カプグラ　㉟強迫観念　㊱作為　㊲思考伝播　㊳自覚　㊴長　㊵短　㊶ない漠然とした　㊷特定された　㊸不安発作　㊹予期不安　㊺うつ　㊻統合失調症　㊼亢進　㊽躁　㊾躁病　㊿緊張病　51無為　52陰　53昏迷　54不明瞭　55うつ　56亢進　57長　58低下　59能動　60境界　61離人症　62うつ　63記銘　64即時　65エピソード　66保持　67健忘　68コルサコフ　69失見当　70ノンレム　71レム　72精神遅滞（知的能力障害）　73認知症　74運動　75感覚　76な

く ⑦いる ⑱ない ⑲ない ⑳ない ㉑幻覚 ㉒妄想 ㉓亢進 ㉔亢進 ㉕低下 ㉖低下 ㉗亢精神病 ㉘亢不安

※㉑㉒，㉗㉘はそれぞれ順不同

II-A

❶質素 ❷華美 ❸発汗 ❹感謝

II-B

❶内分泌 ❷脳

II-C

❶心理査定（心理アセスメント） ❷客観 ❸精神年齢 ❹知能指数 ❺投影 ❻質問紙 ❼作業検査

第3章 主な精神疾患／障害（p.112）

I

❶外 ❷内 ❸心 ❹再現 ❺操作 ❻DSM-5 ❼WHO（世界保健機関） ❽生活機能

II-A

❶70 ❷教育 ❸福祉 ❹社会 ❺限定 ❻反復 ❼共同注意 ❽共感 ❾不注意 ❿多動 ⓫衝動 ⓬チック ⓭指摘や叱責は慎む

※❷❸は順不同

II-B

❶陽性 ❷陰性 ❸認知

演習課題 解答例　2017年の厚生労働省の患者調査によると日本の統合失調症の生涯有病率は約0.8%である。

❹ストレス ❺陽性 ❻安全 ❼心理教育 ❽認知 ❾リハビリテーション ❿成人 ⓫いない ⓬現実的にあり得る ⓭薬物 ⓮精神 ⓯課題解決

※⓭⓮は順不同

II-C

❶躁 ❷軽躁 ❸可能 ❹短 ❺自尊心 ❻多弁 ❼観念奔逸（ほんいつ） ❽0.6～2 ❾女性 ❿男性 ⓫中等 ⓬抗うつ ⓭気分安定 ⓮胎児 ⓯妊娠 ⓰90 ⓱急速交代

II-D

❶高 ❷中高年

演習課題 解答例　WHOによる統計では世界人口におけるうつ病の有病率は4.4%とされている。

❸低下 ❹アンヘドニア ❺自殺念慮 ❻リワークプログラム ❼神経症 ❽2～4倍 ❾増加 ❿難

II-E

❶正常 ❷脆弱（ぜいじゃく） ❸セロトニン ❹否定 ❺慢性 ❻予期 ❼身体 ❽日常生活に関する ❾認知行動 ❿低

II-F

❶観念 ❷行為 ❸洗浄 ❹認知行動 ❺曝露（ばくろ）反応妨害

II-G

❶心的外傷 ❷1 ❸6 ❹再体験 ❺解離 ❻陰性 ❼認知行動 ❽薬物 ❾支持 ❿3 ⓫1 ⓬高 ⓭はっきりと確認できる ⓮身体

II-H

❶健忘 ❷離人感 ❸パーソナリティ

II-I

❶神経症 ❷身体 ❸ネガティブ

II-J

❶思春 ❷青年 ❸女性 ❹下剤 ❺やせ ❻徐 ❼低 ❽低 ❾電解質 ❿10 ⓫否認 ⓬両価 ⓭困り事 ⓮動機づけ ⓯心理教育

II-K

❶入眠 ❷中途 ❸睡眠衛生指導 ❹持ち越し ❺転倒 ❻転落 ❼過 ❽情動脱力

※❺❻は順不同

II-L

❶カフェイン ❷脳内報酬 ❸窃盗 ❹性 ❺制御 ❻回復 ❼社会的 ❽危険 ❾離脱 ❿せん妄 ⓫増加 ⓬アルコール ⓭ギャンブル

II-M

❶軽 ❷夜間 ❸環境 ❹手術 ❺集中治療室（ICU） ❻睡眠覚醒 ❼認知 ❽アルツハイマー ❾介護

II-N

❶認知 ❷感情 ❸情動

※❷❸は順不同

II-O

❶慢 ❷反復 ❸意識消失 ❹ミオクロニー ❺間代 ❻15～30 ❼30～90 ❽脱力 ❾重積（じゅうせき） ❿1 ⓫新生児 ⓬高齢者 ⓭脳波（EEG） ⓮抗てんかん ⓯時刻 ⓰左側臥 ⓱1 ⓲酸素 ⓳重積 ⓴横か後をついて歩く ㉑窒息の危険があ

る

第4章　精神疾患の主な治療法（p.126）

Ⅰ

①中枢　②ドパミン D_2　③抗うつ　④抗不安　⑤病気　⑥有害作用　⑦アドヒアランス　⑧第二　⑨シナプス　⑩ドパミン D_2　⑪中脳辺縁　⑫意欲　⑬錐体外路　⑭勃起　⑮抗コリン　⑯アカシジア　⑰パーキンソニズム　⑱自律神経　⑲上昇　⑳アシドーシス　㉑第二　㉒増加　㉓投与量　㉔SSRI　㉕オリエンテーション　㉖衝動性亢進　㉗3～5　㉘炭酸リチウム　㉙血中　㉚ベンゾジアゼピン　㉛高く　㉜低い　㉝常用量依存　㉞耐性　㉟退薬（たいやく）

Ⅱ

①誘発　②筋弛緩　③早い　④長続き　⑤減量　⑥中止　⑦入院　⑧重症うつ病　⑨心血管系　⑩健忘　⑪手術　⑫インフォームドコンセント

※⑤⑥は順不同

Ⅲ

①リカバリー　②離れ　③ストレングス（強み，長所）　④本人が希望する　⑤入院生活　⑥社会生活　⑦多職種のスタッフ　⑧急　⑨小　⑩短　⑪処方箋　⑫作業療法　⑬対人関係　⑭問題解決技能　⑮理解　⑯生活技能や社会技能　⑰ナイトケア

Ⅳ

①傾聴　②共感　③信頼関係（ラポール）　④フォーミュレーション　⑤認知　⑥リビドー　⑦（ジークムント・）フロイト　⑧カタルシス　⑨児童　⑩対人関係　⑪共に見ている　⑫認知症　⑬尊重　⑭禅　⑮今ここ　⑯苦痛　⑰集団力動　⑱現在から未来に向けてどうかかわっていくか　⑲コミュニケーション　⑳看護師　㉑共感的　㉒治療　㉓手当て　㉔秘密　㉕患者

第5章　精神障害をもつ人と「患者－看護師」関係の構築（p.137）

Ⅰ-A

①対人　②不信　③（ヒルデガード・E・）ペプロウ　④基本的信頼　⑤リカバリー　⑥希望　⑦主体者　⑧役割　⑨責任

※⑧⑨は順不同

Ⅰ-B

①自分独自　②陽　③陰　④陰　⑤違和　⑥陰　⑦関係　⑧患者　⑨自分

Ⅰ-C

①関心　②価値基準　③最善　④努力　⑤信頼　⑥人生　⑦価値　⑧尊敬　⑨信頼　⑩本当にはわかりようがない　⑪リカバリー

※⑧⑨は順不同

Ⅰ-D

①（ジークムント・）フロイト　②防衛　③抗議　④疾病利得　⑤弱める　⑥医療者　⑦陰　⑧陽　⑨陰　⑩患者　⑪リフレクション

Ⅱ-A

①共有　②言葉　③注意　④処理　⑤伝える　⑥言語　⑦非言語　⑧メラビアン

Ⅱ-B

①選択的　②新しいこと　③抽象　④うつ　⑤躁　⑥拡散　⑦ろれつ　⑧量　⑨静かな　⑩言葉にして　⑪メモ

Ⅱ-C

①並列　②90度　③対面　④ユマニチュード　⑤ペーシング　A目標　B代替案　⑥可能性　⑦目標　⑧例外　⑨スケーリング　⑩コーピング　⑪選択肢がある

Ⅲ-A

①リフレクション　②のなか　③について　④のなか　⑤について

Ⅲ-B

①対人関係　②（ヒルデガード・E・）ペプロウ　③感じた　④考えた　⑤再構成

※③④は順不同

Ⅲ-C

①起こった順　②も記載する　③一致　④特徴

⑤解答例：⑦で座ることのつらさを表出されているにもかかわらず，⑨で私は話を変えてしまっている。

⑥解答例：⑬で，すぐに返事がなかったので，私の話の内容のせいだと，すぐに判断してしまった。

⑦解答例：⑲で断られたことがショックで，すぐに退出してしまったが，Aさんは「すみません」や「時間短いですけど」と私を気遣ってくださっている。

第6章　精神障害をもつ人への看護援助の展開（p.148）

I-A

①言動　②不自然さ　③感情　④変化　⑤観察　⑥原因　⑦ライフサイクル　⑧役割　⑨同じ　⑩セルフケア　⑪生活過程　⑫統合　⑬日内　⑭重度　⑮リラクセーション　⑯軽度　⑰対処　⑱抑圧　⑲反動形成　⑳昇華　㉑合理化　㉒看護診断　㉓看護計画（ケアプラン）　㉔看護理論　㉕問題焦点　㉖リスク　㉗ヘルスプロモーション　㉘ストレングス　㉙共同意思決定（シェアド・ディシジョン・メイキング，SDM）　㉚生活過程　㉛反応　㉜複数　㉝循環　㉞FOCUS　㉟情報　㊱ケア　㊲患者や家族からの　㊳看護師が観察した　㊴変化　㊵倫理

I-B

①対話（ダイアローグ）　②メンタルヘルス　③物語　④人生　⑤言葉　⑥尋ねる　⑦患者自身　⑧看護師　⑨専門家　⑩制限　⑪セルフケア　⑫精神疾患患者　⑬もっている　⑭レジリエンス　⑮観察力

II-A

①健康　②専門家　③目的　④看護　⑤関係　⑥セルフケア・ディマンド　⑦普遍的　⑧発達的　⑨健康逸脱　⑩上　⑪看護師　⑫患者　⑬セルフケア・エージェンシー　⑭看護エージェンシー

II-B

①体温　②安全　③自己決定　④基本的条件付け　⑤ケア　⑥欲求　⑦目標

III-A

①慢性　②役割　③感情　④指導　⑤学習援助　⑥QOL　⑦自殺　⑧目的　⑨遵守　⑩受動　⑪指導　⑫同意　⑬パートナー　⑭コミュニケーション　⑮一致　⑯共通

III-B

①再発　②SILS　③IMR　④リカバリー

III-C

①継続　②アドヒアランス　③看護師　④自己管理　⑤心理教育　⑥低下　⑦促し　⑧飲み忘れ　⑨患者と共に検討

III-D

①リスト　②スティグマ　③強み

第7章　精神障害をもつ人への看護（p.159）

I-A

①人権

I-B

①プライバシー　②安全面　③オリエンテーション　④人権　⑤誠実　⑥2人　⑦個別性を考慮し　⑧マニュアル　⑨患者名簿　⑩食糧　⑪水　⑫3　⑬ストレス　⑭2　⑮向精神薬　⑯ストレス

※①②，⑩⑪はそれぞれ順不同

I-C

①9　②ゲートキーパー　③自殺未遂歴　④喪失　⑤サポート　⑥分析　⑦3か月以内の　⑧退院後　⑨観察　⑩モニタリング　⑪リスク　⑫控える　⑬医師の指示のもと　⑭ひもを切断し　⑮医師　⑯警察　⑰薬物の種類や量などを確認する　⑱はない　⑲コミュニティミーティング　⑳心的外傷後ストレス障害（PTSD）

I-D

①身体　②精神　③環境　④コミュニケーション　⑤特異　⑥関係づくり　⑦コミュニティ　⑧個別ケア　⑨観察　⑩複数　⑪その場から逃れる　⑫大事にすべきである　⑬エスカレートさせる　⑭身体的接触は避ける　⑮自尊　⑯リスク　⑰ディエスカレーション　⑱ブレイクアウェイ　⑲ディブリーフィング

I-E

①相談　②自殺念慮　③自傷　④他害　⑤捜索保護願い　⑥家族　⑦知的　⑧関係づくり　⑨病棟管理責任　⑩安全管理　⑪あってはならない　⑫リラックス　⑬落ち着いた頃　⑭再発防止策

※③④，⑨⑩はそれぞれ順不同

I-F

①ほかに代替方法がない場合に　②12　③精神保健指定医　④行うことができる　⑤説明しなければならない　⑥低刺激な　⑦生命　⑧強　⑨大きい　⑩静脈血栓塞栓　⑪誤嚥　⑫イレウス　⑬基本的人権　⑭精神保健福祉　⑮行動制限最小化

II-A

①陽　②孤独　③無力　④保護的　⑤陰　⑥認知　⑦平板　⑧自発　⑨自閉　⑩休息　⑪セルフケア　⑫社会資源　⑬平板　⑭自発　⑮陰　⑯低下

⑰自己決定　⑱増や

※❷❸は順不同

II-B

❶1　❷患者の不安や苦痛

II-C

❶抑うつ　❷高揚　❸亢進　❹双極Ⅰ　❺双極Ⅱ　❻異なる　❼病気

II-D

❶抑うつ　❷休息　❸再発　❹日内（にちない）　❺自殺　❻高くなる

II-E

❶否認　❷回復　❸共依存　❹チーム　❺断酒　❻AA（アルコホーリクス・アノニマス）

II-F

❶脳　❷中核　❸周辺　❹活動性

III-A

❶発達　❷知的　❸過敏　❹生きづらさ　❺環境

III-B

❶注意欠如　❷多動　❸衝動性　❹実行

※❶～❸は順不同

III-C

❶強迫観念　❷いる　❸コーピング　❹認知行動

III-D

❶児童／思春　❷摂食制限　❸認知　❹リフィーディング　❺言語

IV-A

❶リスク要因　❷高い　❸鎮静　❹コミュニケーション　❺質　❻ストレングス　❼個別的　❽表現　❾精神症状　❿五感

IV-B

❶誤嚥（ごえん）　❷錐体外路　❸摂食嚥下（えんげ）　❹予測　❺予防　❻視線　❼微熱　❽咳嗽　❾バイタルサイン　❿フィジカル　⓫胸部X線

※❹❺は順不同

IV-C

❶認知　❷転倒　❸生活習慣　❹低血圧

演習課題 解答例　建物の構造，床のすべり度や衝撃吸収性・素材，夜間の看護師の巡回の時間や頻度

❺リスク　❻場所　❼事故報告　❽カンファレンス　❾再発防止　❿痛み　⓫固定

第8章　精神障害をもつ人の地域における生活への支援（p.175）

I

❶突出している　❷リハビリテーション

I-A

❶地域生活　❷障害者自立支援　❸長期入院精神障害者　❹地域包括ケアシステム　❺地域共生　❻国民全体　❼難病　❽個別　❾社会福祉　❿障害支援区分　⓫市町村　⓬都道府県

※⓫⓬は順不同

I-B

❶地域移行　❷グループホーム　❸居宅介護　❹訪問介護員　❺自立生活　❻地域定着　❼生活保護　❽福祉手帳　❾自立支援医療　❿オンライン　⓫薬剤師　⓬医療的ケア　⓭精神科医師の指示のもと　⓮家族　⓯重　⓰多職種チーム　⓱アウトリーチ　⓲10　⓳リカバリー　⓴ストレングス　㉑レジリエンス　㉒自己負担額　㉓通院　㉔育成

I-C

❶都道府県　❷市町村　❸3障害の障害を有する人　❹自助グループ　❺同僚　❻ハローワーク　❼障害者就業・生活支援　❽地域障害者職業

I-D

❶患者　❷ピアカウンセリング　❸ピアサポーター　❹カウンセリング　❺地域移行を推進する　❻運営　❼家族会

I-E

❶地域　❷退院　❸街のなかに暮らしながら　❹障害　❺地域住民にも

II-A

❶行政　❷健康　❸第一線　❹市町村　❺地域生活　❻受診援助　❼人権　❽地域活動支援　❾活動　❿訪問看護ステーション　⓫啓発　⓬不安　⓭中立

演習課題 解答例　対象者宅周囲の生活環境や雰囲気，自宅内での室内環境（採光，汚れなど），台所，トイレや洗面所などの状況

⓮後者　⓯ソーシャルキャピタル　⓰ネットワーク　⓱資源

II-B

❶多職種　❷多組織　❸資源　❹精神保健福祉士

❺作業療法士 ❻臨床 ❼公認 ❽相談支援 ❾ホームヘルパー ❿継ぎ目 ⓫入院前 ⓬地域生活をより良く継続する ⓭共有 ⓮当事者 ⓯二項的に考えず ⓰協働

II-C

❶多 ❷長 ❸社会 ❹大きな改善はみられなかった ❺意欲 ❻病床 ❼アドヒアランス ❽セルフケア ❾家族関係 ❿退院 ⓫援助ニーズ ⓬退院 ⓭罪悪 ⓮偏見 ⓯対象 ⓰抵抗 ⓱全体像 ⓲カンファレンス ⓳患者の希望 ⓴退院先を調整 ㉑ピア ㉒もてる力を生かす ㉓ケア ㉔課題 ㉕コミュニケーション ㉖自己効力感 ㉗当然のこと ㉘退院支援 ㉙サービス担当者

II-D

❶診療報酬 ❷訪問看護ステーション ❸緊張感や負担感 ❹観察 ❺増悪 ❻有害 ❼服薬 ❽徴候 ❾情報 ❿症状 ⓫価値観の押しつけとなり得る ⓬尊重 ⓭傾聴 ⓮本来持っている良い所

II-E

❶参与 ❷存在意義 ❸地域生活支援 ❹個別 ❺合理的 ❻障害者権利 ❼障害者差別解消 ❽障害者雇用促進 ❾一般 ❿増加 ⓫就労定着支援 ⓬基づき ⓭基づかず ⓮可能 ⓯6 ⓰コミュニケーション ⓱否定 ⓲セルフコントロール ⓳いない ⓴主体 ㉑ジョブコーチ（職場適応援助者） ㉒福祉的 ㉓自分の課題 ㉔個別 ㉕強み

III

❶保護者 ❷ケア

III-A

❶家族 ❷日常生活動作 ❸経済 ❹行政

演習課題 解答例

生活上の負担：役割過重，私的時間の減少，社会的活動の制約，友人とのつきあいの減少，患者以外の家族のニーズの軽視，家族関係の緊張，近隣とのトラブル，社会的な孤立，休職や退職，経済的困難など。

心身の負担：混乱，悲嘆，自責感，無力感，将来への悲観などの情動面の負担や，不眠，頭痛，燃え尽き，抑うつ，体調悪化，精神的身体的疲労などの健康面の負担。

❺スティグマ ❻育て方 ❼肯定 ❽甘える ❾役割過重 ❿虐待 ⓫家族

III-B

❶感情表出 ❷高ストレス ❸やす ❹知識 ❺情報 ❻参加できる ❼アドヒアランス ❽アセスメント ❾コミュニケーション ❿QOL ⓫を併用 ⓬家族を含めて ⓭敬意 ⓮学び ⓯訪問 ⓰相談 ⓱専門家 ⓲利用者 ⓳啓発 ⓴健康 ㉑経済

※❹❺は順不同

第9章　日本の精神看護の発展（p.196）

I-A

❶身体 ❷診療報酬 ❸精神科リエゾンチーム ❹CNS（Clinical nurse specialist） ❺精神看護 ❻リエゾン精神看護 ❼身体 ❽メンタルヘルス ❾新たな看護の創造と開発

I-B

❶身体 ❷カウンセリング ❸身体 ❹身体 ❺精神科リエゾン ❻交感 ❼副交感 ❽自律訓練 ❾筋弛緩 ❿コンサルティ ⓫コンサルタント ⓬対等 ⓭アセスメント ⓮責任 ⓯コミュニケーション ⓰リーダー ⓱メンバー ⓲マネジメント ⓳ロールモデル ⓴教育プログラム ㉑倫理綱領 ㉒善行 ㉓自律 ㉔公平 ㉕合意 ㉖患者 ㉗患者ケア ㉘リアリティショック ㉙バーンアウト（燃え尽き症候群） ㉚メンタルヘルスチェック ㉛意思決定 ㉜急性ストレス ㉝協働 ㉞PTSD（心的外傷後ストレス障害）

II-A

❶精神障害 ❷触法（しょくほう）精神 ❸医療観察 ❹不十分 ❺回復 ❻修復

II-B

❶触法精神 ❷心神喪失（そうしつ） ❸心神耗弱（こうじゃく） ❹対象者 ❺対象行為 ❻精神保健福祉 ❼再発 ❽社会復帰 ❾裁判官 ❿精神保健審判員 ⓫入院決定 ⓬通院決定 ⓭不処遇 ⓮責任 ⓯判断 ⓰犯行時 ⓱弁識 ⓲制御 ⓳心神喪失 ⓴心神耗弱 ㉑裁判官 ㉒他害行為 ㉓治療反応 ㉔裁判官 ㉕精神保健審判員 ㉖回避 ㉗共通評価項目 ㉘社会復帰 ㉙人権 ㉚指定医療機関 ㉛セキュリティ ㉜アメニティ（快適性） ㉝43 ㉞手厚い ㉟越えた責任の共有 ㊱担当者への決定権委譲

㊲自由意思　㊳治療契約　㊴医療観察　㊵社会復帰　㊶参加　㊷円卓　㊸看護師　㊹日勤　㊺リスクアセスメント　㊻自傷他害　㊼再他害　㊽コミュニケーション　㊾ブレイクアウェイ　㊿チームテクニクス　(51)ディブリーフィング　(52)付き添う　(53)セキュリティ担当者　(54)小集団によるグループプログラム　(55)社会生活技能訓練　(56)18　(57)信頼関係　(58)自己コントロール　(59)外出　(60)外泊　(61)入院の時点　(62)精神保健福祉　(63)社会復帰調整　(64)CPA（Care Program Approach）　(65)地方裁判所　(66)3　(67)5　(68)精神保健福祉　(69)心理　(70)アンガーマネジメント　(71)認知行動　(72)歪（ゆが）み　(73)感情活用（エモーショナルリテラシー）　(74)芸術　(75)連帯　(76)作業療法　(77)参加する　(78)看護師　(79)社会的責任　(80)精神保健福祉　(81)作業療法　(82)精神保健福祉　(83)汎化（はんか）　(84)看護師　(85)否認　(86)被害的　(87)アセスメント　(88)生活　(89)感情　(90)共感　(91)循環　(92)再燃　(93)厳しさ　(94)リスクアセスメント　(95)強制　(96)急性　(97)精神保健福祉　(98)対等　(99)参加

※⑪⑫⑬は順不同

II-C

①プライバシー　②2次　③トラウマ　④急性ストレス障害　⑤PTSD（心的外傷後ストレス障害）　⑥孤立　⑦犯罪被害者等基本　⑧児童虐待防止　⑨配偶者暴力防止　⑩心身両面にわたる

III

①異常　②正常

III-A

①時間の経過とともに回復する　②衝撃　③ハネムーン　④幻滅　⑤規模　⑥資源　⑦ソーシャル　⑧曝露（ばくろ）　⑨喪失　⑩レジリエンス　⑪楽観

III-B

①人権　②参加　③地域　④統合と一元化　⑤情報　⑥評価　⑦文化　⑧内省　⑨同時に　⑩東日本　⑪災害派遣精神医療　⑫災害対策本部　⑬48　⑭急性　⑮自己完結　⑯訪問　⑰精神保健活動　⑱医療機関　⑲支援者　⑳引き継ぎ　㉑精神保健専門家以外の人　㉒非侵襲　㉓基本的　㉔ストレス反応

III-C

①避難行動要支援　②やすい　③高まる　④災害急性　⑤回復　⑥人権

〈新体系看護学全書〉準拠
精神看護学まとめノート

別冊解答

2023年1月20日　第1版第1刷発行　[分売不可]

総監修｜代表　岩﨑　弥生©　〈検印省略〉

発行者｜亀井　淳

発行所｜株式会社メヂカルフレンド社

https://www.medical-friend.co.jp
〒102-0073 東京都千代田区九段北3丁目2番4号 麹町郵便局私書箱48号
電話｜(03) 3264-6611　振替｜00100-0-114708

Printed in Japan　落丁・乱丁本はお取り替えいたします
印刷・製本｜日本ハイコム(株)　107189-166